郑州大学研究生课程思政教育教学改革项目(2021ZZUGSKCSZ014)

社区护理
理论与实践
思政版

主编 张振香 张伟宏 梅永霞

U0288381

郑州大学出版社

图书在版编目（CIP）数据

社区护理理论与实践：思政版／张振香，张伟宏，梅永霞主编. — 郑州：郑州大学出版社，2022. 9

ISBN 978-7-5645-9045-1

Ⅰ．①社…　Ⅱ．①张…②张…③梅…　Ⅲ．①社区 - 护理学　Ⅳ．①R473.2

中国版本图书馆 CIP 数据核字（2022）第 157179 号

社区护理理论与实践（思政版）

SHEQU HULI LILUN YU SHIJIAN（SIZHENGBAN）

策划编辑	张　霞		封面设计	苏永生
责任编辑	张　霞　常　田		版式设计	凌　青
责任校对	张彦勤		责任监制	凌　青　李瑞卿

出版发行	郑州大学出版社		地　　址	郑州市大学路 40 号（450052）
出 版 人	孙保营		网　　址	http://www.zzup.cn
经　　销	全国新华书店		发行电话	0371-66966070
印　　刷	广东虎彩云印刷有限公司			
开　　本	787 mm×1 092 mm　1 / 16			
印　　张	17.75		字　　数	412 千字
版　　次	2022 年 9 月第 1 版		印　　次	2022 年 9 月第 1 次印刷

| 书　　号 | ISBN 978-7-5645-9045-1 | | 定　　价 | 79.00 元 |

作者名单

主 编　张振香　张伟宏　梅永霞

副主编　汪晓凯　李 玲　林蓓蕾

　　　　别文倩　张春慧　陈素艳

编 委　(按姓氏笔画排序)

　　　　王文娜　王晓萱　任 慧

　　　　任娟娟　刘志薇　李 会

　　　　张鹏博　张鑫月　相丹丹

秘 书　王 丹

前言

为贯彻落实党中央提出的高校立德树人的根本任务,本教材在保障社区护理基本知识体系完整的基础上,将社会主义核心价值观、护理职业价值观、护理人文素养、伟大抗疫精神等融入教材知识体系,形成知识传授与价值引领协同育人的课程思政教材特色。

本教材紧跟时代发展的步伐,密切关注全球及我国社区护理发展的普遍问题和热点问题,注重理论联系实践;同时本教材面向研究生教育,充分考虑护理专业研究生群体对社区护理的综合需求,力求内容的系统性、完整性、时代性、创新性和实践应用性。

鉴于社区护理涵盖的领域广泛,以及护理专业学生本科阶段已有社区护理基础知识的学习,本教材对社区护理的知识框架进行了整合和重塑,形成了包含总论和各论两大模块的11章内容。总论部分主要阐明社区护理相关的概念、理论和方法论等,包括第一章(绪论)、第二章(社区护理相关理论与应用)和第三章(社区干预试验的设计与评价)。各论主要涵盖不同人群和不同健康主题的社区护理,包括:第四章(社区妇女儿童的保健与护理实践)、第五章(社区老年人的保健与护理实践)、第六章(社区慢性病患者的健康管理)、第七章(社区精神障碍患者的健康管理)、第八章(社区卫生服务中的安宁疗护)、第九章(残疾人社区康复护理适宜技术)、第十章(农村社区卫生服务与护理实践)、第十一章(社区突发公共卫生事件的预防与护理)。

本教材的出版受到国家社科基金高校思政课研究项目(21VSZ084)、河南省高校科技创新团队支持计划项目(22IRTSTHN027)、郑州大学研究生课程思政教育教学改革项目(2021ZZUGSKCSZ014)资助。本教材在编写过程中,得到郑州大学护理与健康学院全体教职工的大力支持,在此一并致谢!本教材是课程思政协同育人的一种创新和尝试,由于经验不足,时间及能力有限,书中可能有疏漏之处,欢迎广大读者在实际使用过程中提出宝贵意见,共同促进我国社区护理的发展。

编　者

2022 年 6 月

目录

第一章

绪　论

学习目标

知识目标
1. 掌握:社区健康管理的工作内容。
2. 熟悉:社区护理常用工作方法及服务模式新进展。
3. 了解:我国医疗保障体系的构成与发展趋势。

能力目标
1. 运用社区护理相关知识开展社区护理实践工作。
2. 运用社区护理相关知识开展社区护理科研工作。

思政目标
1. 落实健康中国战略、推动全生命周期健康管理。
2. 培养爱岗敬业精神,提高职业认同感,培养服务人民群众的意识。

第一节　社区卫生服务与社区护理

一、社区卫生服务

(一)社区卫生服务的概念

社区卫生服务(community health services)是以基层卫生机构为主体、全科医生为骨干,合理使用社区资源和适宜技术,以人的健康为中心、家庭为单位、社区为范围、需求为导向,以妇女、儿童、老年人、慢性病患者、残疾人为重点,以解决社区主要卫生问题、满足基本卫生服务需求为目的,融预防、保健、医疗、康复、健康教育和计划生育技术指导等服务为一体,为居民提供有效、经济、方便、综合、连续的基层卫生服务。

社区卫生服务是公共卫生体系的"网底"和基本医疗保障体系的基础,是社区建设的重要组成部分。社区卫生服务机构一般以街道办事处所辖范围进行设置,以社区卫生服务中心为主体,以社区卫生服务站作为补充。社区卫生服务机构建设须纳入社区发展规划和区域卫生规划,与城镇医药卫生体制改革、城镇职工基本医疗保险制度改革紧密结合,并充分利用中西医卫生资源,满足基层需求的同时,避免重复建设。

(二)我国社区卫生服务的主要工作内容

我国社区卫生服务覆盖面广,以下从服务群体、服务内容和重点人群分别阐述。

1. 面向全体居民的服务项目

(1)建立居民健康档案　居民健康档案是社区卫生服务机构为居民提供服务的规范记录,是以居民健康为中心、贯穿整个生命过程、涵盖各种健康信息的系统化记录文件,是居民享有基本医疗卫生服务的体现形式。我国某些大城市(如上海),社区卫生服务中心已为辖区全部居民建立居民健康档案,但各地区发展相对不平衡,部分经济欠发达地区仍存在一定差距,需进一步完善。

(2)健康教育　通过多种服务形式,开展普通人群的健康教育。健康教育内容涉及广泛,如科学膳食、控制体重等生活方式的健康教育,高血压、糖尿病等慢性病患者的健康教育,食品卫生、突发公共卫生事件、环境卫生等公共卫生问题的健康教育。

2. 疾病预防控制服务项目

(1)预防接种　根据国家免疫规划程序,管理儿童预防接种卡,并对适龄儿童进行常规接种。

(2)传染病防治　社区是实施网格化管理的基础,是传染病防控的第一道防线。以社区防控为重点,切实落实综合防控措施,做到"早发现、早报告、早隔离、早诊断、早治疗",有效遏制传染病的扩散和蔓延。

(3)慢性病防治　社区管理是一种有效的慢性病防治策略,包括社区管理前阶段、社区慢性病管理阶段和双向转诊3个阶段。

(4)精神疾病管理　切实落实精神疾病防治,包括摸底调查、建档立卡等。对于重症精神疾病患者,落实筛查、登记、上报、定期随访等工作。

3. 重点人群健康管理项目

(1)儿童保健　开展新生儿保健、婴幼儿及学龄前儿童保健,承担儿童常见病和多发病诊疗、计划免疫、儿童健康管理等服务内容。

(2)妇女保健　包括围婚期保健、产前保健、产后保健、更年期保健和疾病筛查、避孕咨询、健康教育和精神卫生指导等。

(3)老年人保健　对社区老年人进行健康知识和心理方面的指导,帮助老年人树立正确的健康观、疾病观,养成健康的生活方式。

戮力同心　携手抗疫

社区抗疫，彰显制度优势

自2020年起，疫情在全球爆发，我国对全球抗击新冠肺炎疫情做出了巨大贡献，而以社区为中心的抗疫策略是我国抗疫成功的关键，社区成为疫情防控的坚强堡垒。习近平总书记指出，社区是疫情防控的第一线。在党中央的统一部署和指导下，遵循"外防输入、内防反弹"的总体防控策略，根据县（市、区、旗）疫情风险等级和社区疫情划分，科学精准实施社区疫情防控措施，高效地保障了人民群众的健康。医护人员是社区抗疫的主力军，他们以抗疫为己任，奋不顾身投入工作，取得了我国抗疫的节段性胜利。

二、社区护理概述

社区护理（community care）是将公共卫生与护理学相结合，用以促进和维护社区人群健康的一门综合性学科。社区护理综合应用护理学和公共卫生学的理论与技术，以社区为基础，以人群为对象，以服务为中心，将医疗、预防、保健、康复、健康教育、计划生育等融于护理学中，并以促进和维护人群健康为最终目的，提供连续性、动态化、综合性的护理服务。

三、社区护理发展与现状

（一）国外社区护理发展与现状

1. 英国社区护理　英国作为社区护理的发源地，目前已建立组织健全、体制完善、人才齐备、经费充足、内涵丰富、服务到位的综合体系。英国的社区服务形式主要有3种。①教区护理：是最重要的服务形式，主要进行出院后护理、居家护理、保健中心护理及其他社区护理等。②健康访视：主要护理服务为家庭访视、儿童及老年人巡视、产前保健、疾病预防和健康教育等。③学校护理服务：主要对学生进行健康筛查、卫生保健和健康促进等。英国城乡社区均设有全科诊所，与地区性公立医院一起，构成一个覆盖全英的"家庭-初级保健（全科医生）-院外治疗（一般专家）-院内治疗（专科专家）"医疗保健系统。每个诊所内都有诊所雇佣护士和卫生局雇佣护士。诊所雇佣护士包括助理护士、实践护士、开业护士和高级从业护士，卫生局雇佣护士包括社区护士、健康随访员、助产士、临终关怀护士。英国全科医学团队模式下，全科医生与社区护理人员密切合作、各司其职，最终实现维护社区居民健康的目标。

2. 美国社区护理　美国社区护理服务的基本方式是预防保健和家庭护理。具体服务方式在各州不完全相同，主要包括以下几种：社区护理服务中心、老年服务中心、临终关怀中心以及社区诊所等。其中，社区护理服务中心是美国社区护理的主要服务方式，大致分为3种模式:社区诊所、附属于某机构的社区护理中心以及私人社区护理中心。在社区护理服务中心,专业护士运用健康护理模式,以服务对象为中心进行整体化护理;对于急性或潜在的健康问题进行诊断和处理,促进社区居民的健康。美国社区护理的主要特征是:①注重群体健康,培养人们的健康意识,提高自我保健能力;②社区与医院密切联系和衔接,给予患者连续性照顾;③家庭访视是社区护理服务的重要组成部分;④社区卫生服务充分体现团队协作精神;⑤社区护士在社区居民中具有很高的信任度。老年服务中心主要为低收入、病情较轻、生活可以自理的老年人提供居家生活照顾;临终关怀中心主要是由健康团队组成,为临终患者提供关怀服务;社区诊所的规模一般较小,服务较简单,主要提供初级保健服务。

3. 德国社区护理　德国医疗卫生体系比较完善,社区护理服务机构由公立、教会、红十字团体开办,也有部分属于私人开设。社区护理在德国卫生系统中发挥重要作用,约50%的注册护士从事社区护理工作。从事社区护理服务的人员包括:家政人员(从事家政事务)、护理员(协助护士做好生活护理)和护士(主要从事护理专业工作)。无论护士还是护理员,均要求5年以上的医院工作经验。社区护理的主要服务对象是社区老年人、儿童、术后恢复期患者、慢性病患者、残疾人等。服务内容为慢性病预防、自我保健和康复护理工作。

4. 日本社区护理　日本的社区护理包括以下两个领域:以个人、家庭、特定集团、社区为服务视点的公共卫生护理和以居家疗养及其家庭为服务视点的居家护理。公共卫生护理服务由具有社区护士执照的护士担任,主要工作内容包括:①体检、健康咨询、健康教育等成人保健工作;②预防接种、育婴指导等妇幼保健工作;③残疾人的福利服务;④环境卫生、自来水的监测等。居家护理服务则要求护士具有护士执照,并具备5年以上的护理工作经历。服务内容包括疾病护理、康复指导、伙食供给、日常生活照顾、咨询、协调家庭成员之间的关系、帮助家庭利用社会资源等。

(二)我国社区护理现状与发展

1. 现状　我国社区护理仍处于初步发展阶段,且各地区之间存在较大差异。世界卫生组织(world health organization,WHO)要求根据行政区域目标人群数量以一定标准配备社区卫生服务人员;每名公共卫生护士服务的人口标准为2600人,社区护士与医生的比例为(2∶1)~(4∶1)。当前我国社区护士与城市居民人口比为1∶11114,由此可见,我国社区护理人员配备与WHO的标准差距较大。

我国台湾、香港和澳门地区的社区护理服务较完善,可为国内其他地区的社区护理发展提供借鉴。台湾地区的社区护理是基层保健医疗服务工作的一个重要组成部分,主要由卫生所承担。香港的医疗保健体系较完善,社区护理的服务范围主要包括基础护理和专科护理两大类,同时社区护士还为辖区居民提供包括健康教育、心理护理、职业健康护理等服务。澳门的社区护士除了向个人、家庭和社区提供直接的护理服务外,还承担着健康评估、健康教育、健康组织管理及协调等多种角色。

2. 主要问题及挑战　随着人口老龄化和经济的发展,我国社区护理主要存在以下问题。

（1）人口老龄化　2021年,第七次全国人口普查数据显示,我国60岁及以上人口为26402万人(占18.70%),其中65岁及以上人口为19064万人,占13.50%。根据联合国人口开发署的预测数据,中国人口老龄化程度将在2030年左右接近发达国家水平,在2060年左右达到高峰,人口老龄化将成为中国未来发展的常态。因此,我国需要培养实践能力强、专业性强的护理人员,投入到社区老年人健康护理工作中;同时,鼓励有条件的地区统筹整合医疗、护理、康复和养老服务资源,逐步形成有序共享、功能合理的健康养老服务网络。

（2）疾病谱变化　随着我国经济的发展,人民生活水平的提高,我国疾病谱已经发生了很大的变化。心脑血管疾病、代谢相关疾病发病率不断上升,骨质疏松、肌少症也逐渐成为常见的慢性病。慢性病发展与个人的生活方式密切相关且重在预防,这对社区护理提出了更高的要求,积极开展形式多样的健康教育和健康管理,以提高社区居民健康知识素养、培养健康生活方式和提升自我护理能力。

（3）社区护理人才短缺　由于我国社区护理起步较晚,我国社区护士的专业素质与发达国家存在较大差距。2020年低,全国注册护士总数470余万人,全国医护比提高到1∶1.15,而1998年全球的平均医护比就已达到1∶2.698,上海市卫生服务中心调查显示,社区医护比仅为1∶0.58。此外,我国社区护理人员学历低、缺乏专业技术骨干,可持续发展的后劲不足。目前,国家已出台政策,重视社区护理人才的培养,不断提高其专业知识水平,建设基础扎实、综合素养高的社区护理人才队伍,并引导优质医疗资源和优秀人才向基层流动,着力提升社区卫生服务能力和工作效率。

3.发展趋势　我国社区护理起步较晚,力求在发展中不断完善。

（1）社区护理的完善和发展　随着我国医疗保健事业的不断发展及人民生活水平的不断提高,人们不再满足于治疗疾病,而是需要获得更高质量的卫生保健服务。社区护理强调促进健康、预防疾病、自我保健及全社会的共同参与,并在此发展过程中不断完善及发展。初级卫生保健及社区护理将成为我国未来卫生保健工作的重要内容之一。

（2）政府的宏观调控和组织管理　我国政府不断加强社区护理的宏观调控职能,建立相应的法律、法规,制订合理的社区收费标准,将社区卫生服务中心纳入到基本医疗保险定点医疗机构范围,方便居民在社区享有医疗卫生保健服务。

（3）社区护理管理逐步科学化、智能化、网络化　数字化和信息化的快速发展对社区护理提供了更广阔的发展空间和机遇。要充分利用互联网技术优势,提升社区护理人员的互联网应用技能,创建高效、互动的社区护理工作新模式,实现"家庭-社区-医院-社区"的创新服务体系。

四、我国医疗保障体系的构成与发展趋势

（一）我国医疗保障体系的构成

我国医疗保障体系与我国的经济、社会、文化环境相适应,形成了具有中国特色的医疗保障体系;由城乡居民基本医疗保险制度、城乡医疗救助制度、补充医疗保险和商业医疗保险及相关法律法规组成。

(二)我国医疗保障的发展趋势

1. 经济助力医疗保障发展　长期以来,我国经济总体持续稳定发展,给居民医疗保障提供了坚实的经济基础。党中央、国务院高度重视医疗保障工作,明确了未来10年医保改革的顶层设计,我国医疗保障面临前所未有的机遇。

2. 信息技术助力医疗保障发展　我国新型医保事业经历了20多年的改革发展,体系逐步健全,以人工智能、大数据、区块链等新兴技术为支撑,推进建立全国统一、高效、兼容、便捷、安全的医疗保障信息系统,建立标准数据库和动态维护平台,实现数据两级集中和标准统一,为医疗保障精细化管理提供重要的技术支撑。

3. 完善多层次医疗保障体系　加快建立和完善以基本医疗保障为主体,城乡一体化的医疗救助制度为网底,兼顾多层次需求,其他多种形式为补充的医疗保障体系。

4. 满足社会需求,迎接全新挑战　我国人口老龄化的发展、疾病谱的变化、传统传染病与新冠肺炎等新型传染病风险的交织,以及人民群众对医疗保障需求的提高,均对医疗保障提出了新的挑战。

第二节　社区健康管理

一、社区健康管理概述

1. 健康管理　健康管理(health management)是指以现代健康概念和新的医学模式(生物-心理-社会)以及中医治未病理念为指导,采用现代医学和现代管理学的理论、技术、方法和手段,对个体和群体健康状况及危险因素,进行全面检测、评估、有效干预及连续跟踪服务的医学行为及过程。其宗旨是调动个人和群体的积极性,利用有限的资源达到最大的健康效果。

2. 社区健康管理　社区健康管理(community health management)是健康管理概念在社区的延伸和具体体现,指在健康管理的基础上,基于管理理论和新健康理念,对社区普通人群、疾病人群的健康危险因素进行全面建档、监测、分析、评估、预测、干预、预防、维护,以及发展个人和家庭健康技能的全过程。社区健康管理强调全人群的健康管理,综合运用管理学、心理学、社会医学、营养学、临床医学等知识,以社区为依托将卫生工作的重心由疾病治疗转向主动健康管理,以实现合理利用医疗卫生资源、节约医疗费用支出、维护社区居民身心健康的目的,实现社会福利的扩大化。社区健康管理从居民健康档案建立、风险因素评估、可控因素干预、干预效果跟踪及对健康管理评价,全程动态监测与档案信息更新,并形成社区健康管理的理论框架(图1-1)。

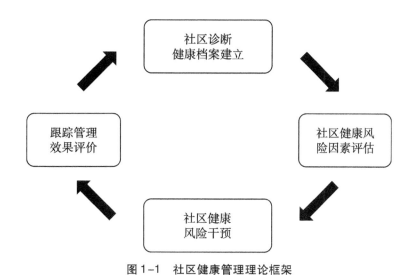

图1-1 社区健康管理理论框架

二、社区健康管理的工作内容及发展

(一)国外社区健康管理的内容及发展

1.美国社区健康管理的内容及发展 美国健康管理模式最大的特点是保险公司与医疗机构合作,保险机构直接参与医疗机构的管理。保险公司为了利益最大化而对参保人进行健康管理,健康管理费用主要由保险公司筹集。社区卫生服务机构根据居民需求建立护理中心、营养中心、心理咨询中心,主要由专业的护士提供高质量的服务。从社区筹资、资源使用、服务内容等方面进行管理,强调管理的一体化,使医院服务与社区康复、急诊护理与长期护理有机结合,提高社区健康管理抗风险能力。美国每10年出台1份健康管理计划,从28个健康领域和467项健康指标方面为居民实施全方位健康管理。

2.英国社区健康管理的内容及发展 早在20世纪40年代,英国已建立由国家卫生行政部门统一管理、社区健康管理机构和全科医师共同参与的社区居民签约服务管理模式,开展全科医疗、康复、预防、保健等为一体的系统化服务。英国采取的这种国家经营管理模式,政府将健康管理与公共卫生服务整合,将健康管理机构与社会照顾服务机构进行整合,促进社区健康管理的持续发展。

3.德国社区健康管理的内容及发展 德国的社区健康管理包括社区医疗服务、社区健康站、急救医疗网和劳动卫生服务。社区医疗服务为社区患者提供门诊医疗保健,保证患者在医院和社区之间高效转诊。社区健康站以家庭为服务对象,为社区各个家庭提供患者护理、健康教育和心理咨询等多方面的健康生活指导;急救医疗网以社区为单位,医院急诊中心和消防站为主体,保障居民安全,维护居民健康;劳动卫生服务对社区内的单位进行劳动监督,包括个人健康检查、卫生学评价、职业病调查等。

4.芬兰社区健康管理的内容及发展　芬兰的社区健康管理由患者、社区、医疗机构和政府共同参与,主要由政府投资计划实行,由社区医疗机构执行。该形式对区域性以及大范围人群健康生活方式改善效果十分明显;经过20年的发展,芬兰国民的心、脑血管疾病发病率分别较20年前降低了1/3和1/2,有效预防了常见慢性病和生活方式性疾病,显著提高了国民的健康水平。

5.日本社区健康管理的内容及发展　日本于1968年启动以社区为基础、公共卫生与个性化活动相结合的心血管病预防计划,采取人群和个人高血压预防和控制相结合的方式,开展健康管理工作;面向全人群实施健康体检、癌症筛查、生活方式及行为干预;面向重点人群开展特定健康检查和特定保健指导等综合健康管理服务内容。

(二)我国社区健康管理的服务模式及发展现状

社区作为我国健康管理的重要服务场所,通过提供前瞻性的卫生服务,全面管理人群健康危险因素,进而满足社区居民的健康服务需求,提升卫生服务效果。以社区为主体,建设以健康为中心的社区健康管理服务模式,是我国大健康战略主题下最经济有效的方法。

在我国,社区健康管理面向社区全体居民,在社区和家庭利用现有卫生资源以及适宜技术,整合与健康有关的医疗、预防、保健、康复和健康教育,提供全科医生和家庭医生团队服务。目前,我国典型的健康管理模式有:厦门的“三师共管”模式、北京的昌平模式、上海的静安中医模式和闵行模式、PDCA循环(Plan-计划,Do-执行,Check-检查,Action-纠正、处理)的社区健康管理模式、“4CH8”模式(4个“健康关爱家园”、4个“健康管理环节”、8个“健康管理模块”)和智慧家庭医生优化协同模式等。以上典型社区健康管理模式又可根据服务人群和服务内容的不同,分为针对重点人群的慢性病健康管理服务模式和针对所有人群的全生命周期健康服务模式,形成了具有针对性和全局性的社区健康管理模式。前者主要为慢性病患者或签约居民建立健康档案,进行慢性病监测,适时提供健康教育、开展康复、护理等保健服务,同时实行分级管理、双向转诊等;后者结合健康管理基本理论与方法,为一般人群,老年人、孕产妇和儿童等弱势群体提供包括全科医生、签约医生在内的即时监测、风险评估、跟踪随访、预防干预、健康教育等服务(表1-1)。

表1-1　我国社区健康管理服务模式

主要模式	典型代表	服务内容	服务对象
社区慢性病健康管理模式	厦门"三师共管"模式	专科医生——根据慢性病患者的情况制定治疗和干预方案; 全科医生——实施方案并根据数据进行监控; 健康管理师——负责与患者进行沟通,进行健康宣教	家庭医生签约居民
	北京昌平模式	区疾控中心进行慢性病管理业务指导;社区卫生服务中心定期随访、危险因素监测、健康宣传,对慢性疾患者群和高危人群进行分级管理,一对一健康管理,制定个性化方案	糖尿病、高血压、脑卒中、肿瘤、超重肥胖患者
	上海静安中医模式	中医院承担中医预防保健指导、"治未病"研究、业务指导;二级医疗机构进行健康风险评估、健康咨询;社区卫生服务中心提供规范的中医保健服务	慢性病患者、老年人、妇女、儿童、精神疾病患者
	上海闵行模式	临床心血管医师、心内科护士以及心理咨询师通力合作,并对社区医师提供专项指导,为患者提供包括饮食、生活习惯、情绪、运动等指导与服务	心脏病术后康复人群
社区全生命周期的健康管理模式	PDCA循环社区健康管理模式	将社区健康管理的4个环节与PDCA循环的4个过程结合,签约全科医生和健康管理师,全科医生从7个方面(生活习惯、睡眠健康、心理状况、慢性病、运动、营养、体质)开展健康干预,从6个模块跟踪监测人群健康	签约居民(健康人群、亚健康人群和慢性疾患者群)
	"4CH8"模式	结合健康管理的4个服务环节,建立4个健康关爱家园(老人、妇女、儿童、慢性病),提供8个模块服务(血压监测、血糖监测、体质量监测、人体成分分析、骨密度检测、眼视光检测、心理干预、中医综合评估)	全人群
	PRECEDE-PROCEED Model健康管理模式	社区医师、社区护士进行管理:社会学诊断、流行病学诊断、行为和环境诊断、管理和政策诊断、实施、过程评价、影响评价、结局评价8个阶段入手,及时跟踪监测干预效果并改进干预手段	全人群
	智慧家庭医生优化协同模式	以家庭医生为核心,提供"医护绑定"服务;"一对一"管理患者,治疗、转诊、康复护理等分工明确;三网融合,搭建智能化慢性病管理系统,对接手机APP、有线电视、移动网络等,便捷信息查询;对60岁以上特需居民等,开展居家照料精准服务	签约居民

(三)我国社区健康管理存在的问题

1997 年,《中共中央、国务院关于卫生改革与发展的决定》文件强调,要积极发展社区卫生服务,改革卫生服务体系,形成功能型卫生服务网络,社区健康管理由此诞生。在健康中国战略加快推进过程中,健康管理作为促进健康的重要策略,日益受到社会各界的关注和重视。近年来,我国社区健康管理发展迅速,但仍存在以下几个方面的问题。

1. 社区居民健康档案数据功能未得到充分发挥　社区居民的健康档案、电子病历、影像报告等各类健康档案数据缺乏连续性和统一性,同时,居民健康档案也没有做到定期更新和维护,导致健康档案的功能不能很好地体现。

2. 社区医务人员配置相对不足　目前,国内社区医务人员数量有限,无法对每个居民的健康档案信息进行深入分析,未能做到针对居民个体进行个性化管理和干预。

3. 缺乏居民健康管理评价机制　居民健康管理是一项长期性工作,目前尚缺乏完善的动态跟踪评价机制,今后有待进一步完善和提高。

4. 双向转诊落实情况地域差异大　目前,国内各地区双向转诊工作落实情况差别较大,很多地区落实不到位。

(四)社区健康管理的热点领域

随着社会经济、网络信息化技术、人工智能的快速发展及我国人口老龄化,社区健康管理涌现出新的模式和热点。

1. 互联网+社区健康管理模式　互联网+社区健康管理模式,是将移动互联网、物联网、智能传感技术、云计算技术、大数据技术等一系列先进的信息化技术手段,运用到健康信息采集、健康风险评估、健康干预、动态跟踪反馈等各个环节;优化服务流程,打破信息区域性和时间的局限性,增强人与人、物与物、人与物之间的高效联结,促使原有的被动接受健康服务转变为主动参与自我健康管理的新模式。此模式将健康管理从社区卫生服务中心延伸到居民家庭,真正融入居民的日常生活,实现健康体检、预防保健、疾病治疗、心理咨询、生活方式指导等全方位、个性化的社区健康管理服务。

2. 社区中医药服务　中医药健康服务是运用中医药理念、方法和技术,维护并增进人民群众身心健康的卫生保健服务,主要包括中医药养生、保健、医疗及康复服务等。2016 年《中医药发展战略规划纲要(2016—2030 年)》提出我国要建立覆盖城乡的中医服务网络,提升基层中医药服务能力,实现人人享有中医服务的目标。中医在社区层面的推广与应用既是中西医结合的一种尝试,也有助于促进医护与预防有效融合和人群健康行为的形成。我国正全面发展社区中医药服务,包括药物治疗、行为治疗、食疗养生等,可将中医药服务的内容与社区健康管理内容结合,用中医药的理念和方法不断丰富社区健康管理的内容,形成具有中国特色的社区健康管理模式。

3. 社会处方　社会处方由英国率先提出,目前尚未形成统一的定义。社会处方以健康为中心的护理理念,着眼于健康的社会决定因素,旨在以社区资源为基础,运用非临床干预措施解决包括住房需求、就业需求、社交需求等影响人群健康的社会因素,并侧重于鼓励自我健康管理,促进人群健康,减少医疗服务需求,缓解初级医疗保健压力。社会处方的服务对象是全人群,关键的目标群体是需要更高水平社会和情感支持的患者,如慢性病患者、老年人、社交隔离或孤独以及心理障碍人群。社会处方的四大原则为:社区参与、预防、以患者为中心、综合服务。随着"互联网+"时代的到来,数字社会处方也正在开发中。

4.持续照料退休社区 美国最早提出持续照料退休社区(continuing care retirement community,CCRC)这个概念,CCRC 是指通过为老年人提供自理、半自理、照护一体化的居住设施和服务,使老年人在健康状况和自理能力下降时,依然可以在熟悉的环境中获得与身体状况相适应的照料服务。CCRC 是复合式养老社区,拥有各种生活配套设施和健康维护中心,为老年人提供集健康管理、医疗康复、文化娱乐、酒店服务、综合管理为一体,涵盖衣食住行的全方位服务,包括独立生活住宅、辅助生活住宅和护理之家 3 种。老年人根据自身需求和经济条件,选择适合自己的居住类型。CCRC"一站式"养老服务模式值得我国借鉴。

第三节 社区护理常用工作方法及服务模式新进展

社区卫生服务体系的工作方法和服务模式种类繁多,且随着社会的发展不断革新,以下主要介绍目前社区护理常用的工作方法和服务模式新进展。

一、社区护理常用工作方法

(一)家庭访视护理

1.家庭访视护理的概念与内涵 家庭访视护理起源于欧美国家,指发生在家庭环境中、访视人员与客户或家庭成员进行互动的过程,其作用在于改善客户的健康状况,协助社区掌握卫生资源,提高社区医疗水平。我国于 20 世纪 60 年代提出家庭访视护理的概念,但因当时经济落后未被推广;随着我国经济的发展,访视护理逐渐走向家庭。通过家庭访视可以了解不同家庭存在的健康问题和影响因素,做到健康问题早发现、早预防和早解决。社区护士需要具备独立进行家庭访视的技能。

2.家庭访视护理的内容与发展现状 随着医疗水平的不断提高和社区医疗管理的逐步完善,社区家庭访视逐渐形成和发展。家庭访视涵盖的领域越来越广,如慢性病的防治、疾病的预防、创伤康复等。访视护理包含的内容越来越全,例如:测量血压、体温、脉搏等基础操作;给予患者饮食和清洁指导;对患者进行健康教育使其避免长期卧床而产生压疮等。在日本的家庭访视机构,多数要求医师参与访视,家庭访视需要对患者的生活能力、躯体功能障碍进行评估后制订康复计划,并进行预后测试。目前,由于我国医疗水平与国外仍有一定差距,我国在家庭访视成员组成、访视人员素质等方面仍有较大的提升空间。相关机构和部门需重视社区护理的发展,加强专科护理队伍建设,开设与家庭访视相关的教育教学课程,尽快完善护理人才培养,提高家庭访视质量。

(二)家庭护理

1. 家庭护理的概念与内涵　2006 年,护理权威杂志 *Home Healthcare Nurse* 给出家庭护理的定义:"发生在家庭环境中的、护理人员与客户/家庭之间的互动过程,其功能是改善客户的健康状况,并协助护理人员更好地掌握社区卫生资源,增强客户的自理能力。"以患者为中心的家庭护理模式将整个家庭纳入社区卫生服务体系之中,内容包括治疗性服务、支持性服务和预防性服务。该护理模式对护理人员的综合素质提出一定要求,通常情况下,负责家庭护理的护理人员不仅需要普通护理人员的临床经验,也需要具备独立完成家庭护理的工作能力。国外家庭护理发展较成熟,其流程在全面的家庭护理服务内容的基础上,集评估、实施和评价于一体。

2. 家庭护理的内容与发展现状　家庭护理不同于临床护理工作,其工作内容覆盖面更广,主要包括以下几类。①生活护理:根据患者病情合理安排其饮食;照顾患者的清洁卫生,协助患者清洁口腔、洗头、洗澡、翻身、拍背等;创造安静适宜的环境,保证患者的休息和睡眠。②医疗护理:病情监测、监督用药和疾病治疗等。③心理护理:长期的心理问题会导致机体免疫力下降,严重影响疾病的恢复,家庭护理针对家庭成员的心理问题进行专业性心理指导和帮助。④疾病预防:运动是预防疾病的有效途径,家庭护理内容也包括指导家庭成员科学运动。⑤康复护理指导:疾病稳定后的康复训练非常重要,要根据不同疾病给予不同的护理指导。国外家庭护理发展较为完善,内容涉及生理、心理和社会等方面。我国家庭护理目前处于初级发展阶段,存在严重的人才匮乏问题,应引起社会各界的充分重视,培养人才,推动行业健康发展,并在实践中不断完善。

(三)健康普查与社区健康教育

1. 健康普查的概念与发展现状　健康普查简称为体检,是针对特定的人群,如儿童、成人、妇女、老人等在规定日期进行的集体健康检查。社区护士的服务对象不仅是患者,还包括健康人群;服务内容也不仅是疾病的护理,还包括提高普通人群的健康水平。社区护士应针对整个社区的居民、学校、厂矿、企业的人群进行不同侧重点的健康普查,以实现对健康问题的早发现、早诊断、早治疗。同时,对出现健康问题或处于亚健康状态的居民,给予针对性的保健指导和提供相应的健康咨询。

健康普查内容主要包括婴幼儿的卫生保健普查、成年人多发病和慢性病普查、成年女性妇科病普查、职业压力人群的血压监测等。近年来,国内外对妇女健康普查和大学生心理健康普查的关注度较高。如我国武汉市汉南区建立妇女健康普查服务机制,形成"政府主导、部门参与、三级配合、基地服务"的工作机制,并形成区、街、村三级工作网络,服务经费纳入财政预算,在全区开展免费生殖健康普查,使育龄女性在"家门口"就可以享受宫颈、乳腺等妇科疾病的咨询、检查服务,并对重点人群进行跟踪复查、随访,确保不错一次诊断、不误一次治疗,取得了较好的效果。此外,2019 年 7 月 15 日,我国出台《健康中国行动(2019—2030 年)》文件,文件指出心理健康是健康中国的重要工作内容,要促进"以治病为中心"向"以健康为中心"转变,提高人民健康水平。

2. 社区健康教育的概念与发展现状　健康教育是有计划、有组织、有评价的系统干预活动,它以调查研究为前提,以传播健康信息为主要措施,以改善对象的健康相关行为为目标,从而达到预防疾病、促进健康和提高生活质量的最终目的。2016 年中共中央、国务院印发《"健康中国 2030"规划纲要》,强调"坚持预防为主",通过建立健全健康教育体系,强化对居民健康生活方式的指导及干预。健康教育是公认的投入少、产出高、效益大的卫生保健战略措施。通过健康教育可促使人们建立良好的行为习惯和生活方式,预防各种"生活方式病",消除健康的危险因素。社区健康教育作为大众健康教育的重要组成部分,致力于传授社区居民健康知识和技能,培养和塑造社区居民健康文明的生活方式。社区护士可采用健康咨询、卫生标语、手册、墙报、图片、模型、广播、网络等途径和方法,对居民提供全方位的健康教育。

我国社区健康教育自 20 世纪 80 年代起,作为国家基本公共卫生服务的重要组成部分,同其他卫生服务形成了较好的协同共进效应,但仍存在一定的局限性:①我国社区健康教育大多采用短期宣传和讲座的形式,有待构建社区健康教育的常态化机制;②我国社区健康教育在实施过程中,居民参与积极性不高,限制了教育效果;③我国社区健康教育仍旧以躯体健康教育为主,亟须实施躯体-精神健康的协同教育。

在"互联网+"的发展契机下,借助于新兴技术实现社区健康教育高效率、低成本发展,成为我国社区健康教育的必由之路。我国可以借助互联网推动社区健康在线教育,借助大数据探索定制化社区健康教育,借助自媒体探索自主化社区健康教育。通过将新兴技术与社区居民群体学习相融合,促进社区居民借助新技术平台实现参与式与协作式健康学习,可以拓宽社区健康教育的时间和空间,实现社区健康教育无边界化,真正实现社区健康教育过程中技术与人的有机融合。

二、社区护理服务模式新进展

(一)国外社区护理服务模式研究现状

1. 欧美、澳洲的社区护理服务模式现状 以下主要阐述欧美、澳洲具有代表性的国家社区护理服务模式现状。

英国社区护理服务模式主要有 3 种。①教区护理:是最重要的社区护理服务模式,主要护理服务内容有患者家庭护理、术后护理、患者出院后护理、保健中心护理及其他社区护理等。②健康访视:主要护理服务为家庭访视、儿童及老年人巡诊、预防和健康教育。③学校护理:主要是对学生进行健康筛检、卫生保健及健康促进等。

美国社区护理服务模式大致分为 4 种。①社区护理服务中心:社区护理服务中心是美国社区护理的主要服务方式,主要是以所辖区的居民为服务对象,为他们提供有关健康促进和疾病预防的护理服务。内容包括预防、健康促进、家庭计划、妇幼保健、康复和常见疾病的基本治疗和护理。②老年服务中心:主要是为一些低收入、无力支付或只能够支付较低医疗保险、病情较轻、生活可以自理的老年人提供的居家生活照顾。③临终关怀中心:在临终关怀中心,医生、护士、营养师、心理学家、社会工作者等共同组成健康团队,为临终患者提供关怀服务。④社区诊所:一般规模较小,服务内容简单,主要为各年龄段人群提供预防保健服务。

澳大利亚社区护理模式种类较多,包括皇家社区护理服务、社区卫生服务中心护理、学校护理、临床护理、母婴护理、私人护理、临终护理、精神服务、老年人护理、农村和边远地区护理等。澳洲的全民医疗保险和贫困人群倾斜与补贴政策极大改善了人们的卫生服务可及性与公平性。

2. 日本社区护理服务模式现状 日本的社区护理模式主要有 2 种。①公共卫生护理:服务对象包括个人、家庭、群体和社区,其组织机构主要由各都、道、府、县所属的保健所和其所辖的市、街、村保健中心构成。②居家护理:为有护理需求的居家疗养者及其家庭成员提供服务,服务内容包括疾病护理、康复指导、营养指导、日常生活照护、协调家庭成员之间的人际关系和帮助家庭利用社会资源等。

综上,国外的社区护理机构比较完善,组织结构较为健全。社区护理工作内容多样,分工明确,不同工种的护理人员工作重点不同。对比国外已经趋于系统化的社区护理服务模式,我国社区护理尚处于起步阶段,有待发展和完善。

(二)我国社区护理服务模式发展趋势

党和政府高度重视护理工作发展,近年来国家卫生健康委积极加强顶层设计,聚焦短板弱项,全面建设护理队伍,扩展护理服务模式,以逐步满足人民群众多样化、多层次的护理服务需求。因此,借鉴国外先进经验,开展多元、有效、经济、方便、综合和连续的社区护理服务逐渐成为我国健康服务的发展趋势。目前,我国主要的社区护理服务发展新模式包括以下 3 种。

1. 家庭医生签约服务模式 家庭医生签约服务是以家庭医生为责任主体、社区健康服务中心为技术依托、社区居民及其家庭的健康管理为工作内容、以契约关系为服务形式的新型医疗保健服务模式。在家庭医生签约服务中采取主要由家庭医生、社区护士、公卫医师等组成的团队服务形式,护士在新模式的医疗卫生服务体系中起主力军的作用。但由于这种模式还处于探索阶段,仍存在一系列问题,如由于社区护理人才短缺,家庭医生服务团队人员的组成未能达到标准等。同时由于我国社区服务起步较晚、相关法律法规还未完善,护理人员的工作绩效评价制度缺乏政策支持,社区护士工作积极性较低,导致家庭医生角色主要由全科医生承担,但全科医生因工作量太大而服务质量不理想,难以达到群众满意的问题。

社区护士作为最贴近社区居民的医疗护理人员,与社区的居委会、街道、残联、志愿者等合作密切,由社区护士参与的家庭医生签约服务团队更能获得社区居民的认可。同时,社区护士也应不断提高自身综合素质,加快角色转变,履行职责,发挥社区护士在社区卫生服务中的重要作用。

2. "互联网+"医院-社区-家庭合作型护理服务模式 "互联网+护理服务"作为高质量和低成本的医疗策略之一,已成为当今许多国家医疗卫生保健改革的重点。我国目前推出的"互联网+"医院-社区-家庭合作型护理服务模式,是在"互联网+护理服务"的背景下,以专科护士为核心,采取多方协同合作,有效利用互联网资源及大数据,以"线上申请、线下服务"的形式,开展社区护理服务工作的一种护理服务模式。医院-社区-家庭的合作是延续护理开展的重要环节,借助互联网技术有效地促进三级医院与社区联动通道的有效衔接,为专业护理服务进入家庭开辟新路径。

"互联网+"医院-社区-家庭合作型护理服务模式在实施中存在的问题及解决策略如下。①上下联动机制尚不完善。为促进三级医院和社区医院的衔接,通过建立畅通的双向转诊渠道和院外护理服务管理机制,明确医院与社区医院之间的合作关系和利益分配关系,发挥社区医院的社会服务功能。②社区医院护理服务能力有待提高。我国的护理专业服务标准化程度不高,各医疗机构在各专业领域都有自己的"常规",公认的指南和标准十分匮乏,尤其在二级医院或社区医院较为显著,可通过开办培训班、导师制指导、床边查房、远程会诊及线上培训等形式,实施精准帮扶,帮助医联体内社区卫生服务机构提升护理服务能力。③责权问题未完全明确。建议从规范的管理机制、有效的行业监管、合理的政策支持3个方面着手助力"互联网+"医院-社区-家庭合作型护理服务模式的持续性发展。

3.学院社区护理服务模式　学院社区护理服务目的是为社区居民提供护理服务的同时,为学生和教师提供一个社区护理实践的场所以及进行护理研究的基地,该模式在我国的应用尚处于初步探索阶段。学院社区护理服务模式主要包括:①校院一体化模式,该模式是指医学院校与附属医院之间不进行工作内容的分割,医学院校与附属医院共享医护人力资源和人力派生资源(如科技成果)。此模式一方面便于利用多学科团队优势为社区居民提供健康服务,另一方面也利于在社区和临床医院直接观察居民的健康问题,针对具体的健康问题进行科学研究,并将研究成果作为解决社区居民健康问题的科学依据。②校院合作模式,该模式是指医学院校与附属医院相对独立,学校护理教师可以定期到医院从事社区护理服务,将新知识、新理论应用到护理服务中,从而提高教师解决居民健康问题的能力;附属医院护理人员也能定期到学校从事相关护理专业课程教学与科研工作。③校企合作模式,此模式有助于社区护理作为健康产业发展。④校内全科医护团队模式,该模式是指由教师主导、学生参与,组建一支校内全科医护团队式人才队伍。在校园内提供健康服务,开展社区健康促进实践活动,一方面能培养学生的专业实践、人际沟通与研究等多项综合能力,另一方面也有助于提高学生群体的健康水平,达到教学和学生健康促进双赢的效果。

开拓创新　服务群众

护理服务模式的创新

国家卫健委指出要创新护理服务模式、精准对接群众健康需求。护理工作是健康中国建设的重要内容,对提高全民健康水平,决胜全面建成小康社会具有重要意义。护理服务模式需要不断创新,服务内容需要更加多元化。随着大数据、互联网、信息化技术与护理领域的深度融合,智慧护理、"互联网+护理服务"等新型服务模式不断创新,护理服务供给增加,护理服务更加专业、便捷、多元化,精准对接群众多样化、个性化健康需求。

参考文献

[1]何国平,赵秋利.社区护理理论与实践[M].2版.北京:人民卫生出版社,2018.

[2]江刚,王晓松,赵允伍,等.大健康视角下社区健康管理问题与思考[J].南京医科大学学报(社会科学版),2022,22(1):31-35.

[3]陈丽娟,张帆,刘金宝.分级诊疗制度下社区卫生服务中心医疗服务承载能力研究[J].中国卫生经济,2021,40(3):46-50.

[4]陈多,李芬,朱碧帆,等.基于大数据的智慧信息管理平台在社区健康管理中的应用进展[J].中国卫生资源,2021,24(6):725-729.

[5]张泉,耿爱生.国外社区健康教育研究进展与启示[J].中国健康教育,2021,37(6):541-544.

[6]隋梦芸,叶迎风,苏锦英,等.国内外社区健康管理模式研究[J].医学与社会,2020,33(4):51-55.

[7]王莉,付阿丹,黄艳,等."互联网+"医院-社区-家庭合作型护理服务模式的建立与实践[J].中国护理管理,2019,19(11):1617-1621.

[8]于佳乐,刘晓旸.国外社区护理现状对我国社区护理服务模式的影响[J].科技风,2018,(24):60.

[9]周光清,付晶,夏瑶,等.城市社区健康管理理论与实践经验探讨[J].中国全科医学,2018,21(36):4484-4488.

[10]宋莉娟.英国社区护理人员培养和使用的启示[J].解放军护理杂志,2013,30(22):60-62.

[11]潘红芬.社区护理人才培养存在的问题及对策[J].解放军护理杂志,2009,26(3):34-35.

[12]陆虹,郑修霞.美国社区护理中心模式简介[J].护士进修杂志,2002,17(5):400-401.

第二章

社区护理相关理论与应用

学习目标

知识目标

1. 掌握：社区护理相关理论对护理科研及实践工作的应用方法。
2. 熟悉：社区护理相关理论的主要内容。
3. 了解：社区护理相关理论的产生背景。

能力目标

1. 能运用社区护理相关理论开展社区护理实践工作。
2. 能运用社区护理相关理论开展社区护理科研工作。

思政目标

1. 培养能够将理论思维融入社区护理科研与实践工作的高素质人才。
2. 培养正确的人生观、价值观，培养追求创新、不断探索的科研精神，培养全人类、大健康理念，培养服务社会的意识。

第一节 社区公共卫生服务相关理论

一、社会生态系统理论

（一）理论产生背景

1869 年，德国生物学家恩斯特·海克尔（Ernst Haeckel）将生态学定义为"生态学是研究动物与其无机环境和有机环境的全部关系的科学。"此后,生态学及其理论体系逐步被应用在社会科学领域。1977 年,美国心理学家、社会生态学家布朗芬布伦纳(Urie Bronfenbrenner)提出了生态系统理论的概念及方法论框架,强调个体嵌套于相互影响的一系列环境系统之中,系统与个体相互作用并影响着个体发展。社会生态系统理论(society ecosystems theory),又称生态系统理论(ecosystems theory),是建立在系统论、社会学和生态学基础上的用来考察个体的行为受社会环境影响,及其交互关系的理论。受达尔文进化论思想的影响,该理论把人类成长的社会环境(家庭、机构、团体、社区等)看作一种社会性的生态系统,强调生态环境(即人的生存系统)对分析和理解人类行为的重要性,注重人与环境之间各系统的相互作用及其对人类行为的重大影响,是社会工作的重要基础理论之一。随后,查尔斯·扎斯特罗(Charles H. Zastrow)提出的社会生态系统理论弥补了布朗芬布伦纳生态系统理论的不足之处,查尔斯·扎斯特罗也成了现代社会生态系统理论的代表人物。

(二)理论主要内容

该理论是用来研究社会环境对个体社会行为的影响以及社会环境与个体行为两者之间交互关系的理论。社会生态系统理论把整个社会环境看作是一个动态的、生态性的系统,在整个系统之中,各子系统之间以及与个体之间均存在互动关系。社会生态系统理论的出现使人们在考察分析个体所面临的社会问题时能够不仅仅关注个体本身,还要关注到个体在整个社会系统中的相关子系统,如家庭、群体社会环境等,注重从多方面、多水平、动态、交互作用层面对伴随压力而来的消极和积极适应过程进行系统的研究和分析。查尔斯·扎斯特罗提出:"个体的发展与周围的环境之间相互联系构成了若干个系统,即微观系统、中观系统以及宏观系统。"所谓的微观系统是指处于社会环境中的个人系统,主要包括生理因素和心理因素;中观系统是指对个人有影响的小规模群体,包括家庭、职业群体和其他社会群体;宏观系统则是指比小规模群体更大一些的社会系统,包括公共机构、组织、社区和文化。这 3 个系统之间并不是相互独立的,而是相互影响和相互作用,为了生存和发展,个体应与环境进行有效的互动,具体关系如图 2-1。

(三)理论的应用

目前,该理论被广泛应用于社会工作领域,对和谐社区建设、违法犯罪青少年矫正教育、社会稳定风险评估、流动儿童社会融合等社会工作领域发挥了重要的指导作用。该理论迎合心理学研究生态化的发展趋势,对于心理学研究产生了重大影响。由于个人系统中生物、心理和社会事件会在个体的一生中不断发生,深刻影响着个体行为,因此,该理论不可仅局限于儿童或青少年时期的应用,在中年、老年时期的人生事件中同样有着重要的指导意义。在社区护理工作中运用此理论时,不仅要基于该理论评估各子系统包含的各个因素,还不能忽视微观、中观和宏观这 3 个系统间的交互作用。此外,运用该理论进行相关研究的同时,还应注意加强元理论研究,深刻理解和发展社会生态学理论体系,并加强实验、干预等类型的实证研究,验证该理论在指导建立社区不同人群健康促进项目中的应用效果。

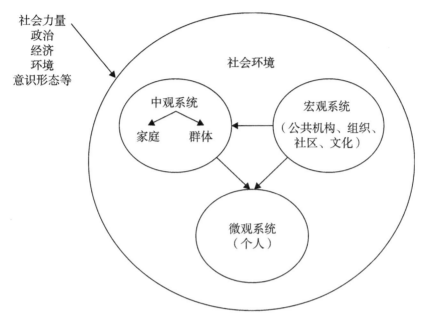

图2-1　查尔斯·扎斯特罗社会生态系统理论

二、"公共卫生护理"概念框架模式

(一)理论产生背景

怀特(Marla S. White)于 1982 年提出了社区护理的明尼苏达模式(Minnesota model),有学者称之为"公共卫生护理"概念框架模式,此模式整合了护理程序的步骤、公共卫生护理的范畴与优先次序及影响健康的因素,将护理程序的概念应用于维护、促进人类健康的实际工作当中,而在实际工作中注意考虑优先次序以及根据实际情况运用不同的措施,形成"公共卫生护理"概念框架模式。

(二)理论主要内容

"公共卫生护理"概念框架模式首先强调社区护士在进行社区护理时必须要了解影响个案或群体健康的因素,包括人类-生物的决定因素、环境的决定因素、医学技术/医疗机构、社会性的决定因素。其次,护理人员应按照预防、促进和保护的优先次序制订计划。最后,在执行护理措施时,White 提出了公共卫生护理常用的 3 种措施:①教育,提供个案卫生咨询,使个案能够主动且正向地改变其态度与行为;②工程,以应用科学技术的方法控制危险因子,避免大众受到危害;③强制,以强制的法律规则迫使大众施行,以达到有益健康的结果。

（三）理论的应用

此模式的应用过程中，要求社区护士从预防疾病、维护和促进健康的公共卫生角度，对社区群体、家庭、个案进行评估、诊断、计划、执行和评价。因此，在社区中开展社区流行病学调查、健康教育、健康促进等工作时运用此理论，是一个比较好的护理模式。在我国，从 2009 年开始大力推行的基本公共卫生服务项目就是"公共卫生护理"概念框架模式的一种具体体现，社区护士在建立城乡居民健康档案、健康教育、预防接种、慢性病患者管理等服务项目中发挥着重要的作用。

抗击疫情 服务社会

"敬佑生命、救死扶伤、甘于奉献、大爱无疆"的医护工作者

新冠肺炎疫情发生以来，涌现出一大批感人肺腑、催人奋进的先进集体和个人。他们当中有的不顾自身病痛，克服家庭困难，放下一切奔赴湖北；有的深入社区，扎实开展流行病学调查和卫生防疫，做好源头管理；有的奋不顾身，夜以继日抢救病患，始终坚守临床第一线；有的视患者如亲人，细致入微照护患者和疑似感染者，给予心理疏导；有的刻苦钻研，加快研究药物、疫苗和创新疗法等。医护工作者生动诠释了"敬佑生命、救死扶伤、甘于奉献、大爱无疆"的崇高精神。

三、安德森卫生服务利用模型

（一）理论产生背景

安德森卫生服务利用行为模型（Andersen's behavioral model）由洛杉矶加州大学公共卫生学院罗纳德·安德森教授（Ronald M. Andersen）于 1968 年创建，是研究与分析卫生服务利用影响因素的经典模型，又可以称为"医疗服务利用模型"或者"医疗保健服务利用模型"，广泛应用于卫生体系评价和卫生服务研究。1964 年，安德森作为成员参与美国卫生服务调查发现：不同社会经济水平和人口学特征的人群，在卫生服务利用方面存在系统性差异。并且，虽然不同国家社会经济发展水平、文化和卫生服务体系不尽相同，但也发现了类似结果。为解释人们在卫生服务利用行为中存在巨大差异的原因，安德森在其 1968 年撰写的博士论文中提出了"卫生服务利用模型"即"安德森模型"，诠释了家庭是如何利用卫生服务的，分析了卫生服务利用的影响因素，界定与衡量了卫生服务利用和服务可及性。

（二）理论主要内容

安德森模型表明，个人在决定是否进行卫生服务利用时，受 3 个维度的影响，包括倾向特征、能力资源和需要因素，提示决策者和卫生服务研究者可从这 3 个维度优化卫生

服务利用行为、改革卫生服务系统。基于学科发展及认识的不断加深,安德森模型历经多次的填补和修正,模型的解释力不断深化,能够更加全面和完善地分析卫生服务利用行为。随着模型的不断改良,模型变量不断增强、变量间关系不断强化、模型结构也愈加完善,形成修正模型(图2-2),从4个维度对卫生服务利用行为进行评价研究,即环境因素、个人特征、医疗行为和医疗结果,每个维度又包含若干可操控指标。首先,医疗服务体系、卫生政策和外部环境成为影响个人卫生服务利用行为的因素,统称为"环境因素"。其次,与外界环境层面影响因素呈并列关系的个人层面的影响因素,其结构框架源于初始安德森模型的结构"倾向特征–能力资源–需要",倾向特征(包括人口学特征、社会结构、健康信念)和需要(认知与评价)内涵不变,而能力资源则按职能要素划归为"资源"和"组织",资源指劳动力与资金的数量及其分配、医疗服务人员的教育、培养和基础设施;组织指卫生系统如何管理资源,影响卫生服务结构与可及性。再者,"医疗行为"除了医疗服务利用行为之外,还加入了个人自我医疗行为,安德森修正模型将"医疗服务过程"(处方、患者咨询与医患沟通)也纳入医疗行为维度,将卫生服务提供者与接受者在卫生服务过程中的互动同样视为一种医疗行为。最后,安德森修正模型表达了医疗行为决定医疗结果的观点,医疗结果包括"认知健康状况"、"评估健康状况"和"患者满意度"多个评价指标。个人的卫生利用行为(饮食、运动和自我医疗)与卫生服务利用及卫生服务过程互相作用,从而影响医疗结果。

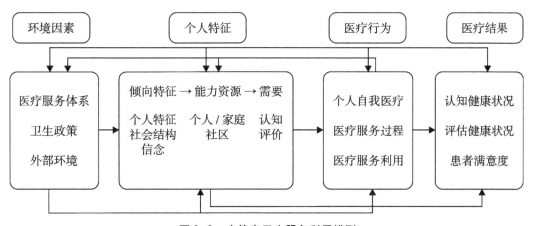

图2-2　安德森卫生服务利用模型

(三)理论的应用

　　安德森模型自创建以来,经多项实证研究验证,被学界和实践部门普遍认为是分析卫生服务利用的最适宜模型。目前国际上侧重的亚人群卫生服务利用研究主要是低收入人群、失业者、老年人群、慢性病患者、少数民族人群、艾滋病毒感染者,尤其在慢性病患者和老年人群的长期护理研究方面,安德森模型做出了突出贡献,被认为是研究卫生服务利用行为最权威的理论模型和研究范式。大量的卫生服务研究与社会医学研究将安德森模型作为研究的理论分析框架,筛选、甄别和测量与人们健康行为相关的影响因素,包括卫生费用、疾病筛查、心理治疗、药物成瘾、控烟行为、自我医疗、老年护理、慢性病患者生活质量等。国内对安德森卫生服务利用行为模型的研究和应用并不多见,主要是利用安德森初始模型分析慢性病患者、老年人、流动人口、孕产妇的护理服务、自我医疗或就诊行为,并没有发现使用安德森修正模型的应用研究。此外,在不同国家、不同领域和不同学科的学者利用实证数据验证时,安德森模型也面临挑战和质疑,但在一定程度上,安德森模型通过扩增指标、修正模型变量、结构和增加反馈回路,也是面对质疑和问题的一种反应,在此过程中,安德森模型不断得到修正和完善,模型解释力越来越充分,使得该模型越来越成为分析、预测和解读患者卫生服务利用行为的经典模型。

四、和谐护理理论

(一)理论产生背景

中华传统文化深受诸子百家思想的影响,其中儒家思想、道家哲学作为中国传统文化的代表,强调人的生活态度是委身自然,与环境达到"天人合一"的和谐状态。因此,我国护理学者李峥教授团队于 2016 年基于传统文化视角构建并提出了和谐理论。该理论是基于罗杰斯"整体人的科学"理论,结合中医学养生理论,融入了中国传统文化中的和谐意识、孝悌思想等,从东西方文化汇通的视角分析"人""环境""健康""护理"之间的关系,建立了和谐护理理论。和谐护理理论与整体人的科学理论相比,以儒、道作为和谐体系的支点形成有机的统一整体,既重视病患个体的和谐发展,也重视护理人员、护患关系的和谐发展,具有更深层次的内涵和包容性。中国传统文化的和谐意识,来源于《周易》的阴阳思想,代表一种均衡状态,包含天人关系和谐、人际关系和谐2层含义。

(二)理论主要内容

和谐护理理论的核心概念包括和谐、和谐个体、和谐环境与和谐护理。①和谐,指事物协调地生存与发展的状态。宇宙万物通过感应以相生和悦之气,即和谐稳定的状态。任何系统的健康发展首先强调"谐",指其组成、功能、机制、制度包括文化配置上的科学合理、比例得当。其次,要"和",指营造一种内部氛围,使系统成员间有良好的感受;"谐"与"和"有机结合、互动,从而实现"和谐"。②和谐个体,指个体在生理、心理、社会、道德4个要素方面的和谐统一。其中,个体生理、心理要素属于内部环境,指躯体各系统的稳定平衡状态;社会要素则关注个体对他人、对社会的态度、关系和表现,强调人与社会的相关性和协调性;道德要素指"人们通过道德生活,意识到自己的道德责任和道德义务,以及人生的价值和意义,从而自觉地选择自己做人的范式"。③和谐环境,指环绕人体外部的物理、人际、社会和生态环境的和谐完满状态,在孝悌思想影响下,探讨个体与环境互动统合过程中存在的和谐需求时,不能脱离和谐家庭评估;和谐家庭指家庭经济、文化和人格 3 个维度的协调稳定状态。④和谐护理,指患者个体内外和谐、家庭和谐、护患人际和谐、护理高效的动态均衡状态。

和谐护理理论的基本框架包括 3 个环节和 2 种机制。护理不是简单的、独立的静态系统,而是与环境互动的、由护理人员干预的动态系统,该系统包括评估和谐需求、建立

"和""谐"机制、人际互动3个环节。首先,当个体出现健康问题就医时,护理人员需要从和谐健康的4个维度,系统评估个体内外环境的和谐需求。其次,识别出个体及家庭的和谐需求后,依据"和""谐"机制,构建护理体系,制订护理计划,注意要兼顾科技、人文和生态3个方面的价值,使护理决策最优化。最后,协同使用多种方法,启动人际互动,满足个体和谐需求。和谐护理理论,引入"和""谐"2种机制。和,指一切人的观念、行为的投入,即通过影响个体的认知、情感、行为等文化和人际思考诱导出期望的行为,形成信任合作的护理氛围,充分体现护理的内在人文性和生态自然性;谐,指一切物的投入,即通过制度、流程、规范设计,构建完善的护理体系,达到协调和整体优化,注重遵循护理的自然科学性、技术实效性,见图2-3。

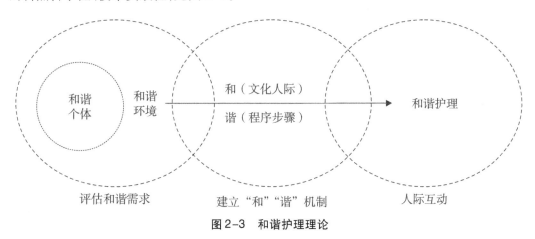

图2-3　和谐护理理论

(三)理论的应用

和谐护理理论以儒、道作为和谐体系的支点,强调人的生活态度是委身自然,与环境形成有机的统一整体,达到和谐状态,有利于实现护患关系的和谐发展。该理论认为面对复杂临床问题,一方面强调运用护理科学领域积累的大量理论、知识、技能,遵循科学方法解决个体健康问题,另一方面,突出表现在对"和"的强调上,注重通过人际互动,促使患者、家庭成员、护理人员的主动参与,发挥其创造性,体现其成就感。如对于患者个体的生理、心理健康,可按照"谐"的机制,从制度、流程等方面,科学规范地提供护理措施,但要充分考虑患者家庭经济状况;对于个体的社会要素、道德要素、家庭和谐,按照"和"的机制,注重发挥患者个体及家庭成员的独立性、自主性和道德人格,引导鼓励家庭成员参与患者照护,成就其道德人格的完善。同时,和谐护理理论为临床护理实践提供了一种动态发展的护理视野,围绕和谐需求,建立"和""谐"互动的全局思维,体现整体和谐思想。

第二节　社区妇女儿童保健相关理论及应用

一、艾瑞克森的心理社会发展理论

（一）理论产生背景

埃里克·艾瑞克森（Erik H. Erikson），美籍丹麦裔心理学家，该理论建立在弗洛伊德的精神心理理论基础上，强调文化及社会环境对人发展的影响，艾瑞克森认为生命的历程就是不断达到心理社会平衡的过程。艾瑞克森用生物学中的"关键时期"和"后生性"这两个概念来描述儿童个性发展关键时期中的核心冲突。每一阶段核心冲突的顺利解决都是建立在前一阶段核心冲突解决基础上。

（二）理论主要内容

艾瑞克森将人的一生分为 8 个心理社会发展阶段，每个阶段都有一些特定的发展问题，这些问题的解决影响着儿童健康人格的形成和发展。他将儿童时期心理社会发育分为 5 个阶段。

1. 婴儿期（0~1 岁）　"信任与不信任"是该期心理社会发展的关键问题。健康人格首要的特征是建立一种基础信任感，信任感的形成标志着儿童完成了婴儿期最重要的任务，也是儿童在此期最满意的体验。这段时期是婴儿对各种感官刺激的感受期，婴儿不仅用口，还用视觉、抓取等方式接触外界事物。信任感的建立必须与具体的人和事物相联系，因此该期照护者持续的关爱至关重要，这有助于儿童信任感的发展。反之，当婴儿缺乏信任体验或基本需求没有得到满足时，就会产生不信任感，婴儿会把对外界的恐惧和怀疑情绪带入以后的发展阶段。因此，这一阶段，使婴儿对环境和未来产生乐观和信心是最理想的发展结果。

2. 幼儿期（1~3 岁）　"自主与羞怯或怀疑"是该期心理社会发展的关键问题。随着幼儿对自己身体、行为、环境的控制能力加强，他们希望实践新获得的动作技能，例如爬、走、跳，并进行选择、做出决定，逐渐建立自主感。此期儿童开始的探索，通过模仿他人的动作和行为进行学习。当这种自主行为受到他人嘲笑或本来有能力自理的领域被强迫依赖他人时，消极的怀疑和羞怯感就会形成。此期儿童的任性行为达到高峰，喜欢说"不"来满足独立自主的需要。因此，该阶段理想的发展结果是自我控制。

3. 学龄前期（3~6 岁）　"主动与罪恶感"是该期心理社会发展的关键问题。随着身体活动语言的发展，此期儿童有强烈的想象力和好奇心，开始主动探索周围的世界，因而产生自我意识。该期儿童不再只听从他人的指示，他们乐于自己创造游戏活动，有时会违背父母和他人的意愿行事，同时又因其行为或想象被指责而容易产生罪恶感。此期给予儿童积极鼓励和正确引导有助于自主性的发展。因此,该期积极的结果是建立儿童的方向感和目标感。

4. 学龄期(6~12岁)　"勤奋与自卑"是该期心理社会发展的关键问题。此期是儿童成长过程中的决定性阶段,此期儿童学习大量的文化知识和技能,并在完成任务中获得乐趣,该期是儿童社会关系形成的决定性阶段,儿童在该期学会和他人竞争、合作,在实践中出色完成任务并受到鼓励时,可获得自我价值感和勤奋感。但如果对他们的期望过高或当他们认为自己不能达到他人为自己设立的标准时,就会产生一种自卑感。此期顺利发展的结果是学会与他人竞争,求得创造与自我发展。

5. 青春期(12~18岁)　"自我认同与角色混淆"是该期心理社会发展的关键问题。此期青少年关注自我,开始建立自我认同。此期由于体格生长发育迅速,青少年开始关注自己在他人眼中的形象,他们将自我观念和价值标准与社会观念整合,并开始做职业规划。随着自我认同的建立,他们不再依赖父母和同伴的看法,真正开始独立。该期的理想结果是奉献和忠诚他人,并实现自身价值和理想。

(三)理论的应用

艾瑞克森的心理社会发展理论有助于护理人员认识儿童发展过程中所面临的问题或矛盾,并认识到疾病会导致这些矛盾的激化并影响儿童心理的正常发展。借助此理论,护理人员可以准确认识到影响儿童健康的问题,采取有效的护理措施。在婴儿期,鼓励父母多陪伴婴儿,对住院的婴儿,护理人员应经常抱起和抚摸;在幼儿期,指导父母鼓励幼儿进行力所能及的自理活动,如吃饭、穿衣、刷牙等,促进其自主感的发展;在学龄前期,鼓励儿童表达自己的感受,尊重儿童做出的决定;在学龄期和青春期,指导其积极应对学习压力,给予理解、鼓励和正确引导,树立正确的人生观和价值观。

二、皮亚杰的认知发展理论

(一)理论产生背景

吉恩·皮亚杰(Jean Piaget),瑞士心理学家,他通过对儿童思维发展的长期观察,提出了认知发展理论(theory of cognitive development)。该理论认为儿童的智力起源于他们的动作和行为,儿童对经常变化的外部环境不断做出新反应,促进了智力的发展。

(二)理论主要内容

皮亚杰认为儿童心理或思维能力的发展分为4个主要阶段,每个阶段的出现都有一定的顺序性和连续性,必须建立在前一阶段认知发育基础上。主要分为以下4个阶段。

1. 感觉运动阶段　感觉运动阶段(sensorimotor stage)指0~2岁,该阶段受感官活动指导,形成简单的学习过程,期间经历6个亚阶段,儿童从反射性活动逐渐形成简单的、重复的行为。本阶段的主要特征是形成自主协调运动,能够将自己同环境区分开来,形成自我观念的雏形。在感觉运动的后阶段,儿童开始运用语言和象征性思维。

2. 前运算阶段　前运算阶段(preoperational stage)指2~7岁,该阶段儿童能用语言、符号、象征性的游戏来表达外部事物,主要的认知发育特征是以自我为中心,此期的儿童以自我为中心,只能够站在自身的角度看待事物,其行为往往没有明确的理由。该阶段儿童的思维是具体的、有形的,儿童会根据事物与自己的联系或其用途来解释事物。

3. 具体运算阶段　具体运算阶段(concrete operational stage),指7~11岁,在该年龄阶段,儿童的思维逐步变得有逻辑性,能够对事物进行分类、整理、排序和组织,但尚不具备抽象思维能力。此期儿童不再以自我为中心,而是能够考虑他人的利益,即开始有了社会化的概念。

4. 形式运算阶段　形式运算阶段(formal operational stage)指11~15岁,该阶段以适应性和灵活性为特征,青少年可进行抽象思维,运用抽象符号,并能通过系列观察得出逻辑性的结论。尽管他们有时会将理想和现实相混淆,但仍然能够处理和解决一些现实的矛盾。

(三)理论的应用

该理论可帮助护理人员了解不同发展阶段儿童的思维和行为方式,根据儿童的认知发展特点,采取合适的语言和方式与其沟通,设计合适的活动及有激发性的健康教育方案。针对0~2岁即处在感觉运动期的婴幼儿,采取以非语言沟通为主的方式,如注意观察患儿的面色、精神状态、身体活动方式,在及时去除哭闹原因的同时,经常轻拍、抚摸、搂抱患儿,用柔和的语调与患儿沟通。对2~6岁即前运算期的患儿,护理人员通过观察,读懂孩子的特殊语言、动作、表情及反应,从而满足患儿的合理需求;通过合理运用语言,鼓励患儿接受治疗;以色彩鲜艳的卡通装饰胸卡转移患儿注意力并通过游戏降低患儿的恐惧感。7~11岁即处于具体运算期儿童,在护理过程中,鼓励患儿参与疾病的治疗及护理,同时借助合适的材料,教会患儿基本的健康知识并给予患儿适当的学习辅导。在护理形式运算期,即11~15岁的儿童时,护理人员应充分理解、接受并尊重患儿,并针对此期常见的问题做好健康教育和心理辅导。

刻苦钻研　爱岗敬业

儿科大家——钱乙

钱乙(约1032—1113年),北宋时期著名的儿科学家。其一生,可谓是"专一为业、垂四十年"的一生。

在古代,从医者皆认为小儿的疾病最难诊治,因为小儿的脉象微弱难以发现,诊疗时又多伴有啼哭,单靠脉诊不够可靠;且小儿多哭哭笑笑,喜怒无常,故而单靠望诊又不可信,再者,小儿的言语不足以让人信服,准确性很难考证,单靠问诊更是困难,加之小儿娇嫩,若稍有不慎则引起病情恶化、影响声誉。钱乙自小便是孤儿,深知孩童之痛苦,选择学医并非常刻苦勤奋、博学善思,酷爱博览百家医书,精专儿科,秉持"干一行、爱一行、精一行"的工作信念,其学术思想的形成最终成为中医儿科学发展史中的一个重要里程碑。

三、女权主义实践模型

（一）理论背景

女权主义实践模型（the feminist model for practice, FMP）是由美国学者琳达（Linda Andrist）于 1997 年初步基于一项关于女性乳腺癌外科医生的扎根理论研究构建并形成，以适用于妇女健康和保健的女权主义理论为基础，该模式的目标是改变向妇女个人提供保健服务的方式，同时也是为了寻求社会转型，是为数不多的适用于女性健康促进的理论之一。

（二）理论主要内容

理论包含 4 个核心理念：医患关系的对等性、信息获取的及时性、参与决策和社会变革。

1. 医患关系的对等性（symmetry in provider–patient relationships） 对等性是指临床医生尽量减少医疗保健环境中存在的不平等。主要体现在克服双方关系中的躯体障碍，因为长期以来，躯体障碍被归因于等级权威的氛围，例如在候诊室里亲自问候患者，在患者穿好衣服时记录病史，一次看一个患者（而不是让患者在检查室里等待），这些都是维持对等和平等的方法；另一个躯体障碍是患者无法查看自己的医疗记录，该理论提出临床医生应该分享实验室报告，揭开医学术语的神秘面纱，并提供报告副本，以便女性患者能及时全面地了解自己的病情。除减少障碍外，专注倾听也是医患关系中对等性的重要组成部分，专注倾听是指沟通过程中认真倾听患者的故事，保持持续的眼神交流、专注的姿势和恰当的面部表情，并适时提出问题，确保患者感受到倾听者的专注和认真。

2. 信息获取的及时性（access to information） 除了创造一个对等的关系环境外，获取信息也是女权主义实践模型的一个主要组成部分，涉及临床医生提供信息的方式（如纸质、图画、音频或视频材料），以及患者可获得的其他信息内容等。临床医生不仅有义务分享信息，而且有义务评估患者的知识、自我护理能力、患者体验以及患者的真实需求等。该模式强调要从患者的角度出发，倾听他们的声音，在适当的时候及时进行干预和指导。目的是提高患者对疾病过程的理解和（或）正确做出决策（如乳腺癌治疗方式的选择）。

3. 参与决策（participation in decision–making） 当个体获得权力并能够获取信息时，他们就能够参与有关其医疗保健的决策，这是女权主义实践模型的核心。"参与"的概念很重要，医疗服务的提供者必须考虑到人们分享决策的能力和意愿会有所不同。女权主义实践模型承认医学中的不确定性，尽管医学的不确定性可能会让医生或患者感到沮丧，但医学科学的局限性应该与患者共享。患者需要知道他们能从治疗中得到什么，不能得到什么；而护士也应像医生一样，分享自身知识的局限性；鼓励和支持患者参与到决策过程中。

4. 社会变革（social change） 女权主义实践模型扩展了以患者为中心的概念范畴。

该概念强调的是要敢于打破历史传统思维中对女性决策、女性治疗方案选择及女性健康权益等的固化认知,例如既往经前综合征的发现,最终被诊断为精神疾病;以及女性生殖任务完成后子宫切除术的流行;未经有色人种妇女知情同意的情况下进行绝育手术的普遍做法等。秉持女权主义的临床医生有责任避免此类事情的发生。此外,有必要开展以社区为基础的妇女团体合作,监督医疗保健提供系统,确保妇女医疗保健的提供受到保护,且在女性主义的保健模式中,护士有义务参与促进健康环境的活动。

（三）理论的应用

女权主义实践模型起源于对女性健康权益保障的追求,其提出具有较强的历史因素,尽管其目前应用仍相对较为局限,但其未来的应用却可充分体现在对女性患者的护理工作中,无论是社区妇女儿童保健还是医院内的治疗护理操作等;此外,该模式强调了治疗护理工作中医护患关系的对等性,患者获取信息的及时性、鼓励患者知情同意并参与决策、同时注重社会变革等环境因素对女性健康促进的作用等,建议医疗卫生保健者为妇女提供安全、有效和负担得起的保健服务,寻找或创造培养女性主义价值观的实践环境。

第三节　社区老龄化相关理论及应用

一、社会情绪选择理论

（一）理论产生背景

随着年龄的增长,老年人在生理和一些心理功能方面呈现下降趋势,尤其是在某些认知能力方面趋于减退,但在情绪方面,并不像认知能力那样呈现出减弱的趋势,许多研究表明整个成年人阶段情绪幸福度是上升的。个体这种在身体健康、认知能力等方面的下降,而情绪及幸福感却维持在较高水平的矛盾现象称为"老化的悖论（paradox of aging）"。以斯坦福大学的 Carstensen 教授为代表的学者提出了社会情绪选择理论（socioemotional selectivity theory,SST）,对此提供了较为全面、合理的解释。

（二）理论主要内容

1. 老年人偏向于选择以情绪管理为目标　人类的社会目标有两大类:知识获得目标和情绪管理目标。当人们知觉到未来时间很充足时,更多地关注未来导向的目标,即与知识追寻有关,学习获得性行为。当感到时间非常有限时,表现为情绪导向的社会目标,通过与他人交往来实现情绪状态的优化,包括寻找生活意义的欲望,获得亲密的情感和追求生命的真谛以及体验情感上的满足,是现时导向的目标。一般而言,年轻人知觉到未来时间比较充裕,优先选择以获取知识为目标。而老年人则相反,偏向选择以情绪管理为目标。获取知识和调节情绪的动机共同组成了生命过程中激发社会行为目标的动力系统,在具体情境中,知识相关的目标与情绪调节的目标会相互竞争,个体在权衡两类目标的重要性后才能做出选择,进而产生相应的行为反应。

2. 未来时间洞察力影响社会目标选择　未来时间洞察力是个体对未来时间的认知、体验和行动倾向的一种人格特质。社会情绪选择理论中,未来时间洞察力侧重于个体对将来一段时间的有限性或无限性的知觉。当知觉到生命中(或事件)剩余时间很充裕,知识获得目标放在首位,人们更愿意结识新朋友、扩大社交圈子,努力为自己的未来建立广泛的人际关系。当感到未来时间很有限时,情绪管理目标变得相对重要,优先选择与较为熟悉的社会伙伴在一起,年龄越大,个体越喜欢与熟悉、亲密的同伴接触。

3. 老年人偏向选择较小的社会关系网络　老年人对未来时间洞察力的改变,偏向选择以情绪管理为导向的社会目标,势必影响老年人社会网络的组织结构。研究发现,老年期个体的社会网络会缩小,情绪亲密的社会伙伴会继续维持,而次要的社会伙伴慢慢被排除在外,年龄越大,越趋向于与相对亲近的人保持联系,如家庭成员、亲密朋友等。随年龄增大,个体缩小社会关系网络,优先选择亲密的社会伙伴,是因为他们能够提供可信赖的情感回报,对老年人自身健康和主观幸福感是有益的。研究证实,家庭支持和朋友支持对提高老年人的主观幸福感和生活满意度都有重要作用,但家庭支持比朋友支持的作用更大,特别是在情感支持上。

4. 老年人更重视积极情感体验　社会情绪选择理论认为,个体越接近人生终点,就越关注社会互动的质量,越有目的地改善社会关系中的情感成分,关注事件的积极信息,关注自己的情绪满意度。虽然老年人总体认知资源较少,但他们用目标一致的方式分配认知资源,从而成功地管理情绪,并保持积极的情绪体验。如果老年人不太关注将来,那么他们晚年生活将是高质量的,诸如退休、死亡之类的事件不会对他们造成过大的负面影响。

（三）理论的应用

社会情绪选择理论认为,老年人优先选择情绪管理目标,更重视其中的情感体验。在老年人社区健康管理中,健康知识学习、健康行为建立的健康教育干预方面,需要社区护士与老年人有更多的沟通,特别是情感上的交流。如戒烟,对于戒烟带来的不确切的好处与吸烟带来的实际身体和人际交流情感上的体验相比,权衡未来时间的有限性,老年人往往选择后者而拒绝戒烟,在老年人戒烟干预上,需要对戒烟带来的不良体验予以补偿,包括生理和情感上的补偿,重视情绪管理策略,才能促进健康目标的达成。此外,老年人社会关系网络缩小,优先选择亲密的社会伙伴,趋向于与相对亲近的人保持联系。随着家庭的小型化,空巢、独居老人增多,社区护士可探索社区活动、邻里互助等,为老年人提供了一定的社会活动空间,促进老年人建立一定社交网络,补偿家庭支持的不足。再者,老年人的注意、记忆和情绪的选择上更关注积极信息和积极情感的体验。在老年人健康管理中,重视积极信息对老年人健康行为的促进作用,如老年糖尿病患者的管理上,善于发现老年人一些积极的因素,如血糖较前控制要好、能注意饮食、开始运动锻炼等,比经常说老年人没有控制好血糖、饮食还不规范、运动量不够等负面的信息,其效果要好。

责任担当　奉献精神

一抹菊香　护佑生命

第八届全国道德模范张菊香从事医疗工作几十年,带领团队一次又一次地创造生命奇迹。她牵头组建辽宁省第一家老年病医院,悉心照料老红军;退休后,她组建"菊香爱心团队"到偏远地区义诊,创立"劳模创新工作室"为社会上更多有需要的人提供帮助。1993年,一栋不通水、不通电的老门诊楼,1台老式B超机、5台心电图仪、6台脚踏式吸痰器、8部血压计,是辽宁省金秋医院建院之初的全部家当。2013年张菊香从院长岗位退休,金秋医院发展成为三级甲等老年病医院,无不浸透着她的心血与汗水,更离不开那份对患者化不开的真情。迄今,她所建立的"菊香爱心团队"一直致力于"健康扶贫",传承着责任担当、甘于奉献的精神。

二、积极老龄化理论

(一)理论产生的背景

2002年,世界卫生组织在第二届世界老龄大会上正式提出"积极老龄化"理论框架,《积极老龄化:政策框架》文件中详细阐述了积极老龄化的概念内涵、政策,将积极老龄化定义为:老年人能够充分发挥自身体力、精神及社会潜能,并按照自己的需求、愿望和能力去参与社会,以实现生活质量的提升,同时也能在需要帮助时获得充分的保障和照料。积极老龄化将以满足老年人需要为基础的理念转变为以尊重老年人的权利为基础,强调他们在生理、心理、智力等方面维持良好状态,将老年人视为家庭和社会的重要有利资源,倡导把社会参与的权利还给老年人,鼓励老年人积极参与促进社会发展,并将其作为预防或延缓老年人出现不良的生理、心理或社会变化的手段,进而消除老年歧视主义和老年群体的边缘化、病态化,将老年人从社会问题的集中者、社会资源的消耗者、社会发展的压力转变为解决者、创造者和促进可持续发展的动力。

(二)理论主要内容

该理论以"独立、参与、尊严、照料、自我实现"为基本原则,包含3个支柱要素"健康""参与""保障",其中"健康"指老年人能够维持良好的身体、心理及社会交往状态,是积极老龄化的先决条件;"参与"是老年人能根据自己的能力和兴趣、参与到文化、娱乐、经济等社会生活中,实现老有所为,是积极老龄化的核心内涵;"保障"指老年人在部分或全部丧失自理能力时,能够得到足够的照护支持,以满足其身心、经济及社会支持等层面的需求,是积极老龄化的必要条件。此外,世界卫生组织还在"健康、参与、保障"的基础上,提出了积极老龄化6项组成要素,即健康和社会服务因素、个人行为因素、个人身心因素、物理环境因素、社会环境因素、经济因素;随后WHO又补充指出,积极老龄化还受到文化因素的影响(图2-4)。

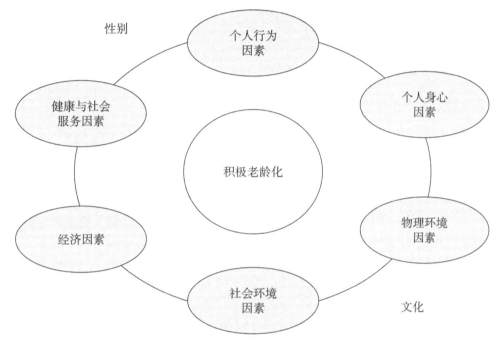

图2-4　积极老龄化的决定因素

联合国欧洲经济委员会提出积极老龄化的3个重要领域是劳动参与、社会完整和健康。确认积极老龄化的3个领域是就业、参与社会、独立生活。就业强调创造更好的就业机会和雇佣老年人,参与强调促进老年人积极参与社会(鼓励志愿活动和支持非正式照护者),独立生活鼓励健康老龄化和老年人独立自立的生活,提供预防和社会保健,创建交通便利、老年人友好的环境。虽然政策制定者和研究者均认可,作为政策概念和政策框架的积极老龄化具有多维层面的性质,但是,积极老龄化的研究一直受到缺乏公认的确切概念和一致的评价方法的困扰,并且成为积极老龄化研究的争论内容之一。

(三)理论的应用

积极老龄化理论强调老年人的自立和自我实现,鼓励老年人实现老有所为、老有所用,从社会负担转变为推动社会发展的重要资源。目前国内外有关积极老龄化的研究涉及测评工具、影响因素、干预措施等各个方面。根据欧洲的积极老龄政策,积极老龄化的对象既涉及一般健康的老年人,还包括需要照顾的虚弱和残疾老年人,通过健康、参与和保障三大核心要素使得老年人能够在整个生命过程中实现其身体、社会和心理健康的潜力。其核心思想在于"以老年获得感的正能量来平衡老年丧失的负能量"。积极老龄化为我国探索适用于中国国情的老龄人口养老和发展之路提供了全新的视角,也为老年人在老年期维持身心的良好状态、实现生命价值提供了重要指导意义。在积极老龄化的背景下,老年人被看作是创造社会价值的重要群体,被鼓励独立、参与、照顾、自我充实和尊严。同时,积极老龄化概念避免直接从死亡角度对老年人进行干预,更容易让老年人接受。

三、毕生控制理论

(一)理论产生的背景

"毕生发展观"作为一个术语,出现于20世纪40年代。近20年来,随着"毕生发展观"的发展,发展心理学界已经以个体生命的全过程为其研究对象,研究者对个体从胎儿期直到衰老、死亡的发展历程进行了广泛深入的研究。毕生心理发展的研究渐渐成为热点问题。1982年,Rothbaum和Snyder首次提出初级控制(primary control)和次级控制(secondary control)的概念:初级控制指向外部环境,即个体改变外部环境来满足自己的需要和欲望;次级控制指向自我,包括思想、评价和反应等,即通过调整个体自身来适应环境,从而与环境更匹配。1996年,Heckhausen和Schulz进一步扩展了初级控制和次级控制理论,提出毕生控制理论(the lifespan theory of control,LTC),其中心假设是个体被激活去控制环境和自身,并试图解释人与环境的适应性。2010年,Heckhausen等对个体的毕生发展提出了更综合的解释,认为在目标结合和目标解除周期中,人们的动机行为努力控制环境和行为组织;并且个体需对控制条件的变化进行调整,通过选择、追求和适应发展性的个人目标来完成该过程,进而使个体达到更优化发展。

(二)理论主要内容

毕生控制理论是一个包含初级控制和次级控制的最优化模型。即发展的调节一方面包含了初级控制和次级控制,另一方面也包含了选择和补偿过程初级控制和次级控制都要满足人类行为的两个准则:选择和补偿。人类需要做出选择是因为一生发展过程中存在太多可能的选择。同样,由于人类的行为可能会带来失败(实际上我们都是从失败中习得经验的),必须进行补偿来应对随失败而来的沮丧及其对自尊和动机资源造成的威胁。失败对自尊和动机资源造成的消极影响很严重,它会损害个体长期的功能。该模型包含了4种不同的控制策略:选择性初级控制、选择性次级控制、补偿性初级控制和补偿性次级控制。个体在不同的发展阶段将会使用不同的发展策略。选择性初级控制策略,指为实现目标而投入的时间、努力、能力等内部资源,它是直接指向目标达成的行动。当个体的内部资源不足以实现目标时,就需要启用补偿性初级控制策略,这种策略虚弱的老人或残疾人可能会用到。选择性次级控制策略,指向个体的内部世界以增加对目标坚持下去的可能性,即对目标的意志投入,而忽略那些不想要的目标和刺激,为了适应失败和年龄相关的制约,需要采用补偿性次级控制策略。包括不投入目标、保护自己免受消极评价的影响,如向下作社会比较及归因偏见等。4类策略受一个更高级的调节策略指挥,那就是最优化。根据发展的机遇与限制对4种策略进行平衡,从而达到最优化,进而达到增强、保持和保护初级控制的长期潜能的目的。毕生发展过程中,初级控制和次级控制一起通过选择和补偿来实现发展的最优化。如图 2-5 所示,初级控制在该模型中处于中心地位起着驱动作用,促进并调节人与环境的交互作用。同时,这种交互作用既受初级控制的驱动,也受选择过程的指引。反过来选择过程又受到能力和动机资源的调控,一定的行为可能导致积极的结果如目标达成,也可能是消极的结果,如失败。目标的达成会增强能力和动机资源。

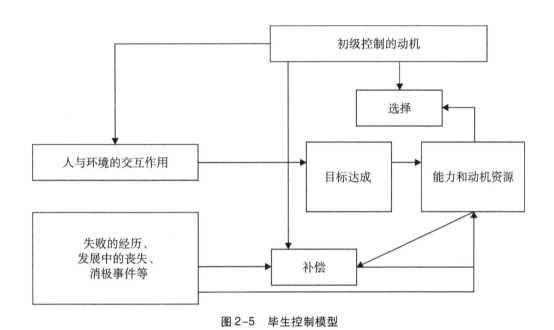

图 2-5　毕生控制模型

(三)理论的应用

目前关于成功老龄化毕生控制理论的相关实证研究主要强调个体在不同发展阶段运用控制策略的差异,涉及两类问题:随着年龄的增加,不同年龄阶段的个体(幼年、青年、中年和老年)选择投入发展的领域不同;随着年龄的增加,不同年龄阶段的个体(青年、中年和老年)在婚姻、人际关系、健康和财务活动等具体的生活领域中运用控制策略的差异。因此,该理论用控制来诠释个体的毕生发展是比较合适的。护理人员在照顾不同阶段个体,尤其是老年人时要考虑其毕生发展过程对其当前健康理念、健康行为等的影响,进而为患者提供更为适宜和符合需求的健康促进指导措施。

第四节 社区慢性病健康管理相关理论及应用

一、慢性病自我管理相关理论

(一)理论产生背景及主要内容

自我管理一词最早起源于 20 世纪六七十年代的美国,是指在医务人员的专业指导下,患者积极地承担一些预防性或治疗性的保健活动,强调患者自主管理疾病以及应对疾病变化的能力。美国学者 Lorig 等首次提出了慢性病自我管理项目(chronic disease self-management program,CDSMP),主要包括 1 个目标、3 项任务和 5 大技能,即以症状、情绪、行为、疾病管理等方面的健康宣教。随后,为提高患者疾病自我管理能力,有效应对慢性病流行的严峻形势,许多国家相继提出不同的慢性病自我管理模式。

1. 慢性病保健模型 慢性病保健模型(chronic care model,CCM)是 Wanger 于 1998 年提出的一套针对慢性病进行全面系统管理的方法,由 6 个核心要素组成(图 2-6)。①自我管理支持(self-management support):患者是其疾病的管理者,卫生保健人员通过帮助其设定目标,制订行动计划,组织内部和社区卫生资源为患者提供持续性自我管理支持。②保健系统的设计(delivery system design):明确规范慢性病管理团队成员的角色、功能及任务,提供个案管理和跨文化照护,定期随访,提供有效、可及的卫生服务。③决策支持(decision support):将循证指南应用于日常临床实践中,采用该领域权威人士教育方法,把专业知识纳入初级保健中,促进临床照护的同时也符合科学证据和患者的偏好。④临床信息系统(clinical information system):采用电子信息系统,及时提醒患者和医务人员,识别需要进行管理的群组,提供个性化的保健计划等功能,及时反馈信息,监测慢性病管理团队工作质量。⑤卫生保健组织(health system):采取有效的策略促进组织全面改进,并提供各种资源来支持慢性病管理和实践改善,逐步转变被动的慢性病保健服务为主动采取慢性病预防措施的保健服务模式。⑥社区资源和政策(community sources and policy):鼓励患者参与有效的社区活动,动员社区资源满足患者的需求。该模式还提出成功的慢性病保健模式关键在于需要"知情、主动参与的患者"和"有充分准备、主动服务的团队"之间的"有效互动",通过给予适当培训和临床健康团队的支持,许多患者能够成为疾病的良好管理者。但随着 CCM 应用范围的逐步扩大,研究者及实践者发现 CCM 很少关注或解释社区、环境、文化等因素对健康的影响,需要在社区资源利用的广度和深度及政策导向方面进行延伸,故在 CCM 模型的基础上设计了慢性病保健扩展模型(the expanded chronic care model,ECCM),更强调了生活、环境和社区组织合作的慢性病服务的重要性。

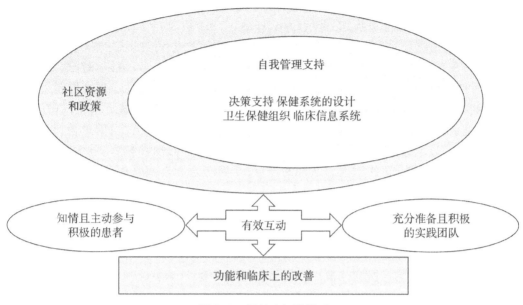

图 2-6　慢性病保健模型

2. 慢性病自我管理项目　美国斯坦福大学 Loring 博士和同事在关节炎自我管理项目成功的基础上开创并形成了普适性慢性病管理项目,即斯坦福模式。斯坦福模式正是根据自我效能对行为和情绪的影响及班杜拉对提高自我效能的建议,进一步建立了慢性病自我管理项目(chronic disease self-management project, CDSMP)的理论框架(图 2-7)。该模式的应用是由经培训合格的非专业人员在社区开展为期 6 周的 CDSMP 课程,给慢性病患者讲授管理疾病所需的知识和技能,以提高自我效能为中心安排慢性病自我管理健康教育内容和授课形式。

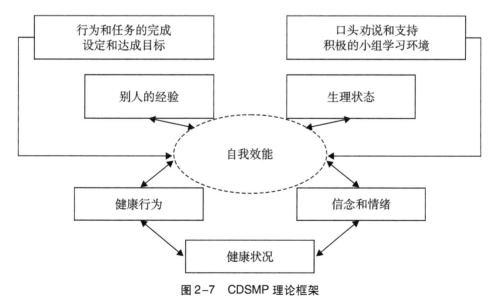

图 2-7　CDSMP 理论框架

3.专家患者模式   1999 年英国政府在其发表的白皮书"拯救生命:让我们的国民更健康"中提出发展专家患者模式(the expert patients program,EPP)的倡议。英国首席医疗官唐纳森指出:在英国将近 1000 万人患有慢性病,但这些患者对于自身疾病丰富的"智慧和经验"在过去并未得到很好的开发和利用,专家患者模式恰好可以弥补这方面的缺陷。随后英国政府 2001 年公开发表以专家病人模式:"21 世纪慢性疾病管理新策略"为主题的刊物,确定了在英国卫生服务系统范围内实施专家患者模式。该模式的核心观点:患者是一种珍贵的资源,患者比医生更了解他们的疾病,不再仅仅简单地接受照顾,还充当着治疗过程的重要决策者。该模式强调:自我管理必须和教育、卫生服务系统整合,政府有责任提供合适的课程和最好的指导,任何有效的自我管理项目必须建立持续的反馈、评价和评估机制。

4.弗林德斯模式   弗林德斯模式由 Battersby 及其同事发展形成的,该模式以认知行为疗法理论为基础,包括 5 个基本组成部分:积极的患者,医师间互动,协助识别问题,行为干预,激励患者。6 条自我管理基本原则:了解疾病情况,跟进治疗方案,共同做出决策,监测和管理疾病的症状和体征,日常活动、情绪和社会生活管理,采取健康的生活方式。该模式目前已发展形成了一套对患者自我管理水平评估并最终形成保健计划的评估工具,主要包括:①自我管理能力评估工具,即健康伙伴量表、监测和反应随访量表、问题和目标的评估;②保健计划工具,慢性病管理保健计划,整合分析上述 3 个评估工具所获取的信息,确定患者自我管理最终存在的主要问题、相关干预策略、各自责任等。该模式认为患者是最终决策者,而卫生专业人员是服务提供者和指导者。

(二)理论的应用

经过近 20 年的发展,CCM 已经被众多国家引入,成为指导慢性病保健领域的概念框架蓝本,用于管理糖尿病、哮喘、抑郁等多种慢性病。CDSMP 是教授给慢性病患者管理疾病所需要的知识和技能,最初主要用于关节炎患者,逐步覆盖到高血压、糖尿病、慢性阻塞性肺疾病等多种慢性病,该模式能提高患者的自我效能感,促使其掌握自我管理疾病的技能,从而促进健康的行为习惯。EPP 已经在全英国进行推广,尤其是为不能参加社区课程的人群提供了网络课程,该课程的实施虽然取得了显著的成效,但也有些研究者认为该模式相关项目的实施也面临着诸多问题,如缺乏项目所需专业人才,一些卫生专业人员认为该模式自身的专业性造成威胁。弗林德斯模式应用领域也较多,实施非常个体化,且拥有整套评估工具,利于提供持续性的指导和跟进,采用该模式的相关程序能够改善临床结局,减少卫生服务;但该模式实施需要时间较长、难度大,且未提供促进自我管理所需的相关培训等,某种程度上影响了该模式的应用。

二、慢性病适应护理中域理论

(一)理论产生背景

慢性病发展轨迹十分复杂,受生理、心理、社会因素的交互作用,护理作为慢性病管理的重要部分,对患者恢复健康和适应疾病具有积极作用。鉴于我国护理理论研究还处于起步阶段,本土化的护理理论较少,且慢性病患者适应过程的研究对优化慢性病患者健康管理具有重要意义,故而我国学者叶志弘及其博士生王喜益等以罗伊模式(roy adaptation model,RAM)为基础,发展并构建了符合我国国情的慢性病适应护理中域理论。

(二)理论主要内容

该理论包括 5 个核心概念。

1. 刺激　刺激是对个体内外环境改变要素的总体概括,慢性病患者个体适应系统的主要刺激为疾病及其治疗所造成的重大影响,可通过患病事实、健康促进干预和疾病严重程度进行观察。相关刺激可影响主要刺激对个体适应的作用大小,一般可通过社会人口学因素、社会支持、疾病治疗进程和疾病相关要素进行具体化;固有刺激常为类似于文化、生命发展周期和伦理道德观等隐性内容,一般需要考虑研究对象所处的社会文化和生命阶段。

2. 适应水平　适应水平是主要刺激、相关刺激和固有刺激的综合作用结果,可视为环境刺激,其强弱会引起一系列适应反应。

3. 应对适应过程　认知适应过程分为疾病感知和应对适应过程;疾病感知是个体接受疾病进入自己日常生活的关键因素,即个体对疾病的认识和主观感受,与个体的内在能力有关。可理解为个体面对适应性问题,感知对自身影响并做出应对处理的一系列行为,包括应对方式和适应策略。

4. 适应方式　适应方式体现在生理功能、自我概念、角色功能和互相依赖,生理功能指人对刺激因素产生回应,体现在生理指标和生理症状方面,可通过相关量表和患者对躯体自我的描述进行测量。自我概念指人对躯体自我和本体自我的感知,并在心理和精神层面应对刺激因素的行为。在应对改变的过程中,自我概念反映了个体如何处理与自己的关系、与环境的关系以及对群体身份的认知。包含心态及自我认同进而影响是否能接受疾病相关的自我照护任务。角色功能涉及个体的自我照护、家庭角色和社会角色。互相依赖指个体发展与他人的关系以满足情感、发展和获取资源的需求,可通过发展社会支持和人际关系实现。

5. 行为输出　慢性病适应即个体整合内外环境资源处理慢性病及其症状和相关治疗对生活造成的改变,产生应对反应和自我调整行为,在生理功能、自我概念、角色功能和互相依赖行为中达到人与环境和谐状态。适应不良则是源于对健康威胁应对无效,从而产生适应性问题,需要外界力量进行干预。主要护理命题:①环境刺激影响慢性病患者的生物-心理-社会反应;②疾病认知影响患者适应;③应对过程影响疾病适应;④慢性病患者的 4 个适应方式间存在互相影响的关系。

(三)理论的应用

慢性病适应护理中域理论的总体原则为减轻刺激强度,激活认知适应过程,发展适应策略和适应行为,从而改善患者结局。该理论融合了中西方文化对人与自然关系的思考,在延伸 Roy 适应理论概念模式的基础上,与中国文化背景下的临床场景具有良好适配性。该中域理论可用于慢性病照护领域和相关目标人群,具有一定的普适性。慢性病适应护理中域理论阐释了个体慢性病适应现象,以及护理促进患者适应的一般规律,并提出了实证观察变量。因此,该理论可为临床护理如何干预慢性病患者形成健康适应行为提供指导。

勇于创新　敢于先行

论实现理论与实践创新对建设科研强国的重要性

习近平总书记站在统筹中华民族伟大复兴战略全局和世界百年未有之大变局的高度,统筹国内国际两个大局、发展安全两件大事,对科技创新做出了一系列重要论述,科学回答了"科技创新是什么、为什么要科技创新、如何实现科技创新"等重大理论和实践问题,不仅把我们党对科技创新的理论认识提高到了新的水平,而且为我国未来发展指明了价值航向和方法路径。他强调,要"坚持实践第一的观点,不断推进实践基础上的理论创新","只有聆听时代的声音,回应时代的呼唤,认真研究解决重大而紧迫的问题,才能真正把握住历史脉络、找到发展规律,推动理论创新"。

三、慢性病轨迹框架理论

(一)理论产生背景

慢性病轨迹模式是由美国社会学家 Corbin 和 Strauss 于 1991 年通过扎根理论构建形成,用于描述慢性疾病的过程和患者的体验,了解慢性病患者的生活方式、应对行为和对自身疾病管理等多方面的信息。该模式的核心理念认为慢性疾病的发展,患者从发病到死亡有一个过程,这个过程是可以被塑造和管理的;所以疾病的不同阶段患者的心理、生理以及社会精神需求也呈现出动态变化。

(二)理论主要内容

该理论包含 8 个核心概念:轨迹、轨迹分期、轨迹投射、轨迹计划、轨迹管理、个人的患病经历、慢性病管理的影响因素和对日常生活的影响以及相互影响。①轨迹:它包括疾病慢性进程以及参与者为塑造该轨迹所采取的全部行动、组织、活动与安排。但慢性病的发展轨迹存在不确定性,意味着护理过程也应灵活且相应变化。②轨迹分期:该模式的特色内容就是提出了慢性病轨迹的分期,根据患者不同阶段的生理状况和临床表现将疾病定义为不同的阶段,整个阶段可能是向上(意味着疾病回归或好转),向下(代表疾病恶化或死亡),甚至是持平,即病情处于稳定状态,其发展也可能出现跳跃性或逆转性,故而每个患者的轨迹可能会呈现不同变化曲线,这也提示了护理工作对改变和维持轨迹分期的重要性。③轨迹投射:指对疾病过程的看法、体验,包括疾病及其症状、个人体验以及对患者自我概念带来的影响。④轨迹计划:是为实现塑造疾病过程、控制即时症状、处理残疾等保证患者生活质量而制定的阶段性措施和方案;包括治疗和非治疗等。慢性病管理的影响因素很多,它们会在不同时间、以不同的方式和程度组合,促进或阻碍慢性病管理的过程。⑤轨迹管理,则是指在不同时期通过轨迹计划所采取的、综合的、塑造疾病过程方案的过程,管理的总目标是提高和保持患者的生活质量。⑥个人的患病经历:指慢性病或慢性病管理的过程对个体生活影响或改变的方面,在疾病过程中,患者逐渐适应、学会与疾病共存,形成自我身份认同。⑦慢性病会对患者的日常生活活动产生影响:患者需要主动改变活动或适应这些影响。⑧相互影响:是指慢性病轨迹管理的过程是复杂的,势必会存在较多潜在因素的影响,这些因素包括个人、家庭、社会等多个方面。

基于慢性病轨迹模式实施干预的 6 个步骤:①轨迹识别阶段;②发现问题并确立目标;③制订计划以达到目标;④确定促进或阻碍目标达成的因素;⑤实施干预措施;⑥评估干预措施的有效性。第一步,轨迹识别阶段,是通过收集数据,明确问题、需求及慢性病所处时期,评估可以从护士、患者、照顾者及其他卫生保健人员等多个角度开展调查研究或者是质性访谈,评价内容也可涉及生理、心理、情感、家庭、社会等多个方面。第二步,基于评估结果,遵循轨迹管理原则并结合患者需求,确定问题优先顺序和目标,注意这个过程要确保目标和个体的需求、经济条件及家庭情况等相匹配。第三步,围绕目标,制订切实可行的行动计划,因为该模式强调个体自我管理和自我控制,所以制订计划时一定要建立合作式或者指导式的管理模式,以期鼓励、支持和帮助患者实现自我管理。第四步,系统评估目标实现过程中可能遇到的促进和障碍因素,预见性地设计解决方案并制定动态跟踪及实时反馈系统。第五步,实施计划过程会受到日常生活活动中的一些意外事件的干扰,护士必须敏感地意识到这些问题,考虑患者所处的环境,需要哪些支持性照护。护士可向患者提供直接照护、健康教育、咨询、主张权利和转诊以及个案管理。第六步,护士对已经执行的计划的效果进行随访跟踪和评价,评价问题是否已经有效解决,计划执行过程中有没有被修改,护士根据评价的结果对以后的护理实践提供修正的建议。

(三)理论的应用

目前,我国针对慢性病的管理仍处于探索阶段,国内部分学者也基于我国国情对模式进行了适宜调整和修改,目前已被应用于癌症、心血管疾病、艾滋病、糖尿病和多发性硬化症等人群,可为探索疾病发展过程提供非常适宜的理论框架,同时也可指导医护人员开展系统评估,评价干预措施的有效性。慢性病轨迹框架的理念容易被慢性病患者接受,应用该模式可以促进医护人员全面了解慢性病患者疾病分期特征,并及时实施有效的干预策略;同时,应用该模式也可以促进慢性病患者康复,在治疗中有效缓解慢性病给患者带来的身心负担,促进生活质量和生存质量提高。社区医护人员在开展慢性病健康管理的工作中,可以根据慢性病发展不同轨迹阶段患者的需求及体验变化特征等,采取和给予更有针对性的措施来改变疾病进程,以期动态地帮助患者预防疾病发展、控制症状、减少并发症、稳定情绪和提高生活质量。

四、二元应对理论

（一）理论产生背景及主要内容

二元应对理论起源于 20 世纪 90 年代初，是指伴侣双方面对压力事件时的共同反应和策略。美国学者 Lyons 等认为疾病的管理不是单独的患者或配偶个体反应，而是一种二元应对，应将患者和配偶合二为一当作一个二元整体看待。为了有效应对疾病带来的压力，二元应对重点强调夫妻双方需要将疾病视为"我们的疾病"，看作一个整体来对待，这有利于患者疾病的管理和婚姻关系幸福度的提高。到目前为止，国外学者提出了多种形式的二元应对相关理论模型，其中具有代表性的有 6 种，分别是一致性模型（the congruence model，CM）、关系聚焦模型（the relationship-focused model，RFM）、共同应对模型（the communal coping model，CCM）、系统-交易模型（the systemic transactional model，STM）、关系文化应对模型（the relational-cultural coping model，RCCM）、发展-情境应对模型（the developmental contextual coping model，DCCM）。

（二）理论的应用

二元应对是夫妻之间的一种应对过程，它不仅是为了支持患有慢性病的患者，还为了维持双方关系的平衡。国外的研究中，二元应对理论最初被用于调节夫妻的日常压力。在应对压力事件时，通过感知、评价、沟通和相互帮助的过程来维持家庭稳定。在个人和家庭理论研究压力和应对方法的基础上，二元应对理论越来越多地用于指导夫妻应对健康相关压力的研究。近年来，我国学者逐渐将二元应对理论应用于各种健康问题的研究，特别是癌症、糖尿病、脑卒中等疾病患者的管理，取得了较好的效果。受中国传统文化的影响，共同应对模型更适合中国夫妻，该模型注重患者和配偶评估个体压力因素（如糖尿病）作为"我们共同的问题"的程度，医护人员对患者进行健康宣教时，应鼓励夫妻间多进行情绪表露。了解彼此的压力和感受，并采取积极应对措施使夫妻双方共同战胜疾病，改善双方的健康状况，提高生活质量。大部分的研究都是在西方文化下进行的，表明了二元应对理论对幸福感的积极影响。

五、家庭功能理论

（一）理论产生背景与主要内容

20 世纪 70 年代，家庭发展社会学家提出了"家庭功能"的概念，施瓦布（Schwab）从"家庭的具体特征"和"家庭完成的任务"两个角度定义家庭功能。家庭功能的界定是建立在家庭功能理论基础上的。目前家庭功能理论（family function theory，FFT）主要有两种取向，即结果取向和过程取向。结果取向的家庭功能理论认为，可以根据家庭功能发挥的结果把家庭划分为不同的类型，有些类型是健康的，有些则是不健康的或是需要家庭治疗和干预的，这一取向的代表是奥尔森（Olson）环状模式和贝福斯（Beavers）系统模式;过程取向家庭功能理论认为,家庭类型的划分在临床实践中并没有用处,对个体身心健康状况和情绪问题直接产生影响的不是家庭系统结构方面的特征,而是家庭系统实现各项功能的过程。家庭实现其功能的过程越顺畅,家庭成员的身心健康状况就越好。反之,则容易导致家庭成员出现各种心理问题以及家庭出现危机。这一取向的代表是麦克马斯特(McMaster)的家庭功能模式和斯金纳(Skinner)等人的家庭过程模式。

1. 奥尔森的环状模式　奥尔森于 1978 年提出环状模式。该模式以家庭系统理论为基础,通过对家庭治疗、家庭社会学、社会心理学和家庭系统论中描述婚姻与家庭的50 多个有关概念进行聚类,得到描绘家庭功能的 3 个维度,即家庭亲密度、家庭适应性和家庭沟通。家庭亲密度指家庭成员之间的情感关系;家庭适应性指家庭系统为了应付外在环境压力或婚姻、家庭的发展需要而改变其权力结构、角色分配或家庭规则的能力;家庭沟通指家庭成员之间的信息交流,它对家庭亲密度和适应性的发展具有重要的促进作用。他将家庭分为 16 种,归纳为平衡型、中间型和极端型 3 大类。该理论的基本假设是:家庭实现其基本功能的结果与其亲密度和适应性之间是一种线性或曲线关系,是线性还是曲线关系则与家庭功能发挥的水平有关,在家庭功能发挥比较正常的家庭中,线性关系成立,在有问题的家庭中,曲线关系成立。亲密度和适应性过高或过低均不利于家庭功能的发挥,平衡型家庭比不平衡型家庭的功能发挥要好;家庭沟通是一个促进性因素,平衡型家庭比不平衡型家庭有更好的沟通。

2. 贝福斯的家庭系统模式　贝福斯等于 1977 年提出了家庭系统模式。他们认为,家庭系统的应变能力与家庭功能的发挥之间是一种线性关系,即家庭系统的能力越强,则家庭功能的发挥越好。该模式从两个维度考察家庭功能,一是家庭关系结构、反应灵活性等方面的特征,它与家庭功能发挥的效果之间呈线性关系;二是家庭成员的交往风格,它与家庭功能发挥的效果之间呈非线性关系,处于两个极端的向心型交往和离心型交往均不利于家庭功能的发挥,家庭成员常会出现适应障碍。根据第一个维度,可以将家庭分为 5 种类型,即严重障碍型、边缘型、中间型、适当型和最佳型。其中,适当型和最佳型家庭为健康家庭。

3. 爱泼斯坦的家庭功能模式　爱泼斯坦(Epstein)等在 1978 年提出了以家庭系统运作过程为核心的麦克马斯特家庭功能模式。该模式的假设是:家庭的基本功能是为家庭成员生理、心理、社会性等方面的健康发展提供一种环境条件。为实现这些基本功能,家庭系统必须完成一系列任务以适应并促进家庭及其成员的发展。实现家庭基本功能和完成基本任务的能力主要表现在 6 个方面,即解决问题能力、沟通、家庭角色分工、情感反应能力、情感卷入程度和行为控制。并可根据这 6 个方面的表现判断家庭功能发挥良好的程度。

4. 家庭过程模式　该模式是斯金纳(Skinner)等于 1980 年提出的。他将与家庭相关的不同概念有机地结合,形成一个全面而清晰的家庭功能概念与结构。家庭过程模式认为,家庭的首要目标是完成各种日常任务,包括完成危机任务。每项任务都需要家庭一起去应对。在完成任务的过程中,家庭及其成员得到成长,并使家庭成员之间的亲密度得到增进,维持家庭的整体性,发挥好家庭作为社会单位的各项功能。该模式提出了评价家庭功能的 7 个维度,即任务完成、角色作用、沟通、情感表达、卷入、控制和价值观;任务完成的过程包括确定问题、思考各种解决问题的办法、选择合适的解决方法并实施、评估解决的效果,其他6个维度围绕在任务完成的周围。这7个维度有机地联系在一起,共同评价一个家庭的功能发挥效果,即要想很好地完成各项家庭任务需要家庭成员分配并各自承担不同的角色。

（二）理论的应用

家庭功能理论对评价家庭功能具有重要的指导意义。结果取向的家庭功能模式依据家庭功能发挥的结果对家庭的类型进行了划分,帮助人们区分健康家庭和不健康家庭,以此指导社区护士正确选择需要护理的家庭。奥尔森环状模式主要用于指导家庭评估、训练和家庭健康护理。麦克马斯特家庭功能模式界定了实现家庭基本功能和完成基本任务的能力;家庭过程模式则关注的是家庭系统实现各项功能的过程,提出了评价家庭功能的7个维度,根据该理论研发了较全面和完善的家庭评价量表。综上所述,人们可以运用这两种取向的家庭功能理论,从不同角度对家庭功能进行较为科学的评价,但是,它们都只关注了家庭功能的一个侧面,无法完整地评价家庭功能的全貌。因此,如何将两者有机的结合来评价家庭功能是今后值得探讨的课题。

六、家庭评估干预模式

（一）理论产生背景与主要内容

伯基(Berkey)和汉森(Hanson)于1991年以纽曼的健康系统模式为基础,创建了家庭评估干预模式(family assessment and intervention model,FAIM),如图2-8所示,圆心从里向外由家庭基本核心(包括家庭基本结构、家庭功能、家庭周期和家庭能源/优势资源)、家庭抵抗线、家庭正常防御线和家庭弹性防御线组成。当外来应激源威胁或破坏家庭基本核心时,家庭的抵抗线、正常和弹性防御线发挥作用,社区护士从三级预防的角度对家庭进行相应的干预,尽最大努力保护家庭基本核心的稳定。家庭评估干预模式将家庭视为一个与环境相互作用的动态的、开放的系统。家庭成员不仅要帮助其他家人缓解压力或者保护整个家庭,同时还要感知家庭系统潜在的危险因素。当环境中的应激源(包括来自身体和精神方面的健康问题)以问题的形式破坏家庭防御线(弹性防御线和正常防御线)时,家庭关系很容易变得紧张和失衡,此时家庭需要适应或重构,使整个家庭做出改变,以此保护或者恢复家庭的稳定性。

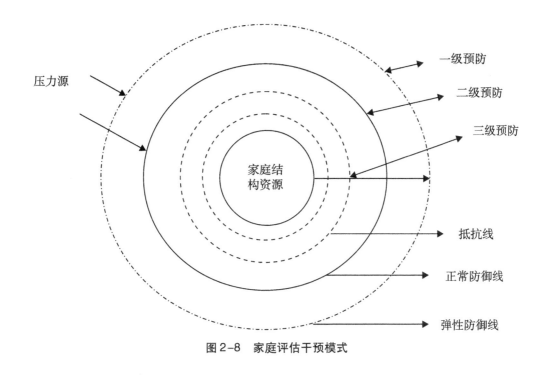

图 2-8　家庭评估干预模式

(二)理论的应用

伯基和汉森开发了家庭系统应激源——优势评估表(family systems stressor—strength inventory,FS³I),FS³I 作为评估和干预工具,帮助家庭成员明确当前的家庭应激源及家庭优势,协助护士和家庭成员共同制订满足其需求的干预计划。FS³I 量表由一般资料和综合的家庭系统刺激源、具体的家庭应激源以及家庭系统优势组成,每一部分均由客观评价和主观评价组成,由家庭和社区护士两方面同时填写,客观评价是定量资料,其分数提示预防干预级别;主观评价是定性资料,其分数有助于制订家庭护理计划。量表第一部分,综合的家庭系统应激源:客观评价由 25 个收集家庭生活情境(压力)的条目组成。量表第二部分,具体的家庭刺激源:客观评价由 13 个收集影响家庭健康的刺激源条目组成。量表第三部分,家庭系统优势:客观评价由 16 个收集家庭生活和家庭功能的条目组成,由家庭自身和社区护士分别评分。

FS³I 量表使用定量与定性相结合的方法进行测评的主要目的是,对家庭进行评估并确定其预防和干预的级别。①一级预防:当怀疑或发现家庭应激源存在而应激反应尚未发生时,为强化家庭的弹性防御线,防止应激源入侵和应激反应产生而采取的措施。②二级预防:当应激源入侵到家庭基本核心发生应激反应时,强化其抵抗线、以此减轻和消除应激反应、恢复机体稳定性而采取的措施。③三级预防:为了进一步维持和提高家庭的稳定性,使家庭最大限度地恢复健康所采取的措施。

第五节　社区残疾人康复护理相关理论及应用

一、功能重组理论

(一)理论产生背景

1930 年,Bethe A. 首先提出了中枢神经系统(central nervous system,CNS)可塑性的概念。他认为可塑性是指生命机体适应发生变化和应付生活中的危险的能力。其研究结论是,人和高等脊椎动物的可塑性是由于动态的功能重新组织或适应的结果,并认为 CNS 损伤后的功能恢复是通过残留部分的功能重组的结果。1969 年,Luria、Naydin、Tsvetkova 和 Vinarskaya 重新提出并完善了功能重组理论(functional reorganization theory,FRT),认为损伤后脑的残留部分,通过系统内和系统间的功能上的重组,可以新的方式恢复已经丧失了的功能,并认为在此过程中,特定的康复训练是必需的。

(二)理论主要内容

1. 系统内功能重组　系统内功能重组是指在功能相近的系统内,通过重新组织原来的系统或损伤部分以外的系统,以承担因病损而丧失的功能,其方式主要有:①轴突长芽(sprouting)和突触更新(synaptic replacement or turnover),轴突长芽又包含再生长芽和侧支长芽;②轴突上离子通道的改变;③突触效率的改变;④失神经过敏(denervated super-sensitivity,DS);⑤潜伏通路(unmasking)和(或)突触的启用及脱抑制(disinhibition);⑥病灶周围组织的代偿。目前已公认,侧支长芽及其有关的突触更新是脑功能维持和适应的正常过程,是脑损伤后重建正常回路的重要方式。正确的功能训练就是诱导轴突长芽朝向有利于康复的方向进行,提高康复的效果。

2. 系统间功能重组　系统间功能重组是指损伤系统的功能由另一在功能上不完全相同的系统来承担。其方式主要有古旧皮质的代偿、对侧半球的代偿和不相干系统的代偿。

(三)理论的应用

功能重组理论是康复护理的重要理论,强调功能恢复再训练而被人们称为再训练理论(retraining theory)。强调再训练的原因在于:①为提高过去相对无效的或新形成的突触的效率,均需经过大量的训练;②要求原先不担任某种功能的结构去承担新的、不熟悉的任务,同样需要大量的学习和训练;③外周刺激和感觉反馈在促进 CNS 功能和帮助个体适应环境和生存中有重要的意义,在康复护理过程中我们可根据疾病发展的阶段、患者的具体情况,适时地对患者进行相应的功能训练,促使系统内及系统间功能重组的发生,使患者功能恢复尽可能地达到最大范围。如脑卒中患者功能恢复主要依靠脑的功能重组,实现重组的主要条件就是练习特殊的活动,如坐位平衡训练、站立训练、上肢功能训练、行走训练、感知觉功能训练、日常生活活动功能训练等,练习越多,重组就更自动和更容易。此外,环境和社会因素对 CNS 的功能重组同样有重要的影响,在护理过程中医护人员要对社区居民及患者家庭成员进行健康教育,让大家都关心患者,给患者以积极的支持和帮助,使患者以积极乐观的心态去正视现实、面对现实,在和谐的社区及温馨的家庭氛围中积极锻炼,促使患者功能重组,尽可能地恢复功能,降低残疾的发生,提高患者的生活质量。

二、国际功能、残疾和健康分类

(一)理论产生背景

世界卫生组织(world health organization,WHO)于 2001 年正式发布的《国际功能、残疾和健康分类》(international classification of functioning,disability and health,ICF)是国际通用的在个体和人群水平上描述和测量健康和功能的理论性架构,可以从整体水平全面评估患者的功能。ICF 是为不同健康领域的应用而建立的国际分类框架,可以对广泛的、有关健康的信息进行编码,其描述了与健康状况有关的功能和残疾,将健康定义为受两个因素影响(环境因素、个人因素)的 3 个相关组成成分(身体功能、身体结构、活动与参与),它将"功能"定义为一个包括所有身体功能、活动和参与在内的包罗万象的状态。

(二)理论主要内容

ICF 框架的核心概念是:个人在特定领域的功能状态是其功能状况和背景因素(环境因素和个人因素)交互作用和复杂联系的结果,这种交互作用的关系并不是特定的对应关系,而是复杂的、独特的、多向的,干预某一个方面可能导致一个或多个方面的改变(图 2-9)。ICF 包括两个部分,第一部分是功能和残疾(即身体功能和结构、活动和参与);第二部分是背景性因素(即环境因素、个人因素),这两部分构成了 ICF 的人类功能和残疾概念模型。其中身体功能是指身体各系统的生理功能,包括心理功能、神经肌肉骨骼和运动有关的功能、泌尿生殖功能等;身体结构是指身体的解剖部位,如器官、肢体及其组成成分;活动是指个体执行一项任务或行动,例如穿衣、进食、移动、如厕;参与是指投入到一种生活情景中,例如抚养子女、文娱活动、学习、社交;环境因素是指构成人们生活和指导人们生活的自然、社会和态度环境,人们在该环境中生活和活动,包括自然环境、建筑环境、服务、体制和政策、规则和法律、态度和支持等;个人因素是个体生命和生活的特殊背景,包含了个体的特征,例如性别、年龄等。

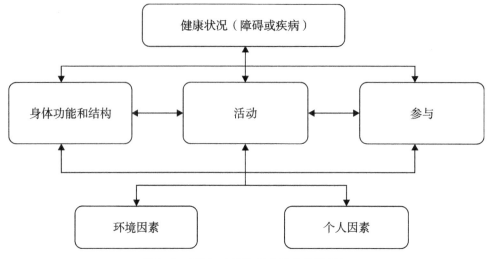

图 2-9　国际、功能和残疾健康分类框架

（三）理论的应用

一方面,ICF 作为 WHO 核心分类之一,首次在健康架构下建立功能和残疾的术语、分类和编码标准,它将与功能、残疾和健康有关的因素进行了系统分类,这种分类系统从身体、个体和社会 3 个层面对身体功能与结构、活动与参与,以及功能与残疾发生的环境进行分类。另一方面,ICF 具有多维性,为测量和记录身体功能与结构、活动和参与水平的健康结局提供框架。然而,疾病和残疾之间的关系是极为复杂的,ICF 作为可接受和理解的描述、测定以及度量的方法,可将功能、残疾和康复的相关健康信息数据量化。基于ICF 上述典型特征,其已经被广泛应用于残疾人的健康管理和康复护理中。

三、赋能理论

（一）理论产生背景

赋能起源于 20 世纪 70 年代"自我帮助"的观点,20 世纪 90 年代,其逐渐受到健康教育和健康促进领域的关注,强调强化患者的意识,使其能够有意识地参加到自身的健康和医疗决策中。WHO 把赋能定义为:为改善患者慢性病的健康结局与生活质量,通过正式的组织实践和非正式的效能信息提供使其增强对努力与期望的认知,产生自我激励从而达到心理赋能,最终形成自我护理策略的过程。Funnell 认为"赋能"是教育者帮助患者发现和增进其内在自我健康维护潜力,从而承担起自我管理健康责任的过程。赋能强调患者和教育者之间的关系是"合作"关系,赋能的目的是使患者达到"自我护理"。目前,赋能的翻译有多种,如增权、赋能、授权等,理论核心是以患者为中心,即患者承担疾病自我管理的责任,激发患者自我照护潜能,推动患者内在行为的改变。

（二）理论主要内容

　　赋能指为了给患者提供改变某种状态或处境所必需的知识、技能、机会、资源及权力，医师和（或）护士利用专业知识和技能对其进行健康宣教并提供指导的过程。赋能理论是指通过为患者提供专业知识和技能，促使其积极地参与决策，发挥主观能动性，通过行动来改变对自身不利的环境，提升个人应对能力，使自己从被动者转变为主动控制自己生活和影响他人、组织及社会的人。赋能是通过多种方式使患者获得自我管理能力的过程。赋能者和患者相互协作，赋能者充分尊重患者的选择，协助患者衡量各种治疗方案的利弊，提供有关自我管理作用的重要信息，让患者自己决策和自我管理，引导患者设立行为目标，让患者自己实施的一种健康教育模式。赋能实践过程中主要包括4个要点。①护患共同参与：双方共同参与贯穿整个赋能过程，共同制定目标、实施计划，最后进行效果评价，促使患者更能发挥主观能动性。②获取知识：赋能者应结合患者个性特点为其提供最新的专业知识，帮助患者明确自身健康问题，增强患者对疾病认知的批判性思维，促使患者健康行为的建立。③做出决策：赋能者鼓励患者积极参与到自我管理疾病当中，加强患者应对疾病的信心，促进患者做出正确、合理的决策，发挥患者自我管理疾病潜能。④开放交流：赋能过程中，护患双方是平等合作的关系，赋能者掌握良好的心理学沟通技巧，随时关注患者面部等微表情，帮助患者挖掘内心最真实的需求，激发患者自我管理积极性。

（三）理论的应用

　　健康赋能理念能够充分发挥患者及其主要照顾者的主观能动性，有利于提高患者自我管理水平、减轻经济负担，有利于整合家庭、医疗、个人等多方面资源，符合我国传统文化观念与现代护理服务相结合发展的趋势。在赋能教育过程中，患者始终是教育所围绕的中心，教育的主要方法是教育者充分关注患者行为改变的过程，帮助患者学会控制自己的不良行为和培养疾病自我管理的内在驱动力，协助患者做出正确、行之有效的决定。在教育过程中，提供给患者信息、技术和支持并尊重患者是教育者的责任，控制目标和方法应让患者自己做选择和决定，从而让患者建立起"自身健康自我管理"的意识并充分承担起自我健康管理的责任；作为教育者，"教育者是权威"的理念必须放弃，由患者自己做出选择和行动，才能真正地使其产生行为改变的动力并付诸持久行动。研究表明，赋权理论正逐步成为健康促进和慢性病自我管理的主要方式，主要涉及脑卒中、慢性阻塞性肺疾病、糖尿病、风湿病、心血管疾病、肾病、癌症、癫痫等。

参考文献

[1]何国平,赵秋利.社区护理理论与实践[M].2版.北京:人民卫生出版社,2018.

[2]杨廷忠.健康行为理论与研究[M].北京:人民卫生出版社,2007.

[3]李宏洁,张艳,杜灿灿,等.积极老龄化理论的国内外研究进展[J].中国老年学杂志,2022,42(5):1222-1226.

[4] 查梦培,王卫亮,熊涛,等.慢性病轨迹框架在慢性病病人中的应用研究现状[J].护理研究,2021,35(18):3282-3284.

[5] 王喜益,叶志弘.基于罗伊模式的慢性病适应护理中域理论的构建[J].中华护理杂志,2021,56(8):1193-1200.

[6] 杨薪瑶,何春渝,杨惠,等.慢性疾病轨迹框架在慢病管理中的应用研究进展[J].实用医院临床杂志,2021,18(3):198-201.

[7] 叶俏慧,黄丽华.脑卒中赋权理论护理模型的新进展[J].护理与康复,2021,20(5):20-24.

[8] 徐榆林,王晓东,李豪,等.赋能理论在慢性病家庭主要照顾者中的研究进展[J].护士进修杂志,2020,35(22):2065-2069.

[9] 于玲玲,李春玉,唐琳熙,等.慢性病患者和配偶二元应对理论的研究进展[J].解放军护理杂志,2020,37(6):68-70+92.

[10] 徐京朝,赵壮壮,麻晨俊,等.社会生态学理论及其应用考述[J].南京广播电视大学学报,2018,(1):66-69.

[11] 李峥,刘华平,康晓凤,等.传统文化视角下和谐护理理论的构建[J].中华护理杂志,2016,51(9):1034-1038.

[12] 张银华,刘红华,晋溶辰,等.慢性病保健模型的理论基础、构成及应用评价[J].护理研究,2016,30(7):769-772.

[13] 孔淑贞,蒋文慧.慢性病自我管理理论模式及其应用研究进展[J].护理研究,2013,27(16):1537-1539.

[14] 唐荣敏,吕厚超.毕生控制理论的新发展:调节模型及控制策略[J].心理科学进展,2013,21(5):847-856.

[15] 世界卫生组织分类、评定、调查与术语项目小组(CAS),张爱民,蔡飞鸣,鲁玉红,等.世界卫生组织残疾评定项目及其与《国际功能、残疾和健康分类》的关系[J].中国康复理论与实践,2003,9(1):15-17.

第三章

社区干预试验的设计与评价

学习目标

知识目标
1. 掌握:社区干预试验的概念、类型、设计步骤、注意事项及评价策略。
2. 熟悉:社区干预试验新进展。
3. 了解:干预图在社区干预试验中的应用现状。

能力目标
1. 能运用社区干预试验开展社区健康促进策略,解决社区目前存在的主要问题。
2. 能够针对社区某一现存问题设计社区干预项目,促进人群健康。

思政目标
1. 培养创新思维能力,推动护理学科发展,促进社区居民身心健康。
2. 培养正确的人生观、价值观,培养严谨求实、不断探索的科研精神,培养服务社会的意识。
3. 树立大健康理念,落实健康促进责任。

第一节 概 述

一、社区干预试验的概念

社区干预试验(community intervention trial)是实验流行病学的一种类型,属于前瞻性研究,是以社区内需干预的人群整体为干预对象,通过对干预社区人群实施项目既定的干预措施,使干预活动针对的疾病或健康问题得以改善。如加碘盐预防碘缺乏病、自来水加氟等干预。

二、社区干预试验的特点

1. 社区干预是"试验"性的,需通过比较干预社区与未干预社区人群目标疾病整体水平的差异来评估是否达到预期的干预效果。

2. 社区干预试验研究的现场是社区,以社区人群或人群亚组为单位由研究者人为分配干预措施。

3. 常用于对某种预防措施或治疗疾病的效果评价。

4. 社区干预试验要做到随机分组进行研究的难度较大,是非随机分组的现场试验,通常设非随机对照或自身前后对照,也允许不设对照组。

三、社区干预试验的应用

社区干预试验可用于评价干预措施或治疗疾病的效果,例如评价单一干预措施(如疫苗预防传染性疾病)或综合干预措施(如饮食调节、适当运动、戒烟限酒等预防非传染性慢性疾病的综合干预)的效果,评价保健策略和政策实施的效果等。自 20 世纪中期以来,社区干预试验越来越多地应用于心脑血管疾病人群的预防、儿童免疫接种、青少年肥胖预防、烟草控制、机动车意外伤害预防、自杀干预等领域。

四、社区干预试验的一般原则

1. 设计前须确定社区人群健康的重点和需求。如某病在当地的发病率、现患率、死亡率、环境危险因素、公众关切的健康问题等。

2. 应用现有的流行病学、行为学知识确定社区干预的内容。如干预目的、主要目标、相应的指标及评估和监测的数据来源、目标危险因素、计划采取的行动等。

3. 选择要干预的危险因素、识别高危人群、选定计划的干预策略。从流行病学的角度看,可通过降低常见的危险因素来实现降低发病风险的目的,干预计划从开始就应包括通过普遍的社区活动来影响全人群的危险因素状况,而不仅仅是单纯地改变具有高危险因素的个体。

4. 依据行为学及社会学原理指导规划、实施及评估。可通过大众媒体和人际交流将新的行为模式介绍到社区中,实现干预的目的。

强管理　健康行

健康中国行动

2022 年两会政府工作报告中指出 2022 年政府工作任务之一是提高医疗卫生服务能力。坚持预防为主,加强健康教育和健康管理,深入推进健康中国行动。为积极应对当前突出健康问题,必须关口前移,采取有效干预措施,努力使群众不生病、少生病,提高生活质量,延长健康寿命。为此,健康中国行动(2019—2030年)列出"十五项"重大行动举措,健康知识普及行动;合理膳食行动;全民健康行动;控烟行动;心理健康促进行动;健康环境促进行动;妇幼健康促进行动;中小学健康促进行动;职业健康保护行动;老年健康促进行动;心脑血管疾病防治行动;癌症防治行动;慢性呼吸系统疾病防治行动;糖尿病防治行动;传染病及地方病防控行动。为推进健康中国行动进行社区健康教育和健康管理是必不可少的环节。

第二节　社区干预试验的设计

社区干预试验的设计需从社区现存问题出发,这些问题最终是否得以解决,又是社区干预评价的核心目标。因此,确定社区现存问题,制订出合理地解决问题的策略,是社区干预试验和干预评价的关键环节。

一、社区干预试验设计的基本步骤

(一)"问题/需求"的评估

社区干预试验的设计要从社区需要解决的问题着手,这些问题是否最终得以解决,也是社区干预评价的核心目标。因此,确定社区需要解决什么问题,制订出合理地解决问题的策略,是社区干预和干预效果评价的关键环节。社区干预试验的设计之初要有"问题/需求"评估的过程,发现社区现存健康问题,并明确需优先解决的主要健康问题,以及确定可通过干预得到解决的健康问题等,这个评估过程被称为社区诊断,又称社区评估,需要了解社区需要解决什么健康问题,哪些需要优先解决,哪些有可能通过干预得到解决等。"问题/需求"评估是指采用社会学、流行病学现场调查、知情人座谈、Delphi专家咨询法、专题小组访谈会等方法来收集社区卫生状况、社区居民健康状况、社区卫生资源情况、社区居民需求以及卫生服务提供与利用情况等各方面资料,发现社区现存的健康问题。此外,在这个阶段评估者还需收集多方面背景资料,了解社区社会经济水平、人口学特征、人均可支配收入、居民生活状况、风俗习惯等。通过"问题/需求"评估,进一步制订针对社区主要健康问题以及危险因素的策略。

社区健康需求往往是多方面、多层次的,在资源有限的情况下,社区干预试验往往首先要确定优先解决的主要健康问题,这需要根据健康问题的相对重要性和可改变性来考虑。例如20世纪四五十年代,美国心血管疾病患病率迅速上升,成为主要的致死性疾病,随后开展的以 Framingham 心脏病研究为代表的几项大规模前瞻性研究提示:吸烟、缺乏运动、营养不均衡等不健康的行为和生活方式与心血管疾病发生密切相关。20世纪六七十年代,人们开始认识到必须针对这些危险因素开展有效的预防措施,故1971年斯坦福大学研究者启动了斯坦福三社区项目,结果表明大众媒体健康教育可能是一种有效的干预途径。在此背景下,1978年斯坦福大学研究者在加州北部另外5个城市启动了为期9年的心血管疾病控制的社区干预试验(以下简称斯坦福五城市项目),拟评估对社区全体居民(而不是仅对抽取的研究对象)的大规模广泛健康教育,对降低社区人群心血管疾病危险因素水平从而降低人群心血管疾病发病和死亡风险的效果。

世事洞明皆学问

重大传染病疫情社区综合干预

党的十九大报告强调,世界正处于大发展大变革大调整时期,面对重大传染性疾病等非传统安全威胁持续蔓延,应弘扬生命至上的思想,健全公共安全体系,提升防灾减灾救灾能力,推动构建人类命运共同体作为地域性社会和居民日常生活的共同体。作为最主要的突发公共卫生事件,我国先后发生2003年非典型性肺炎(SARS)、2009年H_1N_1流感、2013年H_7N_7禽流感、近期新型冠状病毒肺炎(简称"新冠肺炎")等重大传染病疫情。社区既是重大传染病疫情应急处置的第一现场,更是实现传染病源头治理的第一战场。《中华人民共和国传染病防治法》第一章第七条明确指出,"城市社区和农村基层医疗机构在疾病预防控制机构的指导下,承担城市社区、农村基层相应的传染病防治工作"。因此亟需开展社区综合干预控制、减轻和消除重大传染疫情等突发公共卫生事件引起的严重社会危害,在新形势面前认清新任务,适应新挑战和研究新对策。

(二)干预目标的确定

社区干预试验的设计要针对社区优先需要解决且有可能改变的健康问题,设立具体的解决目标,即干预的总体目标和具体目标。总目标通常指远期的、较为笼统的和不要求短期指标测量可见的效果,甚至有时可能永远不能准确判定总目标是否实现,或不能判断其实现与否与实施干预项目的关系;具体目标是简明精练地指出实施干预的目的,指在执行某项社区干预项目后预期应产生的影响和效果。干预目标不仅是设计干预项目内容的指导,也是评价干预效果的主要的、重要的"标尺"。例如斯坦福五城市项目中将评估社区健康教育对人群心血管疾病预防效果作为项目的总目标。为实现总目标而要达到的具体目标是干预措施实施后可以改变、可以定量测量的,通常表述为干预活动指向哪些目标人群、期望出现哪些指标的改变以及实现这些改变所需的时间长度等。斯坦福五城市项目初始设计中设定的具体目标为,通过为期6年的社区健康教育干预,使干预社区人群心血管疾病发病风险降低20%。日均吸烟量下降9%,体重下降2%,收缩压下降7%,总胆固醇下降4%。比如评估基于社区的减盐活动对人群减盐效果作为项目的总目标,比较笼统,难以测量,但通过减盐活动提高当地居民的减盐知识知晓率,减盐态度意愿率及减盐行为执行率就比较具体,可以测量和计算。

(三)确定干预社区和对照社区

社区干预试验以"社区"作为研究现场,通常选择现场时要考虑以下几个方面:人口相对稳定、流动性小且有足够的人口数量;试验所要研究的疾病或危险因素在该社区有一个较高的稳定水平;有相对较好的医疗卫生条件,登记报告制度比较完善;社区具有较好的协作条件、群众愿意接受、领导重视等,以便于社区干预项目的有效实施。社区干预试验中,干预社区和对照社区的分组常需要结合待评价的干预措施,以及社区的人口和可用资源背景综合考虑。

例如斯坦福五城市项目中,研究者首先对加利福尼亚州所有城市的地理位置、人口和种族特征、社会经济情况、传媒市场的分布等进行综合考察,最终选择了位于加州北部城市人口的种族、社会经济条件和年龄构成等特征相似,且人口数量较多的 Monterey(4.34 万人,旅游业为主小城市)、Salinas(8.05 万人,农业为主城市)、Modesto(13.24 万人,农业为主城市)、San Luis Obispo(3.43 万人,旅游业为主小城市)和 Santa Maria(3.97 万人,农业为主城市)作为项目的研究社区。考虑 Monterey 和 Salinas 两个城市共享报纸和媒体资源,将其作为"干预社区",这也可以降低项目干预成本;而 Modesto 和 San Luis Obispo 的媒体系统,与 Monterey 和 Salinas 社区的报纸和媒体资源彼此没有交叉覆盖,故作为"对照社区",尽可能避免项目干预措施的"沾染"。Santa Maria 未实施人群危险因素的收集,在项目中仅作为提供人群心脑血管疾病和死亡监测信息背景参考社区。

以基于社区的减盐活动为例,每个省选择 2 个项目县时,一个作为干预县,一个作为对照县,具体要求县政府应承诺支持减盐工作,两个县的经济条件、城市化和人口情况大体相似。从县随机抽取街道时,考虑到地理区域,城市化,人口数量,人口结构,经济状况,卫生服务资源等因素,确保所有城镇/街道具有相似的特征。干预组的城镇/街道应在每个因素与对照组尽量匹配。

值得注意的是,社区干预试验中干预组和对照组的划分,以社区为基本单位进行,往往难以保证干预社区和对照社区两组人群基线危险因素水平相似,且在不同社区中干预项目可利用的社区组织结构、社区居民的社会和文化背景等因素也可能存在差别,这些都有可能影响干预措施的实施、干预效果的评价和干预项目的外推。因此选择社区时尽可能选择背景比较相似的社区,在进行干预设计时尽可能避免混杂因素。

(四)干预策略的制订以及干预理论的应用

干预策略/措施的设计主要针对确定要解决的健康问题,找出哪些是干预可以改变的影响因素,以及通过某些方法、活动或服务,使社区中目标干预人群的知识、态度、行为发生改变,进而影响健康结局。干预策略可分为全人群策略和高危人群策略,两种干预策略在社区干预试验中应用时虽然有各自的优缺点,然而以行为或生活方式转变为主的社区干预,全人群策略可能有其重要意义。

例如斯坦福五城市项目中采用了全人群干预策略,围绕心脑血管疾病的主要危险因素,利用多种健康教育资源或社区组织平台,在干预社区设计面对全体社区居民的多样化干预手段:广播/电视等大众传媒的专题健康教育节目;针对社区居民、工作场所的工作者和医疗机构的就诊者等对象的宣传材料;同时依托特定的社会团体或机构(如学校、医疗机构、教会等)开展多种形式的健康宣教活动(如健康教育课程、培训班等)。

例如,基于社区的减盐活动采用了全人群干预策略。①社区减盐环境建设。②开展减盐宣传教育:干预县通过县妇联构建县、乡、村、组四级妇联体系,组织妇女小组长走村入户,为群众发放减盐控盐折页、生活减盐小技巧等宣传资料,并联合"赣鄱红色娘子军"宣讲,将县疾控中心,各乡镇卫生院的专家及医务工作人员纳入减盐防控高血压的宣讲团,有计划、有步骤的在各个村/社区开展减盐主题知识宣讲。③基于学校的减盐活动:组织开展减盐知识传播师资培训,邀请专业医务人员走进当地学校进行减盐知识专题讲座。利用校园广播进行减盐知识宣传,组织学生开展减盐主题手抄报及征文比赛,并在校园宣传栏内制作减盐知识宣传板报。④基于餐厅的减盐活动:在干预县各乡镇或单位餐厅张贴减盐宣传海报、摆放减盐相关知识桌贴、播放减盐宣传短视频创造减盐支持性环境。⑤基于医疗卫生机构的减盐活动:联合当地社区卫生服务中心等基层医疗卫生机构,针对基层医生开展减盐培训。在预防接种室、门诊输液厅等公共场所循环播放减盐宣传短视频或文字。各医疗卫生单位食堂进行用盐登记等。

改善人群健康的社区干预项目,或多或少会涉及人们的行为方面的问题,因此很多情况下,干预项目要能"解决问题",可能需要在干预策略设计中采用适宜的行为改变理论。行为改变理论能将干预目标、干预对象、干预措施和干预结果有机结合起来,从而作为解释群体行为变化的理论依据。早期行为改变理论主要是以解释个体行为改变的理论为主,如知识、信念和行为理论,简称"知-信-行";随后阐述群体行为变化的理论日益发展完善,健康信念模式、自我效能理论、认知行为理论、认知行为疗法、行为改变阶段理论和行为改变理论等,常被用于社区干预试验指导研究设计和解释干预效果。

(五)社区干预试验设计的 Logic 模型

社区干预试验设计的逻辑模型主要是指社区干预试验的设计中把研究问题和最终结论连接起来的逻辑顺序,能指导研究者按步骤收集、分析并解释资料。完整的社区干预试验设计逻辑模型需要包括研究问题、研究背景、研究假设、研究对象、研究目的(包括总目标和具体目标)、解释研究结果(包括项目实施的短期效果、中期效果和远期效果)的标准。

二、社区干预试验设计的常用方法

(一)实验性研究

实验性研究又称干预性研究,必须干预在前,效应在后,属于前瞻性研究。实验性研究是研究者采用随机分组、设立对照及控制或干预某些因素的研究方法。

1.随机对照试验(randomized controlled trial,RCT) 是采用随机分配的方法,将合格的研究对象分别分配到试验组和对照组,然后接受相应的干预措施,在一致的条件下或环境中,同步地进行研究和观察干预效果,并用客观的效应指标对实验结果进行科学的测量和评价。

（1）设计要点　采用公认的诊断标准确定试验的研究对象，可从目标人群中随机抽样，也可来自整个社区的非随机抽样的样本，再根据实验设计中确定的纳入和排除标准，选择符合标准且自愿参加试验的对象，采用明确的随机化方法将符合要求的研究对象随机分配至试验组或对照组，分别接受相应的干预措施，经过一段恰当的观察期后，测量干预后的效果。最后根据结果的资料类型，采用相应的统计学方法进行分析、处理数据资料，进行评价。

（2）适用范围　①健康促进研究，探讨和比较某种护理措施对疾病康复或健康行为改变的影响；②用于病因研究，当所研究的因素被证明对人体确实没有危险性，但又不能排除与疾病的发生有关时，可采用此种方法。但若已有研究证明某一因素对人体有害，就不允许将该因素用于人体进行随机对照试验。

2. 其他类型的随机对照试验

（1）不对等随机对照试验（unequal randomization control trial）　由于样本来源和研究经费有限，研究者希望尽快获得结果，将研究对象按一定比例（通常为 2∶1 或 3∶2）随机分配入试验组或对照组。此种方法检验效能会降低。

（2）整群随机对照试验（cluster randomized controlled trial）　以一个家庭，一个小组，一个社区甚至一个乡镇等作为随机分配单位，将其随机分配到试验组或对照组，分别接受相应的措施，进行研究。整群随机对照试验在设计上与一般随机对照试验一样，不同之处在于因随机分配的单位不同，导致样本含量的计算和结果的分析方法有所差异，所需样本含量较大。

3. 实验性研究的优点和局限性　实验性研究能准确地解释自变量与因变量之间的因果关系，较好地反映研究的科学性和客观性。但是同其他研究方法一样，实验性研究也存在自身的局限性。

（1）优点　是检验因果假设最有说服力的一种研究设计。由于这种设计通过设立对照组最大限度地控制了对人为施加处理因素的干扰，比较准确地解释了处理因素与结果即自变量与因变量之间的因果关系，反映研究的科学性和客观性较高。

（2）局限性　①实验性研究需要严格地控制混杂变量，但是由于大多护理问题的研究对象是社区中的人，较难有效地控制混杂变量，如环境等问题，因此降低了在护理研究领域应用实验性研究的普遍性。②受伦理考量影响，很难做到完全随机的方法分组。③在实际工作中，由于种种原因，难以找到完全相等的对照组而使实验性研究的应用受到限制。

（二）类实验性研究

类实验性研究（quasi-randomized controlled trial）又称准实验研究，与实验性研究区别在于，类实验性研究未按随机原则进行分组或未设立对照组，或两者都不具备，但一定有对研究对象的干预措施。在以人作为研究对象的社区研究中，由于研究条件或伦理规范的限制，有时很难做到理想化的随机分组，因此选择类实验性研究的可行性较高。虽然类实验性研究对因果关系的论述强度较弱，不如随机对照试验的可信度高，但也能从一定程度上说明干预措施与结局指标之间的因果关系。

类实验性研究的设计与实施原则与标准的现场试验相比,除研究对象的分组一项之外,其余基本相同。类实验无法随机设对照组,但仍常设非随机对照组。这种类型的研究用得很多。例如,研究者规定甲街道给予健康促进策略而乙街道不给予任何措施。类实验也可不另设对照组,而以试验组自身为对照,即干预试验前和干预试验后相比。某些情况下,亦可不做试验前的测量,只做干预后的测量。此时的前提是,研究者十分熟悉研究对象及现场的情况,十分明确不给干预措施可能出现的结果。

1. 不对等对照组设计(nonequivalent control group design) 即流行病学的非随机同期对照试验(non-randomized concurrent controlled trial),指试验组与对照组的研究对象不是采用随机的方法分组,是由研究对象或研究者根据试验条件和人为设定的标准选择,并分配到试验组或对照组,进行同期的对照试验,例如研究某种新护理措施的效果时,将同一社区的一个街道的慢病人群作为对照组,另一个街道的慢病人群作为试验组来进行研究。

(1)设计要点 人为地将符合纳入与排除标准的研究对象分配到试验组或对照组,然后试验组接受干预措施,对照组接受对照的常规措施,在一致的条件下或环境中,同步地进行研究和观察两组的实验结果,并进行科学的测量、比较和评价,其结果分析基本同 RCT。

(2)适用范围 不对等对照组设计是前瞻性的研究,多用于比较不同干预措施的效果,此种设计在研究对象的分组分配上的非随机化,会造成试验组与对照组之间在干预前即处于不同的基线状态,缺乏可比性。在研究过程中难以盲法评价试验结果,造成许多已知和未知的偏倚影响测量结果的真实性。其研究结果的论证强度虽不及随机对照试验,但尚无随机对照试验结果或不能获得随机对照试验结果时,应该予以重视,尤其对样本量大的不对等对照组设计研究,仍有重要价值。但是在分析和评价研究结果的价值及意义时,应持审慎的科学态度。

2. 自身前-后对照设计(one-group pretest-posttest design) 将研究对象分为前、后2 个阶段,施以干预措施后,比较 2 个阶段的变量差异。

(1)设计要点 研究者没有设对照组,将符合纳入与排除标准的个体随机或人为纳入研究后做基线调查,然后接受干预措施,测量干预后的结果,最后将前后两次的测量结果进行比较。自身前-后对照设计与流行病学的自身前-后对照试验稍有不同,后者是比较研究对象在前后不同阶段接受试验与对照两种措施的干预效果,并且两个阶段之间要有一定的洗脱期。

(2)适用范围 适用于干预措施简单且时间较短,需要迅速获得前后测试结果的研究。

3. 类实验性研究的优点和局限性

(1)优点 类实验性研究的最大优点是在实际人群中进行人为干预因素研究的可行性高,同实验性研究相比更为实用。特别是在社区实践中无法严格地控制混杂变量而不能采用实验性研究来回答因果关系时,类实验性研究是较好的研究方法。

(2)局限性 由于类实验性研究无法随机,已知的和未知的混杂因素就无法像随机试验那样均匀分布在各组中,特别是对于无对照组的类实验,效果的判断更是很难完全归因于干预措施,故结果不如实验性研究的可信度高。

三、社区干预试验设计的注意事项

1. 干预试验对象的选择 选择预期发病率高的人群;选择能从干预试验中受益的人群;选择稳定的人群;应排除对干预措施有较大风险的人群。

2. 医学伦理原则 1964 年,世界医学大会通过的《赫尔辛基宣言》(Dedaration of Helsinki)强调"在为研究对象实行检查、治疗或人体试验时,应向研究对象充分解释,研究对象完全了解且自愿同意后方可执行"。由于社区干预试验在很多情况下是以人为研究对象,护理人员在研究中经常会遇到有关人类权利的伦理问题或困境。因此,如何在研究中尊重人的生命、权利和尊严,尤其当科学和伦理产生冲突时,以伦理原则指引社区干预试验显得非常重要。需要遵循的 3 个基本伦理原则是:尊重人的尊严的原则、有益的原则和公正的原则。此外,干预方案在实施之前需要经过伦理委员会的审查和批准,方可开展。

四、社区干预试验的研究实例

1990 年全球疾病负担研究估计,在发达国家和许多发展中国家以及全球的死亡分布中,非传染性慢性疾病(以下简称慢性病)均为死亡的第一位原因。从 20 世纪 70 年代早期开始,发达国家陆续在不同人群中开展了以降低危险因素、改善生活方式为目标的多个慢性病社区干预项目。

例 1 慢性病社区干预项目中最有学术影响和社会影响的 3 个项目分别是美国的斯坦福五城市项目、芬兰的北卡累利阿项目(以下简称"北卡项目")和新加坡健康生活总体规划项目。

(1)美国的斯坦福五城市项目 项目中发现心血管病风险因素发生了明显的变化:胆固醇水平下降 2% ,血压下降 4% ,静息脉搏率下降 3% ,吸烟率下降 13% 。风险因素的变化最终导致整体死亡率风险评分下降 15% ,心脏病风险评分下降 16% 。

(2)北卡项目

1)"需求"评估 20 世纪 60 年代末,芬兰成为心脏病的高发国家,而地处东部的北卡累利阿省/地区则是全世界心脏病死亡率最高的地区。1971 年 1 月,北卡政府向芬兰政府请愿,要求国家帮助北卡缓解心脏病问题。在此背景下,芬兰心脏协会启动了北卡项目,旨在通过改变日常生活方式和风险因素来预防心血管病。

2)确定目标 北卡项目的总目标是降低当地人口主要慢性病(尤其是心脏病和脑卒中)的死亡率和发病率,以及降低当地人口主要风险因素的水平,促进二级预防。

3)干预策略/措施 芬兰北卡项目中围绕心血管疾病危险因素,从创造健康的环境、引导人们建立健康的生活方式和提供优质的卫生服务 3 个方面开展降低社区居民的心血管疾病危险因素水平干预。具体措施如下。①健康教育:通过宣传资料(海报、宣传单、项目信息公告、墙报、禁止吸烟标牌、反吸烟标贴、报纸)以及新闻报道传播知识。

②预防服务:项目实施前,项目办首先对当地卫生中心的内科医生和公共卫生护士进行了培训,并与他们一起开发了各种预防活动和预防指南。在项目实施过程中,项目办要求他们帮助每位患者及来访者纠正健康风险因素,主要工作包括询问并记录吸烟史,提出戒烟建议;询问饮食习惯及血清胆固醇和血压的测量情况,并提出建议;向心脏病患者提供建议。③环境改变:将公共场所设立为无烟区。信息监测和特殊干预:通过国家公共卫生研究院调查死亡率、风险因素和健康行为状况。在健康教育和促进工作中,采取竞赛方式降低胆固醇水平和戒烟行为。

4)干预效果　北卡项目的成效主要体现在3个方面:一是慢性病死亡率下降;二是风险因素减少;三是健康行为增加。事实上,北卡慢性病死亡率的大幅度下降,主要是因为项目干预所导致的风险因素减少和健康行为增加。在35年间(1969/1971—2005年),北卡男性人群(35~64岁)的冠心病死亡率下降了85%。同期,男性的脑卒中死亡率下降了69%,癌症死亡率下降了67%(其中,肺癌死亡率下降了80%)。除女性癌症外,所有主要死因的死亡率都大幅度下降。例如,男性心血管病死亡率的下降幅度超过80%,而女性超过83%,男性和女性的全死因死亡率分别下降了63%和51%。每隔5年的风险因素评估调查表明,1972—2007年,北卡男性的胆固醇水平下降了21%,女性则下降了23%;男性收缩压和舒张压水平分别下降了12 mmHg和11 mmHg,女性收缩压和舒张压水平分别下降了21 mmHg和14 mmHg;男性吸烟率下降了21%。北卡居民饮食习惯的变化主要表现在两大方面:一是黄油和高脂牛奶的消耗量急剧下降;二是植物油和新鲜蔬菜的消费量有所上升。例如,1972年,86%的男性和82%的女性报告,他们主要用黄油抹面包;在21世纪初,只有10%的男性和4%的女性用黄油抹面包,42%的男性和47%的女性用低脂酱(脂肪含量低于60%的人造黄油)抹面包。再如,1972年,北卡省仅有2%的人群使用植物油烹饪食物;1973—1978年,该比例约为6%;21世纪初,大约有40%的北卡人群使用植物油烹调食物。

(3)新加坡健康生活总体规划项目——基于社区的健康促进计划　干预策略/措施:利用多种手段开展社区干预包括:与商场合作建立健康促进购物中心,组织健康的购物活动,促进公民选择健康生活;制定戒烟顾问培训计划为专业人员提供戒烟知识和技能,以帮助有意愿戒烟者克服烟草依赖;组织"健康生活节"和"周日公园"活动,以路演、互动展览和游戏等形式,以有趣互动的方式向公众宣传健康;与医疗保健行业合作,提供住院戒烟咨询服务;于2011年启动健康大使网络工作,招募志愿者,组织各类活动,激励公民保持健康的生活方式。

例2　中英减盐行动。

(1)"问题/需求"评估　中国居民营养与慢性病状况报告显示,2012年中国18岁以上居民人均每日烹调盐摄入量为10.5 g,远高于中国营养学会建议的成年人每天不超过6 g及世界卫生组织不超过5 g的标准。经过多方面评估后,发现高盐饮食在所有膳食相关危险因素中排第一位,且我国居民盐摄入量居世界前列,因此积极开展减盐行动刻不容缓,故2018年我国与英国联合开展中英减盐行动。

(2)确立干预组与对照组　研究者首先对每个省份所有县(区)的地方政府支持减盐工作情况、经济条件、城市化、人口情况的分布等进行综合考察,最终每个省份选择了两个县(区)作为干预组和对照组;其次对两个县(区)所有城镇/街道的地理区域、城市化、人口数量、人口结构、经济状况、卫生服务资源等因素进行综合考察,最终选取 4 个城镇/街道;最后从 4 个城镇/街道所有村/居委会中抽取 2 个村/居委会作为最终的研究对象。

(3)干预策略/措施　通过环境建设和宣传教育提高社区人群控盐意识,从而预防某些疾病的发生。①社区减盐环境建设:通过在全县各村(社区)卫生室、村委会、健康主题公园、医院等多个公共场所醒目位置张贴海报,悬挂减盐标语,发放减盐宣传册子及折页,建设健康步道向大众宣传减盐核心知识。②开展减盐宣传教育:干预县通过县妇联构建县、乡、村组四级妇联体系,组织妇女小组长走村入户为群众发放减盐控盐折页、生活减盐小技巧等宣传资料,并联合"赣鄱红色娘子军"宣讲,将县疾控中心,各乡镇卫生院的专家及医务工作人员纳入减盐防控高血压的宣讲团,有计划、有步骤地在各个村/社区开展减盐主题知识宣讲。

(4)干预效果　干预措施对降低人群盐摄入量具有一定效果,对提升人群减盐知识知晓率、态度意愿率等方面效果显著。

例 3　中国健康知识传播激励计划——"胆固醇管理"项目。

(1)"问题/需求"评估　近年来,我国心血管病的发病率和死亡率持续增加,与我国居民血脂异常的普遍暴露密切相关。发现胆固醇水平升高是心血管病的最重要的致病因素之一。提高公众的胆固醇认知水平,控制胆固醇水平对于减少我国心血管病的发病与死亡、提升国民健康、减轻国家心血管疾病负担都具有举足轻重的意义。在这样的背景下,由国家卫生计生委疾控局、宣传司、中国健康教育中心和中国记者协会共同组织开展的"中国健康知识传播激励计划"于 2014 年正式启动"胆固醇管理"项目,旨在提升公众胆固醇认知率,并从 2015 年起,在中国 10 个国家级慢病防控示范区开展胆固醇管理主题宣传活动。"胆固醇管理"项目以基层社区为活动主阵地,结合大众媒体、新媒体等传播平台,掀起了一次次以"胆固醇管理"为核心的心血管疾病防治知识普及热潮,打响了一场血管保卫战。

(2)干预策略/措施　"胆固醇管理"项目中在十个示范社区活动内容包括:至少举办 1 场胆固醇管理知识共享会,每场共享会邀请 1 位当地权威的心血管病专家向现场 200 位社区居民讲解胆固醇管理知识和相关注意事项并在社区发放《胆固醇管理知识要点》、张贴宣传海报、发动当地至少 3 家媒体进行活动报道等。

例 4　缺血性脑卒中患者社区中医干预。

(1)"问题/需求"评估　近年来,脑卒中已经占据我国死因首位,其中复发性卒中是导致患者残疾及病死的主要原因。随着中医在脑卒中防治工作中作用的提升,中医已经成为脑卒中患者在社区进行康复和二级预防的重要手段,而且已有充分的循证医学证据证明,科学的二级预防可有效减少卒中复发。因此,建立一套缺血性脑卒中患者社区中医干预模式具有重要的现实意义。目前许多社区均在积极探索脑卒中患者的中医干预,已取得初步成效,但仍存在一些问题。尤其是中医干预流程缺乏科学性、规范性,没有形成以脑卒中患者为中心的完整闭环,社区对于如何建立中医干预模式缺乏可供借鉴的流程。因此亟需通过选取适用于社区的缺血性脑卒中复发风险评估工具,对社区脑卒中患者进行分级管理,将中医适宜技术应用到脑卒中二级预防中,形成一套系统的缺血性脑卒中患者社区中医干预机制,为后续社区规范化开展缺血性脑卒中患者社区中医干预提供指导。

(2)干预策略/措施　主要分3步执行。

1)第一步　社区缺血性脑卒中二级预防宣教。由中医医师负责通知社区居民,分发《社区缺血性脑卒中二级预防健康教育手册》(由项目组参考缺血性脑卒中相关临床教材和权威期刊文献汇总而成),并现场进行缺血性脑卒中健康宣教工作。健康宣教过程中,中医医师会询问现场,家中有患缺血性脑卒中的居民可以登记患者姓名和住址,以便后续进行随访。后续随访过程中应让参与患者签署知情同意书。

2)第二步　社区缺血性脑卒中患者分级。社区缺血性脑卒中患者卒中复发风险评估:对志愿参与社区缺血性脑卒中二级预防的患者,在签署知情同意书之后,由中医医师使用项目组自行设计的《社区缺血性脑卒中二级预防意愿调查问卷》进行数据采集,以了解社区缺血性脑卒中患者的基本健康状况、缺血性脑卒中认知情况及相关风险评估指标。基于《社区缺血性脑卒中二级预防意愿调查问卷》采集结果,由中医医师根据 Essen 风险评估模型进行缺血性脑卒中复发风险评估。A 组(缺血性脑卒中复发高危人群):Essen 风险 ≥ 3 分;Essen 风险<3 分且首次卒中后 6 个月内。B 组(缺血性脑卒中复发非高危人群):Essen 风险<3 分且首次卒中后超过 6 个月。社区缺血性脑卒中患者中医干预:由培训合格的中医医师对 A 组和 B 组缺血性脑卒中患者均进行中医干预。责任医生在开展门诊或上门随访或在社区定点随访时,要向被管理的缺血性脑卒中患者介绍中医的调理方法,发放中医脑卒中健康教育处方(包括中药茶饮、穴位按压、健脑保健操),并现场进行指导。对于不同风险的社区患者,进行随访干预的频次也不同。A 组:每月随访干预 1 次。B 组:每季度随访干预 1 次。中医医师记录中医干预指导结果和患者病情变化,并填写《缺血性脑卒中再卒中预防—中医干预情况记录表》,并根据判断标准进行中医干预效果评价和患者脑卒中复发症状筛查。X 组(疑似脑卒中复发):具有脑卒中复发前兆症状的脑卒中患者。对该组人群,由中医医师开具带有再卒中疑似病例受试者编码的转诊通知单,建议居民持该转诊单,前往指定的二、三级医疗机构进行进一步脑卒中相关检查。Y 组(高危人群):脑卒中复发高危人群中,无脑卒中复发前兆症状的脑卒中患者。对该组人群,由中医医师将相关信息纳入社区缺血性脑卒中复发高危人群库中,进行统一管理和监测。同时进行缺血性脑卒中二级预防健康教育,并每月随访干预1 次。Z 组(非高危人群):脑卒中复发非高危人群中,无脑卒中复发前兆症状的脑卒中患者。对该组人群,由中医医师进行脑卒中二级预防健康教育,并每季度随访干预 1 次。

3)第三步　社区缺血性脑卒中再卒中确诊和治疗。对于具有脑卒中复发前兆症状的患者,及时送至二、三级医院检查和治疗。在二、三级医院建立脑卒中复发患者绿色通道,由社区卫生服务中心直接送至绿色通道接受检查和治疗;由相关科室医师/专科医生进行确诊评估,并将相应的检查结果记录下来。M 组(再卒中患者):确诊为再卒中的脑卒中患者。对该组人群,在二、三级医院进行治疗,治疗后稳定的恢复期患者转诊至相应社区卫生服务中心,并由二、三级医院专家制定成熟的社区卫生服务中心的中医药治疗、康复方案。同时进行缺血性脑卒中二级预防健康教育,并每月随访干预 1 次。N 组(缺血性脑卒中复发高危人群):非再卒中的脑卒中患者。对该组人群,直接转回居民所在的社区卫生服务中心,纳入社区缺血性脑卒中复发高危人群库中,进行统一管理和监测。同时进行缺血性脑卒中二级预防健康教育,并每月随访干预1次。

五、干预图

(一)概述

干预图(intervention mapping,IM)为社区干预方案的构建提供了参考。医疗卫生领域经常需要整合新的建议,修改已有的干预措施或开发新的干预措施,以适应新的目标人群或干预环境,提高护理质量,改善患者结局。但人类的行为受多种因素影响,如个人能力、态度动机、经济状况、外界环境等。传统的开发干预措施的方法因为缺少系统的开发框架和充分的证据支持,其干预措施的质量存疑。为解决上述问题,1998年Bartholomew等提出了干预图的概念。IM并不是一种新的健康促进理论,而是一个试图弥合理论与实践之间差距的框架。干预图是以理论和证据为基础用于开发和设计复杂干预措施的方法,为干预措施的开发、实施、评价提供系统的过程和详细的协议。其将实证结果、理论模型和现有证据结合起来,构建符合目标群体需求的干预措施。干预图的基本特征:①生态学观点(人与环境),干预图采用生态学方法来理解健康问题并从多个层次(如个人、人际关系、组织和社区)进行干预;②将所有利益相关者纳入研究过程;③以理论和证据为基础,鼓励使用相关理论和证据来指导干预措施的制订、实施和评价。按照干预图制订干预措施,通常需要查阅相关文献、应用理论、收集数据及专家、社区成员和利益相关者的参与后将这些不同来源的信息应用于指导干预措施的制订。IM的基本理念是强调理论基础,遵循循证原则,并要求结合社会生态学模型对个体或群体现存/潜在健康问题进行充分评估和干预。

学以致用　服务人民

健康促进

世界卫生组织为社区健康干预的工作推荐的策略是健康促进。它是在1986年首次在《渥太华宣言》中被提出。健康促进是指在社区针对不同人群存在的公共卫生问题开展的维护其健康的所有工作,主要包括居民的健康教育、人居健康文化环境建设和完善等,以便促使反映社区居民健康水平的各项指标不断得到提升。为提高健康水平应树立现代的健康意识,提高健康知识水平。

(二)IM基本步骤

IM基本步骤共包括需求评估、明确改变目标和预期目标、设计方案框架、干预方案制定、实施方案制定、应用和评价计划制订6个步骤,见图3-1。

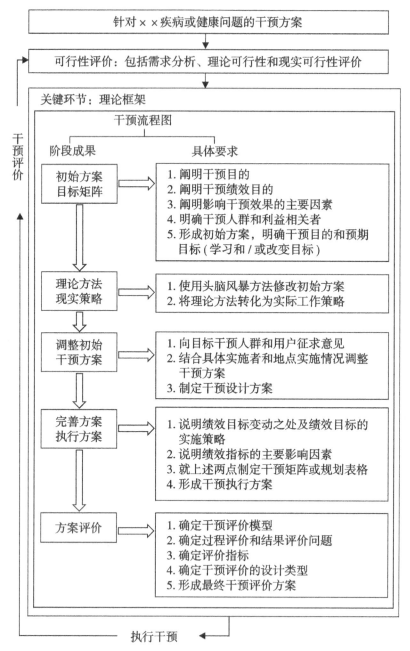

图3-1 标准干预图方法实施流程

第一步:需求评估(needs assessment)。首先,组建小组并尽可能包括各利益相关者,确定需求评估方法并实施评估。"需求"具体指"问题",包括问题描述、产生原因及利益相关者观点等,主要是为发现个体/群体的生活或健康现状。推荐评估方法包括问卷调查、个人访谈或焦点小组访谈等,随后进行文献查询、证据评价、理论检索等,可进一步采取头脑风暴法对资料进行汇总分析,最终基于上述过程从个体行为和环境两个层面对问题进行全面而深入的分析,明确拟解决的问题及决定因素,并初步提出假设解决方案。

第二步:明确改变目标和预期目标(change and preference objectives)。根据需求评估结果,明确改变目标并提出对应的改变目标逻辑模型(logic of change objectives),以期系统呈现评估、改变目标和预期目标之间的逻辑关系,降低问题发生风险,促进或改善个体健康。改变目标是指为实现预期目标而需要做出的行为或环境方面的具体改变,通过改变前期评估发现的决定因素,最终实现预期目标。本步骤强调基于社会生态模型从个体、社区、社会等多视角确定改变目标和预期目标。

第三步:设计方案框架(program design)。基于改变目标逻辑模型,设计对应方案框架,包括干预方案框架和实施方案框架。其中,干预方案框架包括干预主题、干预构成要素、干预范围、干预顺序、理论及循证基础和实践应用策略等结构;实施方案框架指干预策略实践化的计划,要求充分考虑实施环境和场所等,目的是为检验基于理论制定的干预方案与目标人群的实际情境是否匹配或适用。

第四步:干预方案制定(program production)。本步骤是对方案框架的具体内容进行完善。首先,项目制定者需充分考虑干预实施顺序、实施策略、目标人群特点、相关材料、预算审核及时间进度等,最终形成一套具体、科学且可操作性强的干预方案。此外,制定者还需要统筹安排相关材料、材料使用时间和场景等细节,确保各项干预元素符合特定社会文化背景、可实现项目目标,并遵循所选理论原则和实践策略。本步骤强调文化背景元素的影响,并建议在目标人群中初步检验和应用,通过预试验结果对内容进行调整和完善。

第五步:实施方案制定(program implementation plan)。项目制定后若没有对应的实施计划,将无法得到很好的应用并产生持久效果。本步骤需要建立影响因素和干预要素之间对应关系矩阵,选择合适且针对性强的干预方法和策略,分别明确执行阶段、应用阶段和维持阶段的目标、预期目的、执行人员和应用对象等,以促进干预项目的应用和传播。

第六步:应用和评价计划制订(evaluation plan)。IM 同时强调效果评价和过程评价,并要求尽可能清晰、明确地呈现评价环节的各个要素。需要明确效果评价和过程评价问题、测评工具、具体化评价方法等,最后制订完整的项目评价计划,包括主要和次要结局、指标和测评工具、评价时间点,以及更为具体的信息,如样本量、收集人、数据内容、数据录入、分析、数据反馈及报道等。

(三)应用

IM 在指导传染病防控和疾病早期筛查、妇幼健康促进、控制风险因素和改善不良生活方式、慢性病患者自我管理和健康行为改变等方面表现出良好特性。如相关研究显示采用干预图制订的干预措施对决策、决策冲突以及几乎所有影响人乳头瘤病毒(HPV)疫苗接种的因素均具有显著的积极影响。采用干预图开发预防家庭式托儿所内出现儿童肥胖问题的干预措施能够促进干预组儿童的饮食质量得到显著提高。基于干预图开发的应用程序,包括动画、影片、刷牙计时器等方法来促进带有固定正畸矫治器的青少年的口腔健康,结果显示干预组青少年喜欢并愿意接受,且与对照组相比,干预组青少年在随访1个月和6个月后刷牙次数均有所增加。青少年龋齿是较为常见的疾病,而带有固定正畸矫治器的青少年龋齿发病率则更高,有效降低了带有固定正畸矫治器的青少年龋齿发病率。基于干预图为韩国华裔妇女开发的一个符合其文化习惯的APP"健康俱乐部",可用性较高。利用干预图开发的降低高血压女性食盐的摄入量项目结果显示,与对照组相比,干预组每天食用<4 g食盐的行为次数显著增加,其他社会心理变量也显著改善。利用干预图开发的以家庭为基础的心脏康复干预措施(rehabilitation enablement in chronic heart failure REACH-HF)和常规护理进行比较,研究结果表明,REACH-HF可以达到相似的心脏康复效果,但更具有成本效益。利用干预图设计、开发和实施了stand up frequently from stroke(STUFFS)程序,是一项为期8周的基于家庭的久坐行为改变计划,该计划提供有关长期久坐行为风险的教育,并促进行为改变,包括使用激励工具促使卒中患者减少久坐行为。结果表明,STUFFS能被卒中患者接受,并受到患者的好评,患者满意度为89%。

创新是护理发展的源泉

创新发展

　　习近平总书记深刻指出:"回顾近代以来世界发展历程,可以清楚看到,一个国家和民族的创新能力,从根本上影响甚至决定国家和民族前途命运。"正因为与国家和民族的前途命运息息相关,因此,创新发展被列为新发展理念的首位。我们要从国家和民族前途命运的高度来充分认识创新发展的极端重要性、极其紧迫性。护理专业离不开创新,护理创新又影响护理学科发展。从南丁格尔改善军队的卫生服务,开创护理专业,创办护士学校,形成护理理论,发展护理技术、建立制度体系,到护理规范指南的制定都与创新脱离不开。

第三节　社区干预试验的评价

　　社区干预是否产生预期的效果,干预需要解决的问题最终是否解决,是如何解决的,这是社区干预评价要回答的基本问题。干预评价的目的在于确定干预策略/措施与干预目标的关系、项目计划完成情况、干预目标的实现程度(效果)及其影响因素。干预评价贯穿于整个社区干预试验的始终,是干预项目的重要组成部分。

一、社区干预试验评价的类型

　　鉴于社区干预的复杂性,社区干预评价包括形成评价、过程评价、影响评价和效果评价。

（一）形成评价

形成评价是在社区干预试验的设计阶段或早期实施阶段，着眼于某个具体的干预目标、策略和实施方案，考察其设定的目标和干预措施是否明确且合理、指标的选择是否恰当、资料收集的可行性、是否为适用于该人群的最佳干预方法、项目设计实施人员是否有能力完成该社区干预试验等非常具体明确的问题。斯坦福五城市项目中为能在社区利用多种媒体宣传和教育，项目前期的形成性评价阶段，研究者通过对小样本人群面对面、电话等调查方式，详细掌握了利用电视或广播开展健康宣教的最佳时段，还根据社区居民的理解能力，确定了适宜社区居民接受能力的宣教内容等，这些为制订项目干预的具体目标，设计和完善项目干预策略措施和实施方案提供了有价值的信息。

（二）过程评价

过程评价主要针对干预策略对项目干预措施的实施过程、运行环境等进行评估，可帮助人们认识干预活动的可行性和实际执行情况，贯穿于社区干预试验的始终。开展过程评价有助于：①了解干预措施的实施程度，如干预相关各方对干预措施的实施和接受程度。②了解研究执行进度，包括知情同意、入组、随访的执行情况。③解释研究结果，阐明因果机制，确定与结果变化相关的背景因素。例如，如果某项假设有效的措施在研究结束时未发现阳性结果，那么可能是干预措施本身无效，也可能有其他与研究相关的原因，包括研究设计不合理，干预措施实施不到位或者未能吸引足够数量的目标受众等。④评价干预措施在真实环境中实施的可行性，为项目或方案优化、推广和政策制定提供依据。

过程评价通常需要定量和定性方法的结合，而它们在过程评价中的相对重要性可能会根据证据基础情况或过程评价的阶段而有所不同。过程评价中采用直接观察各项干预活动、收集干预工作的记录和档案资料、专题讨论、倾听干预活动或服务提供方和干预对象双方的反馈和意见、对目标群体的小样本人群进行调查等方式，了解他们是否得到有关信息情况等，监测项目实施的进程和及时发现问题，了解项目日常持续运转情况，为改善项目方案及项目管理等提供重要依据。如斯坦福五城市项目实施 1 年后，通过从受试者获得的膳食数据的评估，发现受试者对牛奶和红肉中饱和脂肪酸和胆固醇含量知识了解程度明显增加，而对奶酪和淀粉类食物相关知识的了解程度与基线相比无明显改变，因此该项目在后续实施中，将这些知识通过电视节目进一步强化干预，从而提高受试对象对这些知识的知晓程度。

在研究不同阶段，过程评价的重点有所不同：①在干预措施开发和优化阶段进行，对了解干预措施的可行性及优化其设计和评价具有至关重要的作用；②在干预有效性评价阶段，通过评估干预措施实施的数量和质量，关注研究背景的影响来评价干预措施的有效性及可推广性，为干预措施的效果评价提供更有力的证据；③在可行性开发和优化阶段，通常也需在正式试验期间进行第二次过程评价，以发现可能出现的新问题。

（三）影响评价

影响评价是干预评价的核心部分，又称效应评价（effect evaluation）或近期/中期效果评价(shortterm/mid-term evaluation)。它是项目实施一段时间后,评价与项目干预机制直接相关的效果指标的变化,判断是否"改变"则需要通过与对照社区进行比较来确定。社区干预试验的干预目标,反映在疾病健康状况指标上,如疾病发病率或病死率的改变,可能要几年、十几年甚至更长时间才能表现出来,故大部分社区干预项目的评价主要是指近期或中期指标的评价。以斯坦福五城市项目为例,干预的主要目标是降低社区人群心血管疾病发病风险,然而从人群中危险因素(如高血脂、高血压、肥胖、吸烟率等)流行水平下降到人群心脑血管疾病发病和病死率降低往往需要较长时间,因此斯坦福五城市项目的干预效果,主要通过比较干预社区和对照社区在项目启动7年后心血管疾病相关知识的知晓情况、BMI的变化量、收缩压和舒张压的净下降值、血清胆固醇的净下降值、吸烟率的改变量等指标来衡量。

(四)效果评价

效果评价也称结局评价(outcome evaluation),或远期效果评价(long-term evaluation)。社区干预试验的效果通常是指干预对目标人群的目标疾病/健康状况的影响,反映干预措施的实施是否对干预目标疾病的发生、发展和转归产生影响,干预目标疾病发病率、死亡率、病死率的变化情况是效果评价的常用指标。效果评价的逻辑基础也是与对照组的比较。它是在项目结束后较长时期内,观察干预社区相较于对照社区(或干预后相较于干预前)在主要目标疾病结局事件发生率和(或)病死率的改变量,还可以从卫生经济学角度,评估干预的成本和收益,包括效果、效益、成本-效益和成本-效果等内容。

二、社区干预试验评价的注意事项

由于社区干预项目的复杂性,所以无论是平行对照或干预前后比较,还是两种方式结合,对干预的影响或效果的解释都比较复杂。社区干预试验中由于社区数量有限,而且社区背景特征也远比个体特征复杂,无法通过随机分组均衡干预社区和对照社区在干预前已存在的混杂因素,评价干预的效果时需考虑这些可能混杂因素对干预产生的影响。

此外,干预效果评价还需结合干预措施机制、过程评价数据或其他来源的多方面信息进行综合分析,特别是一些干预的环境背景因素(如法规或政策因素、医疗因素、自然环境因素等)差异或变化,这些难免会对干预社区和对照社区产生直接或间接影响,从而影响社区干预试验的效果。在斯坦福五城市项目实施过程中发现,干预社区和对照社区人群心脑血管疾病死亡率在项目实施期间均呈现下降趋势(尤其是在20世纪80年代后期),而且干预社区和对照社区间的差距日益缩小。心血管疾病相关死亡率的改变受发病率和病死率的共同影响,对这个项目的干预设计以及背景信息的分析提示,项目干预活动只是通过改变社区人群的知识、行为来影响心血管疾病发病危险因素,而且针对发病危险因素实施的干预也不会在短期内对疾病发生率产生明显影响,因此导致项目人群心脑血管疾病死亡率改善的原因很可能是20世纪80年代心血管疾病临床治疗的发展,这种改善是同时发生在干预社区和对照社区的。

　　评价中还需考虑不同干预措施间也可能存在"污染"的情况,如斯坦福五城市项目中,在社区人群开展的大众媒体宣传教育项目,与学校开展的针对青少年健康教育课程,二者间相互渗透,难以评估单一措施的效果。同时,该项目实施期间,由于国家层面预防心血管疾病健康知识的普及以及类似的健康教育活动的逐步推广,使得项目的对照社区也接触到类似的"干预信息",从而促使人群危险因素水平也发生了改变。针对复杂的健康问题开展的社区干预试验,可能有很多难以控制的因素对干预结果产生影响,解释效果评价的结果时这些复杂情况都应予以考虑。

参考文献

[1] 李峥,刘宇.护理学研究方法[M].2 版.北京:人民卫生出版社,2018.

[2] 王艳红.社区干预试验的理论、设计与实践[J].北京医学,2020,42(10):986-991.

[3] 郐建立.慢性病的社区干预:芬兰北卡项目的经验与启示[J].中国卫生政策研究,2016,9(7):8-14.

[4] 田娜,付朝伟,徐望红,等.芬兰慢性病防控成功案例分析及启示[J].中国初级卫生保健,2013,27(2):35-37.

[5] 李若瞳,宁佩珊,李婕,等.干预图方法研究进展[J].中华流行病学杂志,2019,40(4):488-492.

[6] 陶琼英,汤伟.缺血性脑卒中患者社区中医干预模式的构建与意义研究[J].中国全科医学,2019,22(20):2488-2494.

[7] 林蓓蕾,张振香,梅永霞,等.干预框架图指导开发慢性病健康促进项目的应用现状及启示[J].中国全科医学,2021,24(15):1927-1931.

[8] 尤奥林,刘萍,李亚楠,等.干预图在护理领域的应用进展[J].中华护理杂志,2021,56(2):300-305.

[9] 褚红玲,曾琳,赵一鸣,等.复杂干预研究的过程评价指南解读[J].中国循证医学杂志,2020,20(11):1353-1358.

[10] 张检,何艳玲,唐贵忠.重大传染病疫情社区综合干预:问题与改进[J].辽宁行政学院学报,2020,(2):61-67.

[11] 王思琦.中英减盐行动[D].中国疾病预防控制中心,2021.

第四章

社区妇女儿童的保健与护理实践

学习目标

知识目标
1.掌握:产后家庭访视内容;产妇乳房护理指导;新生儿家庭访视内容;婴幼儿生长发育评价指标;婴幼儿合理喂养的原则。

2.熟悉:各期妇女健康管理内容;各年龄期儿童健康管理内容;儿童免疫规划程序。

3.了解:社区妇女儿童保健重要性;托幼机构健康管理内容。

能力目标
1.能运用本章所学知识,针对社区儿童青少年及各期妇女健康问题进行适宜的健康指导。

2.能运用护理程序进行规范的产后家庭访视。

思政目标
1.树立民族自豪感。

2.培养严谨求实、不断探索的科研精神,培养服务社会的意识。

第一节　概　　述

一、社区妇女儿童保健的重要性

妇女儿童的健康状况不仅直接影响到家庭及社会的健康水平,而且决定了一个国家未来的综合素质,妇幼卫生状况和水平是反映一个国家或地区发展程度最基本、最重要的指标。由于受到社会经济、文化及生理等因素的影响,妇女儿童的整体健康及生存状况近年来虽然有所提高,但仍然面临着诸多问题与挑战,妇女儿童依然是社会的脆弱人群,这使得妇女儿童对健康促进有着持久的需求,对公共卫生服务的需求较大。

1. 妇女儿童是需要社会关照的特殊群体　妇女在历时 30 年左右的生育期中,要经历妊娠、分娩、产褥、哺乳及避孕等生理过程,而儿童则要经历新生儿期、婴幼儿期、学龄前期、学龄期及青春期的生长发育过程才能进入到成年阶段。处于不同时期的妇女和儿童,从生理特点、健康状况到生存方式,都有与成人不同的健康需求,他们是一个脆弱的群体,需要社会特殊的关照,比如新生儿期,特别是出生后 7 d 内的新生儿适应环境变化的能力差,新生儿占婴儿死亡的 2/3,小于 7 d 的新生儿死亡人数占新生儿病死率的70%,因此,妇女儿童保健成为社区卫生服务的重要内容之一。

2. 妇女儿童的健康关系到综合国力的提高　我国妇女儿童的人口数量居世界第一,在中国,大约有 2/3 的人口是妇女儿童,妇女的健康直接关系到后代的健康和出生人口的素质,而儿童的健康则直接影响到一个国家的未来,他们直接影响到民族和国家的前途和未来的发展,因此,加强妇女儿童保健是对发展生产力最重要的投资,并关系到综合国力的提高。

3. 妇女儿童健康是衡量卫生系统绩效的重要指标　世界卫生组织认为,一个国家或地区的发展情况,不能仅仅通过经济发展水平来评价,还应该重视孕产妇死亡率、婴儿死亡率等可以反映当地妇女儿童健康状况的指标。也即是妇女儿童的健康水平是反映医疗卫生综合效果的重要指标。随着医疗改革的深入、政府投入的加大和医疗技术的进步,我国妇幼卫生保健工作取得了重大的发展,但是距离联合国千年发展目标还有一定差距,我国妇女儿童健康水平仍有待提升。

祖国的发展

妇幼健康　国之大计

妇女儿童健康是全民健康的基石,是衡量社会文明进步的标尺。新中国走过 72 年的沧桑岁月。建立起的保障妇女儿童健康的制度和服务体系,取得了举世瞩目的成就,成为全世界保障妇女儿童健康的成功典范。1990 年全国孕产妇死亡率为 88.8/10 万,2018 年下降至 18.3/10 万,较 1990 年下降了 79.4%,2021 年下降到 16.1/10 万,联合国千年发展目标要求到 2015 年,孕产妇死亡率要在 1990 年基础上下降 3/4,中国于 2014 年提前实现,是全球为数不多实现这一目标的国家之一。新生儿死亡率、婴儿死亡率和 5 岁以下儿童死亡率分别从1991 年的 33.1‰、50.2‰和 61.0‰,下降至 2018 年的 3.9‰、6.1‰和 8.4‰,分别下降了 88.2%、87.8%和 86.2%,2021 年婴儿死亡率下降至 5.0‰,5 岁以下儿童死亡率下降至 7.1‰,妇幼健康核心指标已降至历史最低水平。70 多年来,中国的妇女和儿童,正在获得前所未有的卫生健康服务。

二、社区妇女儿童保健的内涵

社区妇女儿童保健(health care for community women and children)是针对社区妇女儿童不同阶段的生理、心理特点及保健需求,以预防为主,以保健为中心,以维护社区妇女儿童的身心健康和促进母婴安全为目标,以群体为对象,针对社区妇女儿童在不同阶段存在的健康问题,提供良好的健康教育和健康服务,以提高社区妇女儿童的健康水平。WHO 在 20 世纪 90 年代提出了生殖健康的概念,指出生殖健康(reproductive health)是指在生命所有阶段的生殖功能和生殖过程中,生理、心理和社会适应状态良好,没有疾病和虚弱。

生殖健康的内涵是人们能够进行负责、满意和安全的性生活,不担心传染疾病和意外妊娠;能生育,并有权决定是否生育和生育的时间;能安全妊娠和分娩,保障婴儿存活并健康成长;能知情选择和获得安全、有效、可接受的节育措施。由此可见,生殖健康涵盖了母亲安全、计划生育、性健康、儿童生存与发展等多个方面,强调维护妇女儿童的合法权利和地位,重视男性在促进妇女儿童健康方面的责任和义务,赋予妇幼保健更深刻的含义和更广阔的范围。

第二节　社区妇女儿童的健康管理

一、妇女的健康管理

(一)围婚期健康管理

围婚期是指从确定婚配对象到婚后受孕为止的一段时期。包括婚前、新婚及孕前 3 个阶段。而围婚期健康管理保健则是围婚期内预防严重传染性疾病和婚后防止遗传性疾病延续及出生缺陷的发生。因此,社区卫生服务机构或医疗保健机构为围婚期夫妇提供健康教育与咨询、健康状况评估及健康指导等主要的保健服务。

1. 健康管理

(1)健康教育与咨询　通过开设讲座及咨询等方式,向围婚期的夫妇科普孕前保健的重要性,介绍围婚期保健服务内容及流程,提供健康教育服务。

(2)健康状况检查　通过询问既往疾病史、孕育史、家族史、营养、职业、生活方式、运动情况及社会心理等了解围婚期夫妇的一般情况;在知情选择的基础上进行医学检查,主要包括:体格检查,实验室检查(如血尿检查、肝功能、阴道分泌物检查)及辅助检查(如心电图、B 超等),必要时进行激素和精液的检查。与此同时,对影响生育的危险疾病进行专项检查,如地中海贫血、乙型肝炎、结核病、风疹病毒、巨细胞病毒、单纯疱疹病毒、梅毒螺旋体及艾滋病病毒等;精神疾病;其他影响妊娠的疾病,如高血压病、心脏病、糖尿病及甲状腺疾病等。

(3)健康指导　遵循普遍性指导和个体化指导相结合的原则,对围婚期夫妇进行各项科学有效的健康指导。

2.围婚期保健　围婚期保健是指围绕结婚前后、为保障婚配双方及其后代的健康所进行的一系列工作。围婚期保健不仅可促进良好的避孕行为,显著降低非意愿妊娠率,还可改善育龄夫妇的不良行为或生活方式等。同时围婚期保健可以及早发现高危因素并采取适当的处理措施,确保育龄夫妇在孕前保持良好的生理、心理和社会状态,显著降低自然流产、出生缺陷发生率、早产率、低体重率,改善妊娠结局。此外,围婚期保健可以显著节约医疗费用,具有良好的成本效果。

(1)婚前医学检查　病史询问,重点询问与婚孕有密切关系的性病、麻风病、精神疾病、各种传染病、遗传病、重要脏器和泌尿生殖系统疾病以及智力发育障碍等;体格检查,一般项目(身高、体重、血压等)、全身检查(营养、发育、体型、精神状态、血压、淋巴结、五官、甲状腺、乳房、心、肺、腹、四肢、脊柱等,以及生殖器官和第二性征检查);常规检查和其他特殊检查。

(2)新婚健康行为及生活方式指导　合理营养,增补叶酸:合理补充叶酸可显著降低神经管缺陷儿的发生率。叶酸的补充应当从怀孕前 3 个月开始,无危险因素的妇女,建议每天补充叶酸 0.4 mg,既往妊娠有神经管缺陷史者,建议每天补充叶酸 4 mg。

改变不良生活方式:计划受孕前 3 ~ 12 个月,停止吸烟(包括暴露于二手烟环境)、酗酒、咖啡、违法药物等,促进安全妊娠。

慎用药物:不论是非处方药还是处方药,甚至包括某些保健药品和减肥产品,都会对胎儿造成影响,因此,怀孕前有关药品的使用,需要咨询专业医生。

(3)避孕和受孕时机指导　避孕指导:一般首选口服避孕药(短效)或安全套等避孕措施。同时,指导育龄夫妇关于紧急避孕的知识,在避孕失败后及时采取措施避免计划外妊娠和不必要的人工流产。若长期服用避孕药,停服避孕药 6 个月以后,待体内存留的避孕药完全排出体外后再妊娠。

适宜的生育年龄:女性最佳生育年龄为 24 ~ 30 岁,男性则是 25 ~ 35 岁,在这一年龄阶段,男女双方生殖器官发育较完善,精子和卵子质量较好。在我国计划生育政策指导下,建议育龄夫妇在婚后 2 ~ 3 年生育比较合适,有利于新婚夫妇适应婚后生活,为生育做好精神和物质准备。

最佳健康状况:选择夫妇双方工作和学习都不紧张的时期,在生理、心理都处于最佳状态的时机受孕。维持健康的生活方式,坚持体育锻炼,营养充足,戒烟、酒。在日常生活中,应注意生殖系统的卫生和护理。同时,远离宠物,避免弓形虫感染。

适合受孕季节:5 ~ 7 月是较适宜的受孕月份,一方面,该时期气候宜人,男女双方精神饱满,有利于精卵细胞的发育,且有多种新鲜蔬菜瓜果供孕妇选择,为胎儿发育提供了有利条件。另一方面,5 ~ 7 月受孕,预产期在次年的 3 ~ 5 月,婴儿出生避开酷暑和寒冬,护理较易。

最佳受孕时间:通常来说,排卵前 3 d 至排卵后 1 d 是最容易受孕的时期。可通过基础体温测量法或宫颈黏液观察法预测"易孕期"。①基础体温测量法:排卵前体温一直维持正常水平,若体温突然下降,提示 2 h 内会发生排卵,排卵后基础体温会升高 0.3 ~ 0.5 ℃。通过基础体温测量,预测排卵的时间。②宫颈黏液观察法:宫颈黏液与激素水平有关,在激素水平较低的月经期前后,黏液量少而稠厚,提示不易受孕。当激素水平逐渐增加,黏液分泌越来越多,越接近排卵期,黏液量增多,清澈透明,拉丝度很高。

(4)预防感染指导　提供怀孕前后预防感染的指导,为有需要的夫妇提供关于风疹、乙肝、水痘等疫苗的接种信息,至少在计划妊娠前 3 个月进行接种,特别是在流感季节,应为所有的妇女提供关于流感接种益处的信息。

(5)识别怀孕指导　停经:月经规律的育龄期女性,若月经推迟 10 d 或以上,应疑为妊娠。若已达 8 周,考虑更大可能的妊娠。应及时前往医院确认。哺乳期妇女在月经未恢复的情况下可再次妊娠。

基础体温变化:受孕后,受体内孕激素的影响,体温持续生理性高温相超过 18 d。量基础体温的妇女可由此判断是否妊娠。

妊娠试验阳性:妊娠后,孕妇尿液含有毛膜性腺激素(hCG),常用试纸法测定孕妇尿中 hCG 判断是否妊娠。若在白色显示区上端呈现一条红色线,为阴性。若在白色显示区上下呈现两条红色线,为阳性。但仍需到医院就诊,以排除宫外孕等异常情况。

早孕反应:出现早孕反应的孕妇多出现头晕、乏力、食欲减退、恶心呕吐、喜食酸物、胃肠胀气及便秘等症状。早孕反应多于妊娠 3 个月左右减轻或自行消失。

排尿次数增多:怀孕早期会出现小便次数增多,而小便量比较少的症状,一般是由于子宫增长压迫膀胱所引起的生理反应,属于正常表现。

乳房变化:妇女怀孕后,大量雌激素刺激,刺激乳腺腺泡及乳腺腺管的发育,使乳房逐渐增大、乳房胀痛及乳头疼痛、乳头及乳晕着色加深、乳汁分泌及有蒙氏结节显现。

(二)围生期健康管理

围生期,也称围产期,是指孕妇围绕生产过程的一段特殊时期,分为产前,产时和产后 3 个阶段。目前我国已建立了对孕产妇进行系统保健管理的三级网络。在城市,开展医院三级分工和妇幼保健机构的三级分工,实行孕产妇划片分级分工,并健全转诊制度。

1. 孕早期健康管理　在孕 12 周前,孕妇居住地的乡镇卫生院、社区卫生服务中心为孕妇建立《孕产妇保健手册》,并进行第一次产前检查。

(1)孕妇健康状况评估　询问孕妇的既往史、家族史和个人史等,观察体态、精神状况和面色等,并进行一般体检、妇科检查和血常规、尿常规、血型、肝功能、肾功能和乙型肝炎等检查,有条件的地区建议进行血糖、阴道分泌物、梅毒血清学试验、HIV 抗体检测等实验室检查。

(2)孕早期保健指导　对孕早期孕妇个人卫生、心理和营养保健进行指导,同时避免致畸因素及疾病对胚胎的影响,及时进行产前筛查和产前诊断。

(3)高危孕妇筛查　对孕妇进行高危因素筛查,对具有妊娠危险因素和可能有妊娠禁忌证或严重并发症的孕妇,及时转诊到上级医疗卫生机构,并在 2 周内随访转诊结果。

2. 孕中期健康管理　在孕 16 ~ 20 周、21 ~ 24 周各进行 1 次产前检查,对孕妇的健康状况和胎儿生长发育情况进行评估和指导。

（1）孕妇健康状况评估　通过询问、观察、一般体格检查、产前检查、实验室检查等对孕妇健康和胎儿的生长发育状况进行评估，识别高危孕妇。

（2）开展孕中期保健　进行孕期心理、运动及营养指导外，还应进行预防出生缺陷的产前筛查和产前诊断的宣传告知。

（3）高危孕妇筛查　对孕妇进行高危因素筛查，发现有异常的孕妇，要及时转至上级医疗卫生机构。出现危机征象的孕妇，要立即转上级医疗卫生机构。

3. 孕晚期健康管理　在孕 28～36 周、37～40 周各进行 1 次随访，指导孕妇去有助产资质的医疗卫生机构各进行 1 次产前检查。

（1）孕妇健康状况评估　通过询问、观察、一般体格检查、产科检查、实验室检查等，对孕妇健康和胎儿的生长发育状况进行评估。

（2）开展孕晚期保健指导　对孕产妇进行自我监护、促进自然分娩、母乳喂养等方法及孕期并发症和合并症防治等指导。

（3）高危孕妇筛查　对随访中发现的高危孕妇应根据就诊医疗卫生机构的建议督促其酌情增加随访次数。随访中若发现有意外情况，建议其及时转诊。

4. 产后家庭访视　产妇与新生儿会在产后遇到各种情况，产妇在生理上容易出现各类并发症，而心理上则易出现抑郁倾向，为了避免产妇产后生命健康受到威胁，应该加强产后保健服务能力并采取科学合理的指导措施。尤其是女性产后身份角色的转换，也需要访视人员在访视中详细了解其心理活动状况。作为分娩服务延续的产后访视来说，可以起到有效保护产妇和新生儿的效果。在产后 3～7 d、28 d 分别进行家庭访视 1 次，出现母婴异常情况应当适当增加访视次数或指导及时就医。通过家庭访视，进行产褥期健康管理，加强母乳喂养和新生儿护理指导。

（1）产妇健康状况评估　通过观察、询问和检查，了解产妇一般情况，测量体温和血压，检查乳房、子宫、恶露、会阴及腹部伤口恢复等情况。

（2）进行产褥期保健指导　对产妇进行个人卫生、心理、营养、运动、康复及新生儿照护等指导。

（3）异常情况的处理　对母乳喂养困难、产后便秘、痔疮、会阴或腹部伤口等问题进行处理。发现有产褥感染、产后出血、子宫复旧不佳、妊娠合并症未恢复者以及产后抑郁等问题的产妇，应及时转至上级医疗卫生机构进一步检查、诊断和治疗。

理性思维　创新方法

如何提高新生儿家庭访视率

为推进产后保健服务加强产后访视。国家免费向所有产妇提供产后 1 周访视和产后 42 d 检查服务，开展产妇产后保健指导和健康检查，进行母乳喂养和产后避孕指导，产后访视率从 1996 年的 80.1% 上升到 2018 年的 93.8%，然而，一些基层，产后 1 周访视率不及一半，为什么会有此情况？有研究者分析距离医疗机构远近、医护人员的人力配置、产妇分娩次数等会影响家庭访视实施，如何确保家庭访视保质保量地完成,是当前应该值得思考的问题。除了相关管理部门加强对访视人员培训管理,提高相关访视人员的责任感,坚持进行孕产妇产后访视,基层妇幼保健机构,它承担着产后访视的主要工作,不能仅仅趋于形式。那么,在新生儿家庭访视管理模式还可以进行什么样的创新,以此提高新生儿家庭访视率,也应深入思考。

5. 孕期保健指导

(1)健康的生活方式指导 合理均衡的膳食:在饮食上要均衡,荤素搭配,少吃多餐,多摄取富含叶酸的食物并补充叶酸,适当增加鱼、禽、蛋、海产品及奶类的摄入,富含铁的食物也要补充。

适宜的活动与休息:孕期应选择安静、少噪声的生活环境,周围的清新无污染的空气以及清洁卫生的居室会让孕妇轻松悠闲地度过孕期。适当运动可以促进胃肠蠕动、改善便秘,可帮助控制孕期体重、改善孕妇血糖,对自然分娩有好处;还可增强孕妇的自信心,降低产后抑郁的风险。活动的原则是孕妇不觉得疲劳、保证母儿安全。运动量是否适宜的判断标准是:运动后心率超过 140 次/min,休息后心率降至 90 次/min 以下,若休息 10～15 min 后心率不能及时恢复,应降低运动强度。

衣着与个人卫生:妊娠期穿着舒适柔软的衣服;保持口腔及会阴等部位的清洁。

适度的性生活:妊娠前 3 个月及末 3 个月,均应避免性生活,以防流产、早产及感染。妊娠中期应节制性生活,采取合适的体位,并注意性生活的卫生。对有习惯性流产或早产史的孕妇,在整个妊娠期间要禁止性生活。

居住和工作环境的安全:妊娠期避免长时间看电视或用电脑,家里避免饲养宠物。指导孕妇避免工作环境中的职业危害。

(2)孕期用药指导 多数药物通过胎盘进入胎儿体内,因此,孕期用药应慎重,根据病情在专业医生指导下选择用药治疗。

(3)孕期常见症状的应对指导 消化不良:多数孕妇在早期常有恶心,呕吐,消化不良等症状。最好吃易消化的食物,少量多餐,必要时服酵母片或多酶片 2～3 片,每日 3 次。也可服健脾胃的中药,一般孕妇到妊娠中期上述症状可自然消失。

贫血:妊娠后半期,对铁的需要量增加,单靠每日的饮食补充是不够的,应添加常规补铁剂,如硫酸亚铁 0.3 g,每日 1～3 次口服,以防贫血。

腰背痛:由于子宫增大,孕妇重心向后移,脊柱过度前凸,背伸肌持续紧张,加上关节松弛,造成腰背痛,有时为缺钙现象,须及时补充,休息后症状可减轻,严重者需卧床休息。指导孕妇穿低跟鞋,尽量保持上身直立,避免长时间弯腰。

下肢静脉曲张:由于子宫逐渐增大,压迫下腔静脉造成下肢静脉曲张。指导孕妇妊娠晚期应尽量避免长时间站立,下肢绑以弹性绷带,晚间睡眠时应适当垫高下肢以利静脉回流。

肌肉痉挛:多发生于小腿腓肠肌,夜间发作较多。发作时可局部按摩或使小腿伸直,即可缓解,也可服用钙片、鱼肝油、维生素 B_1 等。

下肢水肿:孕妇于妊娠晚期常出现踝部及小腿下半部轻度水肿,经休息后消退,属正常现象。指导孕妇睡眠时取左侧卧位,同时下肢垫高,促进下肢血液回流。但若下肢水肿明显,经休息后不消退,应考虑妊娠合并症,应及时查明病因。

便秘及痔疮:孕妇孕期由于怀孕血流的关系,加上肠蠕动的变化,便秘及痔疮容易加重。指导孕妇应该多饮水,摄入较多纤维素,养成良好的排便习惯。必要时口服缓泻剂等。

仰卧位低血压:孕妇于妊娠末期仰卧位时,巨大的子宫压迫下腔静脉,回心血量减少,心搏出量减少,出现低血压。一般无须特殊治疗,孕妇左侧卧位,头部稍低,症状即可消失。

(4)孕期家庭监护指导　孕妇大部分时间是在家里度过,因此,家庭自我监护对孕期保健具有重要意义。指导孕妇及家属进行自我监测。不仅可了解胎儿的宫内情况,还可促进孕妇和家庭成员之间的融洽。自我监测包括以下几个方面。

胎动计数:胎动是胎儿宫内情况良好的表现。孕妇一般在 18~20 周开始自觉有胎动,妊娠晚期(妊娠 28 周后),胎动明显增加。正常情况下胎动每小时 3~5 次。自测胎动左侧卧位,将早中晚 3 次计数相加乘以 4 得 12 h 胎动数。每小时胎动数≥3 次,12 h 内胎动数≥10 次。胎动减少(12 h 内胎动累计少于 10 次,或 1 h 内无胎动)或胎动突然频繁应及时就医。

测量体重:妊娠早期共增长 1~2 kg,妊娠中期及晚期,每周增长 0.3~0.5 kg(肥胖孕妇每周增长 0.3 kg),总增长 10~12 kg(肥胖孕妇增长 7~9 kg)。

测量宫底高度及腹围:妊娠 20 周后,指导孕妇家属每周测量宫底高度及腹围并记录,以了解胎儿生长发育情况。若宫底高度或腹围在 2~3 周内未增加或增加过快,提示可能胎儿宫内发育迟缓或胎儿过大或羊水过多。

听胎心:教会家庭成员在妊娠 20 周后每天听胎心音并记录,正常胎儿心率为 120~160 次/min。指导孕妇取仰卧位,胎心听筒与孕妇腹壁接触不留缝隙,听者耳朵贴近听筒,听到胎心音后,持续听 1 min 并记录。若胎心超过 160 次/min、低于 120 次/min,或者胎心不规则,应及时送医院。

测量血压:在整个妊娠期间,孕妇血压应维持在正常水平,不高于 140/90 mmHg。指导孕妇每天在相对固定的时间,在安静状态下测量血压并记录。如血压超过正常范围,休息半小时后重新测量,若仍然升高,应及时就诊。

(5)乳房护理的指导　指导孕妇随着孕期乳房的增大,选择合适的全棉乳罩,罩杯的大小以覆盖整个乳房为宜,以支撑乳房避免下垂。保持乳房的清洁,指导孕妇每天淋浴时用软毛巾擦拭乳头,增加乳头对摩擦的耐受力,但避免使用肥皂类清洗乳头,以免哺乳时乳头发生皲裂。每天按摩乳房 5 min 以增强乳房的韧性,并指导孕妇正确的按摩方法;用手掌的侧面围绕乳头均匀、轻柔地按摩乳房壁。

(6)及早识别并发症的指导　阴道流血伴有或不伴有腹痛:如果阴道流血发生在妊娠早期,可能是流产或宫外孕。妊娠晚期发生阴道流血,可能是前置胎盘、胎盘早剥或早产。指导孕妇在妊娠任何时期出现阴道流血,都要及时就诊。

阴道流液:妊娠晚期,若孕妇感到突然有液体从阴道流出,可能是胎膜早破。指导孕妇采取平卧位并抬高臀部,以免脐带脱垂,同时保持外阴清洁,并及时送往医院。

头晕、眼花、视物模糊：孕妇在妊娠 20 周后，出现头晕、眼花、视物模糊等不适，可能是妊娠高血压，建议尽早就诊。

剧烈呕吐：妊娠早期孕妇出现频繁呕吐，不能进食，或者孕 12 周后仍然严重呕吐，可能是妊娠剧吐的表现，应及时就诊。

皮肤痒：妊娠晚期孕妇出现皮肤严重瘙痒夜间加重，可能是肝内胆汁淤积症，指导孕妇及时就诊。

（7）适宜的胎教指导　胎教是有目的、有计划地为胎儿的生长发育实施的最佳措施。适宜的胎教可以促进胎儿宫内的良好发育，并增进母儿感情。胎教有多种途径，如倾听舒缓的音乐让胎儿安静、舒适；通过与胎儿的交谈和抚摸进行交流也是较好的方式，可以让胎儿体会到父母的关爱；此外，丈夫对妻子的温柔呵护及孕妇保持轻松愉悦的心情，对胎儿的良好发育也是非常有利的。但也有不同的观点，认为胎教的效果未得到证实。

（8）良好心理调适的指导　对初为人母的担心带来的担忧、无所适从，甚至恐惧，有可能导致孕妇一定程度的焦虑和情绪不稳定。指导孕妇保持良好的心态，不仅有利于胎儿的良好发育，也有利于产后亲子关系的建立。因此，在社区卫生服务中，应评估孕妇的心理社会状况，为孕妇提供充分的关于妊娠期保健和信息支持，鼓励孕妇表达自己对妊娠的感受，调动孕妇的家庭支持系统为孕妇提供情感支持，促进孕妇形成良好心理适应。

（9）分娩的准备及临产的识别　分娩准备教育：指导孕妇做好分娩前生理、心理和物品准备，并指导与分娩有关的知识，包括分娩的过程、合理应用放松技巧应对分娩时子宫收缩引起的疼痛和不适、合理运用腹压配合子宫加快分娩的技巧等。此外，介绍分娩镇痛的方法及陪伴分娩的意义。

分娩方式的确定：在妊娠 38 周左右，进行分娩评估，通过评估产妇和胎儿情况，确定合适的分娩方式，对无剖宫产指征的妇女，应进行分娩准备的教育，引导其树立对自然分娩的信心，促进自然分娩。

指导孕妇识别临产先兆，临产先兆包括以下几点。①子宫不规律收缩：分娩前子宫不规律收缩的特点为宫缩持续时间短且不恒定，间歇时间长并且无规律；子宫收缩的强度无进行性加强；常在夜间出现，白天消失；给予镇静剂可抑制宫缩。②见红：在分娩发动前 24～48 h，因宫颈内口附近的胎膜与该处的子宫壁分离，毛细血管破裂经阴道排出少量血液。这是分娩即将开始的比较可靠的征象。但阴道出血量较多时应警惕是否为妊娠晚期出血。③胎儿下降感：妊娠晚期，随着胎先露下降入骨盆，宫底也随着下降，孕妇自觉舒适，呼吸轻快。同时由于胎先露下降压迫膀胱，孕妇出现尿频。

6. 产后保健　产后保健直接关系到产妇康复、婴儿健康成长及母乳喂养的成功。

（1）健康的生活方式指导

适宜的环境：保持产妇周围环境的温度和湿度适宜，勤开窗通风。

良好的卫生习惯：指导产妇保证良好的卫生习惯，勤换衣，勤擦身，用软毛牙刷刷牙，保证口腔和会阴部清洁，产后 4 周内禁止盆浴。

均衡的营养：产妇应增加高蛋白食物和营养丰富的汤类，如鱼汤、骨头汤、鸡汤等以利于乳汁分泌；适当摄入高质量的脂肪不仅有利于婴儿大脑的发育，也有利于脂溶性维生素的吸收；适量摄入新鲜蔬菜水果，避免辛辣饮食，禁饮咖啡、茶叶及酒。

适宜的活动：自然分娩者产后24 h即可下床活动，行会阴切开或剖宫产者可推至产后第3日起床适当活动。产后尽早活动有助于子宫复旧、体力恢复、排尿及排便，并能避免或减少静脉栓塞的发生，能使骨盆底及腹肌张力恢复，避免腹壁皮肤过度松弛。但应避免重体力劳动或蹲位活动，以防子宫脱垂。此外，自然分娩48 h后、剖宫产拆线后可进行产后康复操。产后康复操包括能增强腹肌张力的抬腿、仰卧起坐动作和能锻炼骨盆底肌及筋膜的缩肛动作。产后2周时开始加做胸膝卧位，以预防或纠正子宫后倾。上述动作每日3次，每次1 min，运动量应逐渐加大。

（2）促进子宫复旧指导　产后哺乳、适宜的活动、产后康复操和良好的卫生习惯有利于子宫的良好复旧。产后1周，在耻骨联合上尚能触及宫底，产后10 d左右子宫降至骨盆，在腹部已不能触及宫底。指导产妇识别异常恶露，正常恶露有血腥味但无臭味，持续4～6周。产后3 d内为血腥恶露，后转性后转为白色恶露。如果恶露时间延长或有异味，提示子宫复旧不良或感染，应及时就诊。

（3）外阴及腹部伤口的护理　检查外阴伤口或腹部切口愈合情况无红肿感染迹象。指导产妇每天用水清洗会阴两次，保持会阴清洁。指导会阴部有伤口的产妇休息时尽量向伤口对侧卧位，以免恶露浸润伤口。

（4）母乳喂养技巧指导　宣传母乳喂养的优点和增强母乳喂养的信心：母乳喂养不仅有利于新生儿的生长发育和良好的情感发展及母子感情的建立，而且也有利于母体自身的恢复，还可以减少乳腺小叶增生、乳腺癌的发生概率。社区护士应向母亲及家属宣传母乳喂养的优点，评估影响母乳喂养的因素，为产妇提供母乳喂养的信息，并调动其家庭支持系统，以增强母乳喂养的信心。

指导正确的哺乳方法：哺乳前先给新生儿更换干净的尿布，清洗双手后，用温开水清洁乳房和乳头。指导产妇采取母婴均舒适的体位哺乳，使新生儿贴近母亲，让新生儿含住乳头和大部分乳晕，并注意不能堵住新生儿的鼻子。哺乳时，一般先让新生儿先吸空一侧乳房，再吸吮另一侧，下次哺乳时可以从另一侧乳房开始，这样可以保证新生儿吃到含蛋白质丰富的前乳，又可以吃到含脂肪丰富的后乳。哺乳完毕后，将新生儿竖抱起，轻轻拍其背部将胃内吸入的空气排出，以防溢奶。哺乳后指导母亲将新生儿右侧卧位半小时，以防溢奶或呕吐造成窒息。

哺乳时间指导：以按需哺乳为原则，但尽量减少夜间喂养次数，增加白天喂养次数，以免夜间频繁哺乳影响产妇休息，不利于乳汁分泌。此外，由于新生儿的大脑皮质处于抑制状态而需要较长的睡眠时间，若白天喂养间隔时间超过3 h，则可唤醒新生儿进行哺乳。每次哺乳时间控制在15～20 min，不要超过半个小时，避免新生儿养成含乳头睡觉的习惯。

促进乳分泌和提高乳汁质量：保持精神愉快、充足的睡眠、多食营养丰富的汤汁均有利于促进乳汁分泌；增加哺乳次数、多次反复吸吮也有利于乳汁分泌；勿过早添加辅食。此外，如果母亲发生乳腺炎或出现其他感染症状时，应暂停母乳喂养，但须定时用吸奶器吸出乳汁以防回奶，并在医生指导下服用药物。

教会母亲正确挤奶的方法：挤奶有利于母乳喂养的建立和维持。生产后1～2 d应教会母亲挤奶技术。指导母亲用拇指和示指放在乳晕处，先向胸壁方向轻按，再相对轻挤乳晕下面的乳窦,将乳汁挤出。在每次哺乳后挤出多余的乳汁不仅可促使乳汁分泌,还可预防乳房胀痛。

母乳是否充足的判断:指导母亲通过观测新生儿的喂养及排泄情况来判断母乳是否充足:①每天哺乳次数有 8 ~ 10 次;②哺乳时可看到吞咽动作及听到吞咽声;③两次喂养之间新生儿安静、满足,睡眠良好;④每天有 1 次量多或少量多次的软便,至少 6 次小便;新生儿体重增加正常,出生后头 3 个月每月增长 800 ~ 1000 g;⑥母亲在哺乳前乳房肿胀感,哺乳时有下乳感,哺乳后乳房较松软。

(5)乳房护理指导　哺乳期乳房日常护理:指导母亲佩戴合适的棉质胸罩,以支托乳房和改善血液循环;哺乳前柔和地按摩乳房,以刺激泌乳反射;切忌用肥皂或酒精等擦洗乳头,避免引起局部干燥、皲裂;哺乳结束后不要强行拉出乳头,应让婴儿张口使乳头自然从口中脱出。

乳房胀痛、乳头皲裂的预防及护理:尽早哺乳及每次哺乳后挤出多余乳汁,可以预防乳房胀痛。一旦发生乳房胀痛,可采取以下方法:哺乳前热敷乳房;两次哺乳间按摩乳房或用生面饼外敷乳房以促进乳腺管畅通:每次哺乳时先让婴儿吸吮胀痛一侧的乳房;增加喂奶的次数,并注意饮食清淡。采取舒适的哺乳姿势,避免婴儿长时间吸吮乳头可预防乳头皲裂。一旦发生乳头皲裂,可增加哺乳次数,减少每次哺乳的时间,并让婴儿含住大部分乳头和乳晕。此外,每次哺乳后,涂少量乳汁于乳头上,起到抑菌及修复表皮的作用。乳头皲裂严重者可暂停哺乳,将乳汁挤出后再喂婴儿。

平坦/凹陷乳头哺乳指导:凹陷乳头产前未能纠正或平坦乳头者,哺乳前热敷乳房3 ~ 5 min,同时按摩乳房以引起排乳反射,并向外牵拉乳头,便于新生儿含接。对吸吮失败者,可用玻璃乳罩间接哺乳,或将乳汁挤出用汤匙喂养。

退乳指导:对因疾病等原因不适宜哺乳或需要终止哺乳的妇女,社区护士应指导产妇合理退乳。指导产妇避免进食汤类食物,停止吸吮及挤奶。必要时用芒硝250 g碾碎装布袋敷于两侧乳房上,受潮变硬后更换,同时可以生麦芽茶50 g泡饮。或遵医嘱服用己烯雌酚,通过大剂量的雌激素抑制垂体生乳素的分泌而达到退乳的目的。

(6)产后计划生育指导　产褥期内禁止性生活,生产 6 周后采取妥当的避孕措施。对于产后妇女,不论是否哺乳,宫内节育器都是较好的避孕工具,一般在产后 42 d 即可放置。对哺乳的妇女,不宜用含雌激素的避孕药,以免影响乳汁分泌。外用避孕工具如避孕套是可供选择的方法之一,单纯孕激素避孕如皮下埋植避孕也是较好的避孕方法

(7)良好的心理调适指导　社区护士应为产妇提供充足的母婴保健信息支持,鼓励产妇表达自己的感受,并调动产妇的家庭支持系统,帮助其尽快进入独立期,完成心理调适的过程,并促进家庭尽快接受孩子出生后的新的生活方式,协助产妇完成母亲角色的转变,建立和谐的家庭生活。

(三)围绝经期健康管理

围绝经期是指妇女从生育能力旺盛和性生活正常逐渐衰退到老年的一段过渡时期,即从卵巢功能开始衰退到完全停止的一段时期。此期间最突出的表现是绝经。绝经是指月经完全停止 1 年以上。遗传、初潮年龄、孕产次、吸烟及妇科肿瘤等因素均会影响绝

经年龄。由于此期卵巢功能衰退,激素水平下降,同时此阶段的妇女也是家庭的主要角色,受内分泌变化及社会和心理因素的影响,围绝经期妇女的保健已成为公共社会问题。

1. 健康管理　社区卫生服务机构应为本社区的围绝经期妇女建立健康档案,定期进行妇科疾病的普查,并针对围绝经期妇女的生理和心理改变提供保健指导。

(1)完善健康档案　建立围绝经期妇女健康档案,根据围绝经期妇女健康危险因素,设计定期体检表,为妇女提供定期体检,以及早发现妇女的健康问题,提出针对性的防治措施。

(2)加强妇科疾病的普查　定期为围绝经期妇女提供妇科疾病的普查,每年一次宫颈细胞学检查,B超检查,血、尿常规检查等。

(3)围绝经期保健指导　为围绝经期妇女提供关于日常保健、运动、自我检测、心理调适等方面的保健指导。

2. 围绝经期保健　因此,针对绝经期妇女的生理和心理特点,提供基于社区的综合性保健服务,提高围绝经期妇女的健康水平,预防老年退化性疾病,维护妇女的身心健康,提高生活质量,对妇女、家庭和社会都有意义。

(1)围绝经期健康评估　生理特点:进入围绝经期后,由于卵巢功能衰退,激素水平下降,妇女月经周期改变并逐渐绝经,女性生殖器官萎缩,第二性征逐渐消退。因各系统功能开始退化,此阶段女性心血管疾病发病率上升,且易发生骨质疏松、泌尿系统感染等。受内分泌的影响,自主神经功能失调导致潮热、潮汗、心悸、眩晕等一系列血管舒张和收缩失调的表现。

心理特点:围绝经期妇女常产生精神状态和心理状态的变化。容易出现心理疲劳、焦虑、悲观、个性行为改变及性心理障碍。

生理和心理评估:为了解围绝经期妇女生理和心理症状的严重程度,评价预防措施及治疗措施的效果,可采用症状评分法进行评估。目前多采用改良 Kupperman 法。该方法的评价标准是:5~10 分为轻症,10~25 分为中症,25 分以上为重症。具体见表4-1。

表4-1　Kupperman 症状评分法

症状	基本分	程度评分			
		0	1	2	3
潮热出汗	4	无	<3 次/d	3~9 次/d	≥10 次/d
感觉异常	2	无	与天气有关	经常	感觉丧失
失眠	2	无	偶尔	经常、药物有效	影响工作生活
易激动	2	无	偶尔	经常	不能控制
抑郁	1	无	偶尔	经常	失去生活信心
眩晕	1	无	偶尔	经常	影响生活
疲乏	1	无	偶尔	上四楼困难	日常生活受限
骨关节痛	1	无	偶尔	经常	功能障碍

续表 4-1

症状	基本分	程度评分			
		0	1	2	3
头痛	1	无	偶尔	经常	需服药
心悸	1	无	偶尔	经常	需治疗
皮肤蚁行感	1	无	偶尔	经常	需治疗
性交痛	2	无	性欲下降	性生活困难	性欲丧失
泌尿系统症状	2	无	偶尔	>3 次/年,能自愈	>3 次/年,需治疗

(2)围绝经期保健指导

1)体育锻炼 适宜的体育锻炼不仅可以降低血浆中胆固醇和甘油三酯的水平,还可以促进机体代谢和血液循环,防止衰老。指导围绝经期妇女根据实际情况采取适宜的运动强度和运动方式,如散步、慢跑、太极拳、爬山、跳舞、打网球等运动,但避免过分剧烈的运动。

2)均衡的膳食 均衡的膳食结构是预防绝经后疾病的有效措施。均衡膳食的原则是:适当控制总热量,供给充足的优质蛋白,适当减少脂肪的摄入量,适量的碳水化合物,保证各种无机盐和维生素的充足供给。

控制热量,预防肥胖:由于内分泌环境改变,围绝经期妇女容易发胖,肥胖会导致糖、脂肪代谢异常,促使动脉硬化症的形成和发展,增加心血管疾病的发病率,因此,饮食上要控制总热量,避免热量过剩引起肥胖。

低脂、低胆固醇饮食:由于围绝经期妇女体内激素水平下降,容易诱发高胆固醇血症,所以,饮食要清淡,减少脂肪和胆固醇的摄入。

增加蔬菜、水果、豆类的摄入:新鲜的蔬菜、水果含有丰富的维生素和纤维素,对缓解高胆固醇血症、促进铁的吸收有一定的作用,因此,应增加蔬菜和水果的摄入。而豆类食品,含有高浓度的植物性雌激素,可以在一定程度上改善围绝经期症状,所以建议围绝经期妇女多吃豆类食物。

低盐饮食:由于内分泌改变,围绝经期妇女容易发生水肿、高血压等,因此,适当的限制食盐的摄入,每天控制在 3~5 g。

增加钙的摄入:由于激素水平下降,钙质流失增加和沉积减少,围绝经期妇女容易发生骨质疏松,因此,建议多吃含钙质丰富的食物,如乳制品、豆类、骨头汤、虾皮等,必要时补充钙剂,每天 1000 mg,加服维生素 D,促进钙的吸收。

3)指导丈夫正确认知女性更年期 丈夫的理解、尊重、支持和良好的情感交流,对于围绝经期妇女的健康至关重要。并指导夫妇进行适度的性生活,维持家庭的和谐与幸福。

4)指导围绝经期妇女定期进行妇科检查 围绝经期妇女罹患妇科疾病受遗传、营养、身高、体重、嗜好、生育、疾病等诸多因素影响。研究显示,子宫肌瘤在围绝经期的妇女中仍具有相当高的发病率,在常见妇科疾病中居第一位。指导围绝经期妇女定期进行妇科疾病普查,能及早发现围绝经期妇女的常见病和多发病,并通过健康教育提高围绝经期妇女的自我保健意识,降低相关疾病的发病率,提高围绝经期妇女的健康水平和生活质量。

围绝经期的避孕指导,由于围绝经期卵巢功能逐渐衰退,阴道分泌物相对较少,有时月经紊乱,但仍有可能意外妊娠。因此,围绝经期妇女应选择安全、有效和适宜的避孕方法可选择屏障避孕、宫内节育器和避孕栓等避孕方法。原来使用宫内节育器的妇女,如无不适可继续使用至绝经后1年取出。但不宜再重新放置宫内节育器。

社区护士可以通过举办讲座、发放宣传资料、家庭访视等方式,对妇女进行有关围绝经期自我保健的健康教育,讲解围绝经期的生理、心理变化,使其意识到这些变化都是暂时的,绝经期是人生必经的正常阶段。同时,鼓励围绝经期妇女多参与社会活动,保持心胸宽阔,并调动其家庭支持系统,创造和睦的家庭氛围,以促进围绝经期妇女良好的心理调适,健康度过围绝经期。

二、儿童的健康管理

根据原卫生部颁布的《国家基本公共卫生服务规范(第三版)》,妇女和儿童保健是公共卫生服务的重要内容之一,对孕产期妇女和儿童提供系统的保健管理,有利于降低孕产妇死亡率和婴儿死亡率,改善妇女和儿童的健康状况。

(一)新生儿健康管理

新生儿期是指从胎儿娩出脐带结扎至出生后28 d,是从完全依赖母体生活的宫内环境到宫外环境生活的过渡时期。因新生儿各系统、器官发育尚未完善,对外界环境适应性差,免疫功能低下,易患各种疾病,且病情变化快,新生儿期是儿童发病率和死亡率最高的时期。因此,加强社区新生儿保健、定期进行家庭访视具有重要意义。

1. 新生儿家庭访视　社区卫生服务中心的妇幼保健人员在新生儿期一般家访至少2次,分别是出生1周内和出生28 d。出生1周内,医务人员到新生儿家中进行访视,并建立新生儿健康管理卡和预防接种卡。了解出生时情况、预防接种情况,在开展新生儿疾病筛查的地区了解新生儿疾病筛查情况等。观察家居环境,重点询问和观察喂养、睡眠、大小便、黄疸、脐部情况、口腔发育等。为新生儿测量体温、记录出生时体重、身长,进行体格检查,同时建立《0~6岁儿童保健手册》。根据新生儿的具体情况,有针对性地对家长进行母乳喂养、护理和常见疾病预防指导。如果发现新生儿未接种卡介苗和第1剂乙肝疫苗,提醒家长尽快补种。如果发现新生儿未接受新生儿疾病筛查,告知家长到具备筛查条件的医疗保健机构补筛。对于低出生体重、早产、双多胎或有出生缺陷的新生儿根据实际情况增加访视次数。

新生儿满28 d后,指导家长利用接种第二针乙肝疫苗的时机,带新生儿在乡镇卫生院或社区卫生服务中心进行随访。重点询问和观察新生儿的喂养、睡眠、大小便、黄疸等情况,对其进行体重、身长测量体格检查和发育评估。

2. 新生儿保健

(1)喂养指导　母乳是新生儿最理想的食品,若母亲和婴儿无禁忌证,应鼓励母乳喂养(母乳喂养的指导方式见产后保健部分)。母亲由于各种原因不能喂哺新生儿时,可选用动物乳如牛、羊乳或其他代乳品喂养。

(2)日常保健指导　新生儿房间应阳光充足,通风良好,温湿度适宜。指导家长观察新生儿的精神状态、面色、呼吸、体温、哭声和大小便等情况。保持新生儿皮肤清洁、干燥,做好脐部和臀部护理。新生儿衣着应式样简单、柔软舒适、易于穿脱、宽松不妨碍肢体活动。

(3)疾病预防指导　定时开窗通风,保持屋内空气清新。注意防止因包被蒙头过严、哺乳姿势不当、乳房堵塞新生儿口鼻等造成新生儿窒息。新生儿的用具单独使用,餐具用过需消毒,母乳喂养前需洗手、清洁乳头。家人感冒后要避免接触新生儿,防止新生儿感染。新生儿需有充足的户外活动时间,多晒太阳,适当补充维生素 D,预防常见营养性疾病(如维生素 D 缺乏性佝偻病、营养不良、营养性缺铁性贫血)及感染性疾病(如呼吸道、消化道)的防治,积极进行免疫接种,预防传染病,早期发现及时治疗。

(4)早期教养指导　新生儿的视、听、触觉已初步发展,在此基础上,可通过反复的视觉和听觉训练,建立各种条件反射,培养新生儿对周围环境的定向力及反应能力。同时鼓励家长与新生儿进行交流、拥抱、抚触、说话等,帮助新生儿发展信任感,不仅有利于亲子感情的建立,也有利于小儿良好个性的培养和智力的发育。

(二)婴幼儿健康管理

结合不同发育阶段特点,为 1 岁以内儿童提供 4 次免费健康检查,为 2 岁和 3 岁儿童每年提供 2 次免费健康检查。满月后的随访服务均应在乡镇卫生院、社区卫生服务中心进行,偏远地区可在村卫生室、社区卫生服务站进行,时间分别在 3、6、8、12、18、24、30、36 月龄时,共 8 次。有条件的地区,建议结合儿童预防接种时间增加随访次数。

服务内容包括询问上次随访到本次随访之间的婴幼儿喂养、患病等情况,进行体格检查,做生长发育和心理行为发育评估,进行母乳喂养、辅食添加、心理行为发育、意外伤害预防、口腔保健、中医保健、常见疾病防治等健康指导。在婴幼儿 6~8、18、30 月龄时分别进行 1 次血常规检测。在 6、12、24、36 月龄时使用听性行为观察法分别进行 1 次听力筛查。在每次进行预防接种前均要检查有无禁忌证,若无,体检结束后接受疫苗接种。

1.婴幼儿健康状况评估　询问上次随访到本次随访之间的婴幼儿喂养、患病等情况,定期进行体格检查,测量身高、体重、胸围、头围等,以评估婴幼儿生长发育和心理行为发育状况。

2.婴幼儿生长发育监测

(1)生长发育评价指标

1)体重　体重是衡量儿童营养状况和生长发育的重要指标。儿童的体重可根据以下公式粗略计算:

$$1\sim6\ 个月婴儿的体重(kg)=出生体重+月龄\times0.7$$
$$7\sim12\ 个月婴儿的体重(kg)=6+月龄\times0.25$$
$$2\sim12\ 岁儿童的体重(kg)=年龄\times2+8$$

2)身高(身长)　儿童出生时身长平均为 50 cm,出生后前半年平均每月增长

2.5 cm,后半年平均每月增长 1.25 cm,至 6 个月时身长平均 65 cm,1 岁时身长平均 75 cm。2 岁以后每年增长 5~7 cm。婴儿期身长的增长以躯干为主,幼儿期开始以下肢为主。至青春期,进入生长发育的第二个高峰,体格迅速增长。2~12 岁儿童的身高可根据以下公式粗略计算:

$$身高(cm) = 年龄 \times 7 + 70$$

3)头围 头围的大小反映了大脑和颅骨的发育。出生时头围为 33~34 cm,前半年每月大约增加 1.5 cm,后半年每月增加 0.5 cm。6 个月时平均头围 43 cm,1 岁时 46 cm,2 岁时达 48 cm。

4)胸围 胸围反映了肺与胸廓的发育。出生时儿童的胸围为 32 cm,比头围小 1~2 cm,1 岁时胸围约等于头围,以后胸围超过头围。

5)头颅 头颅由 6 块扁骨组成,骨与骨之间形成囟门。前囟是一菱形间隙,出生时大小为 1.5~2.0 cm(对边中点的连线长度),1 岁半前闭合。后囟呈三角形间隙,在出生后 6~8 个月闭合。

6)牙齿 儿童在 4~10 个月开始出牙,1 岁尚未出牙视为异常,2.0~2.5 岁出齐,乳牙共 20 颗。6 岁左右开始出第一恒牙,7~8 岁开始乳牙按萌出顺序开始脱落代以恒牙。

(2)生长发育的评价

1)标准差法 又称均值离差法,是我国评价儿童体格生长状况最常用的方法。标准差法是用体格生长指标(按年龄)的均值为基准值,以标准垫为离散度,划分评价等级,一般认为均值±2 个标准差(包含 95% 的总体)范围内的被检儿童为正常儿。

2)百分位法 是世界各国常用的评估儿童体格生长的方法。百分位数法是以体格生长指标(按年龄)的中位数(即第 50 百分位 P_{50})为基准值,一般认为第 3~97 百分位(包含 95% 的总体)范围内的被检儿童为正常儿。

3)曲线图法 即生长发育图法。根据儿童体格生长指标(按年龄)参考值得均值+2 个标准差(或第 3 及第 97 百分位的数值),绘制两条标准生长曲线。将被检儿童的体格测量数值按年龄标识并连成一条曲线,与标准生长曲线进行比较,以评价个体儿童的生长发育状况及群体儿童的生长趋势。

4)指数法 是对两项指标的相互比较,综合评价儿童的体格生长、营养状况和体型。儿童常用的指数是 Kaup 指数。Kaup 指数表示单位面积的体重数,<12.0 为营养不良,12.0~13.4 为偏瘦,13.5~18.0 为正常,19~20 为营养优良,>20 为肥胖。计算公式如下:

$$Kaup\ 指数 = \frac{体重(kg)}{[身长(cm)]^2} \times 10^4$$

3.进行贫血及听力筛查 在婴幼儿 6~8 个月、18 个月、30 个月时分别进行血常规检测。在 6 个月、1 岁、2 岁、3 岁时使用听性行为观察法进行听力筛查。

4.定期预防接种 在每次进行预防接种前均要检查有无禁忌证,若无,体检结束后接受疫苗接种。我国免疫规划疫苗包括乙肝疫苗、卡介苗、脊髓灰质炎疫苗、百白破疫苗、麻疹疫苗和白破疫苗 6 种,2008 年卫生部发布了扩大免疫规划,在以上 6 种规划疫苗的基础上,将甲肝疫苗、流脑疫苗、乙脑疫苗及麻腮风疫苗也纳入国家免疫规划,要求对适龄儿童进行常规接种。儿童免疫规划程序见表 4-2。

表4-2　儿童免疫规划程序

疫苗	接种月/年龄	接种剂次	接种部位	接种途径	接种剂量	注意事项
乙肝疫苗	0、1、6月龄	3	上臂三角肌	肌内注射	5 μg/0.5 mL	出生24 h内接种第一剂，第1、2剂之间间隔≥28 d，第3剂在第1剂接种后6个月（5～8月龄）接种，与第2剂间隔≥60 d
卡介苗（减毒活结核分枝杆菌混悬液）	生后24 h至2个月内	1	左上臂三角肌上端	皮内注射	0.1 mL	2个月以上小儿接种前做硬结核分枝杆菌试验（1:2000），阴性方能接种
脊髓灰质炎减毒活疫苗糖丸	2、3、4月龄，4周岁	4	—	口服	每次1丸三型混合糖丸疫苗	第1、2剂次，第2、3剂次间隔均≥28 d。冷开水送服或含服，服后1 h内禁用热开水
百日咳菌液、白喉类毒素、破伤风类毒素	3、4、5月龄，18～24月龄	4	上臂外侧三角肌	肌内注射	0.5 mL	第1、2剂次，第2、3剂次间隔均≥28 d
麻风疫苗（麻疹疫苗）	8月龄	1	上臂外侧三角肌下缘	皮下注射	0.5 mL	儿童8个月接种1剂次麻风疫苗，麻风疫苗不足部分继续使用麻疹疫苗
麻腮风疫苗（麻腮疫苗、麻疹疫苗）	18～24月龄	1	上臂外侧三角肌下缘	皮下注射	0.5 mL	儿童18～24月龄接种1剂次麻腮风疫苗，麻腮风疫苗不足部分使用麻腮疫苗替代，麻腮疫苗不足部分继续使用麻疹疫苗
乙脑减毒活疫苗	8月龄，2周岁	2	上臂外侧三角肌下缘	皮下注射	0.5 mL	—
乙脑灭活疫苗	8月龄（2剂次），2周岁，6周岁	4	上臂外侧三角肌下缘	皮下注射	0.5 mL	第1、2剂次间隔7～10 d

续表 4-2

疫苗	接种月/年龄	接种剂次	接种部位	接种途径	接种剂量	注意事项
A 群流脑疫苗	6~18 月龄	2	上臂外侧三角肌附着处	皮下注射	30 μg/0.5 mL	第 1、2 剂次间隔≥3 个月
A+C 流脑疫苗	3 周岁，6 周岁	2	上臂外侧三角肌附着处	皮下注射	100 μg/0.5 mL	2 剂次间隔≥3 年；第 1 剂次与 A 群流脑疫苗第 2 剂次间隔≥12 个月
甲肝减毒活疫苗	18 月龄	1	上臂外侧三角肌附着处	皮下注射	1 mL	——
甲肝灭活疫苗	18 月龄，24~30 月龄	2	上臂外侧三角肌附着处	肌内注射	0.5 mL	2 剂次间隔≥6 个月

筑牢疾病预防根基

规范开展免疫接种服务

为加强儿童疾病防治，我国规范开展免疫接种服务。在全国范围实施儿童免疫规划，不断扩大国家免疫规划疫苗种类，从最初预防 6 种疾病扩大到预防 15 种疾病。由基层医疗卫生机构免费向辖区儿童提供预防接种服务，2018 年以乡镇为单位国家免疫规划疫苗接种率维持在 95% 以上。儿童重点传染病得到有效控制，中国逐步消灭了天花，实现了无脊髓灰质炎目标，2006 年后连续 13 年无白喉病例报告。5 岁以下儿童乙肝病毒表面抗原携带率从 1992 年的 9.7% 下降至 2014 年的 0.3%，降幅达 96.7%；2018 年麻疹发病率降到 0.28/10 万以下，发病数不到 4000 例；2018 年全国流脑发病数仅 104 例，均降到历史最低水平。

（五）婴幼儿保健指导

婴幼儿期是指出生后 28 d 到 3 周岁。其中，婴儿期是从出生后 28 d 到 1 周岁，幼儿期是从 1 周岁到 3 周岁。婴幼儿期儿童生长发育迅速，对营养需求高，开始添加辅食，但由于消化和吸收功能未发育完善，容易发生消化不良及营养紊乱；从母体获得的免疫力逐渐消失，而自身的免疫力低下，容易患感染性疾病。此外，此期儿童语言和动作能力明显发展，但缺乏自我保护意识，容易发生意外事故。因此，加强喂养指导，定期体格检查，加强生长发育监测,按计划预防接种,促进儿童感知觉发展,是该期的保健重点。

（1）合理喂养 婴儿的主要食物仍然为奶及奶制品,婴儿满 6 个月后,纯母乳喂养已无法再提供足够的能量以及铁、锌、维生素 A 等重要营养素,因而必须在继续母乳喂养的基础上引入各种营养丰富的食物。婴儿满 6 月龄时是添加辅食的最佳时机。少数婴儿因特殊原因需提前添加辅食,但一定不能早于满 4 月龄前。家长应掌握其他食品引入的顺序和原则、食物的选择和制作方法等。在引入其他食品的过程中,家长要注意观察婴儿的粪便,及时判断食品引入是否恰当。随着辅食的添加,训练儿童使用杯子喝水或汤匙进餐,为断奶做好准备。

1）添加辅食的原则 添加辅食时应遵循由少到多、由稀到稠、由细到粗、由一种到多种的原则。辅食内不加盐和味精,不能以成人食物代替辅食。在患病期间,不添加新的辅食。

2）添加辅食的顺序 根据婴儿生长发育的需要及消化吸收功能的情况,逐渐添加辅食。添加顺序见表4-3。

表4-3 添加辅食顺序

月龄	添加辅食
4~6 个月	米糊,强化铁婴儿米粉,稀粥,蛋黄,鱼泥,菜泥,果泥
7~9 个月	烂面,碎菜,蛋,鱼,肝泥,肉末,饼干,馒头片,熟土豆等
10~12 个月	厚粥,软饭,拌面,豆制品,碎菜,碎肉,带馅食品等

3）添加辅食的注意事项 开始添加辅食应在婴儿状况良好、情绪愉悦的时候,婴儿较容易接受。婴儿对食物的接受存在个体差异,一种新食物可能需要 1~2 d 至 1 周的时间。而家长不要因为婴儿拒绝而不再添加辅食。在添加辅食的过程中,通过观察婴儿的大便情况,来判断添加的辅食是否得当。

4）断奶的原则 断奶指由完全依赖乳类喂养逐渐过渡到多元化食物的过程。从婴儿 6 个月开始引入半固体食物,逐渐减少母乳喂养的次数,增加引入食物的量,可继续母乳喂养至 24 月龄。断奶时切忌通过在乳头涂辣椒、药水或与母亲隔离等方式,强迫断乳,以免对婴儿的心理健康造成不良影响。

（2）定期健康检查与生长发育 监测按照《国家基本公共卫生服务规范》的要求,按期进行体格检查,了解儿童生长发育状况,及早发现影响生长发育的因素,及早处理。

（3）早期教育

1）大小便训练 儿童控制排便的能力与神经系统的成熟度有关,存在个体差异,且受遗传因素的影响,婴儿大便次数逐渐减少至每日 1~2 次时,即可开始训练定时大便。婴儿会坐后可以练习大便坐盆,每次 3~5 min。婴儿坐盆时不要分散其注意力。1 岁半训练不兜尿布,夜间按时将小儿叫醒排尿,避免尿床。应指导家长以鼓励和赞赏的方法来训练幼儿学习控制大小便。2~3 岁幼儿多已能控制膀胱排尿,如 5 岁后仍不能随意控制排尿则应就诊。

2) 动作的发展 家长应为婴幼儿提供运动的空间和机会。2~3周时,婴儿可开始练习空腹俯卧,培养俯卧仰头。3~6个月,婴儿能够抓握细小的玩具,应用玩具练习婴儿的抓握能力;训练翻身、独坐;7~9个月引逗婴儿学会爬行,同时练习婴儿站立、坐下和迈步,以增强婴儿的活动能力;10~12个月,鼓励婴儿学会走路。1~2岁的幼儿要选择发展走、跳、投掷、攀登和发展肌肉活动的玩具,2~3岁的幼儿要选择能发展动作、注意、想象、思维等能力的玩具,以发展其动作的协调性。

3) 语言的训练 婴幼儿有强烈的好奇心、求知欲和表现欲,喜欢问问题、唱简单的歌谣、看动画片等。成人应满足其欲望,经常与其交谈,鼓励其多说话,通过游戏讲故事、唱歌等促进婴幼儿语言发育,可借助动画片等电视节目扩大其词汇量,纠正其发音。

(4) 预防疾病和事故 继续加强预防接种和防病工作,每3~6个月为幼儿做健康检查1次,每年至少2次,预防营养不良、单纯性肥胖、缺铁性贫血、龋病、视力异常、寄生虫感染等疾病。指导家长防止事故发生,如异物吸入、烫伤、跌伤、溺水、中毒、电击伤等。

3. 学龄前儿童 为4~6岁的学龄前儿童每年提供1次健康管理服务。重点进行体格检查、生长和心理发育评估、听力和视力筛查。散居儿童的健康管理服务应在乡镇卫生院、社区卫生服务中心进行,集体儿童可在托幼机构进行。

(1) 学龄前儿童健康状况评估 询问上次随访到本次随访之间的膳食、患病等情况,进行体格检查,测量身高体重等,进行血常规检测和视力筛查,评估儿童生长发育和心理行为发育状况。

(2) 学龄前儿童保健指导 学龄前期儿童智力发展快,自理能力和机体的抵抗力增强,是性格形成的关键时期。此期儿童大部分进入幼儿园,集体儿童心理问题、传染病、食物中毒等发生率较散居儿童高。同时,学龄前期儿童独立意识逐渐增强,与外界接触增多和活动范围扩大,容易发生各种意外。继续监测儿童的生长发育、加强早期教育,预防意外伤害是此期儿童健康的重点内容。对家长进行合理膳食、心理行为发育、意外伤害预防、口腔保健、常见疾病防治等健康指导。

1) 入园体检及定期检查 儿童在入园前必须到当地社区卫生中心的儿童保健门诊进行全身体格检查,凭健康检查表和预防接种证入园或托儿所。儿童离园3个月以上,再入园则需要重新检查。患传染病儿童应及时隔离,痊愈后入园前必须递交医疗单位的证明。对有传染病接触史的儿童,必须经过医学观察,观察期满且无症状和再复查,正常者可入园。有下列疾患的儿童不宜入园:严重先天性心脏病、腭裂。而癫痫中度以上智力低下的儿童可建议送专门医疗机构进行系统康复锻炼。对学龄前期儿童定期进行体格检查,了解生长发育和健康状况,筛查近视、营养不良、贫血、寄生虫等常见病,及时进行治疗。幼儿园的工作人员入职前必须进行健康检查,持有健康检查单位签发的"健康证明书"方可上岗,之后每年进行1次体检。精神病患者、HBsAg阳性者,有严重生理缺陷者不可在托幼机构工作。患者患有国家法定传染病(包括急、慢性期)的人员不得在托幼机构工作,患有滴虫性及真菌性阴道炎、化脓性皮肤病的人员,经治疗痊愈后须有医院或防疫部门的证明,才能恢复工作。工作人员如有传染病密切接触史,须向托幼机构负责人报告,暂时调离岗位,接受医学观察。

2) 晨间检查 日托儿童每天进班前、全托儿童每天晨起后由保健人员检查,观察儿童精神状况,必要时测量体温,重点检查咽喉部有无红肿,腮腺有无肿大,皮肤有无皮疹等,发现问题及时处理。

3) 营养指导 随着儿童活动量增大,对营养需求增多。此期儿童保证热量和蛋白质的摄入,每天三餐加上、下午水果、点心,并培养注意培养儿童健康的饮食习惯,不挑食、不偏食、少吃零食,做到均衡饮食。此外,教会儿童养成良好的进餐礼仪,鼓励儿童参与餐桌的布置,并进行用餐卫生和防止烫伤的教育。

4) 加强体格锻炼 此期儿童对各种活动及游戏有浓厚的兴趣,因此开展安全、健康、积极的活动,特别是户外活动及游戏、体操、舞蹈,不仅能增强儿童体质,还可以寓教于乐,促进儿童智力的发育,陶冶情操。为了保证儿童安全有效地进行体格锻炼,应该在儿童进行活动的场所进行环境评估,确保体格锻炼的安全开展。

5) 培养独立生活能力及良好的个性 此期儿童的自理能力逐渐增强,因此,是培养孩子良好的饮食、睡眠及大小便习惯的关键时期。此外,逐渐培养儿童独立穿衣、刷牙、洗脸、进食、洗澡等自理能力。良好的家庭氛围及教养方式可以培养儿童懂礼貌、爱劳动、团结友爱、尊老爱幼的优良品质及积极的个性。

6) 预防龋齿 培养良好的口腔护理习惯是儿童时期重要的保健内容之一,是预防龋齿的重要手段。指导家长选择安全、有效的牙膏及软毛牙刷,并教会儿童正确的刷牙方法,牙齿的 3 个面中尤其是咬合面要仔细清洁,养成每天早晚刷牙、饭后漱口的好习惯。减少零食及含糖量高的食物摄入。定期进行口腔检查。

7) 预防接种和传染病的控制 按免疫程序按时进行各种预防接种,通过晨间检查、卫生检查、消毒工作等加强传染病的管理,杜绝急慢性传染病的流行。

8) 意外伤害的预防 学龄前期儿童是意外事故的高发人群,因此,安全教育是此期的重要保健内容。安全教育的内容主要包括遵守交通规则、不在马路上玩耍、不玩电器、不到河边玩耍等。

9) 常见心理行为问题矫治 吮拇指、咬指甲、攻击性行为、破坏性行为、遗尿、手淫是此期儿童特别是托幼机构儿童常见的心理行为问题。社区护士应指导家长和老师正确对待儿童的心理问题,帮助其寻找原因,对吮指、指儿童给予更多的关爱、呵护和安全感;对有攻击性行为和破坏性行为的儿童应讲道理、帮助其反省;对遗尿和手淫的儿童应提供充足的游戏机会,帮助其树立自信心,避免责怪、讽刺,以免造成儿童心理障碍。

(3) 健康问题处理 对健康管理中发现的有营养不良、贫血、单纯性肥胖等情况的儿童应当分析其原因,给出指导或转诊的建议。对口腔发育异常(唇腭裂、高腭弓、诞生牙)、龋齿、视力异常或听力异常儿童应及时转诊。

4. 学龄期儿童 社区卫生机构为学龄期儿童每年提供 1 次健康管理服务,包括健康状况的评估、保健指导及健康问题处理。

(1) 学龄期儿童健康状况评估 询问上次随访到本次随访之间的营养、患病等情况,进行体格检查,测量身高体重等,进行血常规检测、口腔检查及视力筛查,评估儿童生长发育和心理行为发育状况。

(2) 学龄期儿童保健指导 学龄期是指 6~7 岁至青春期,相当于小学阶段。学龄期儿童认知和心理发展非常迅速,是德、智、体全面发展的重要时期,同伴、学校和社会环境对其影响较大。对学龄期儿童合理膳食、心理行为发育、口腔保健、常见疾病防治等健康指导。

1）养成良好的生活习惯　学龄期儿童也是一个人饮食行为和生活方式形成的关键时期，从这个阶段开始培养健康饮食行为和生活方式将受益终生。在饮食上，培养儿童良好的饮食习惯，纠正偏食、喜欢吃零食、暴饮暴食的坏习惯。指导儿童学会合理安排学习、睡眠、游戏和运动时间，寒暑假制订计划表，避免终日沉溺于看电视、玩游戏中。此期儿童仍是龋齿的好发人群，因此，口腔卫生仍是重要的保健内容。

2）体格锻炼　学龄儿童应每天进行户外活动和体格锻炼。系统的体育锻炼，如体操、跑步、球类活动、游泳等均能促进儿童体力、耐力的发展。课间参加户外活动还可清醒头脑，缓解躯体疲劳。学龄期儿童应每天累计进行至少 60 min 的中高强度身体活动，以全身有氧活动为主。体格锻炼时，内容要适当，循序渐进，不能操之过急。

3）定期体格检查预防疾病　至少每年进行 1 次体格检查，定期监测体格发育，保持体重适宜增长，及时纠正营养性疾病和贫血，按时进行预防接种。保证学龄儿童充分的睡眠，每年体格检查 1 次，继续按时预防接种。学校和家庭还应注意培养儿童正确的坐、立、行走和读书等姿势，预防近视及脊柱异常弯曲等畸形的发生。

4）预防意外的发生　车祸、运动伤是此期常见的意外伤害，应继续加强安全教育。学龄儿童常发生的事故伤害包括车祸、溺水，以及在活动时发生擦伤、割伤、扭伤或骨折等。儿童必须学习交通规则和事故的防范知识，学习灾难发生时的紧急应对和自救措施，以减少伤残的发生。

5）近视的预防　此期是近视眼的好发时期，应指导儿童养成良好的用眼习惯。读书写字时眼睛要距离书本 30 cm 以上，并保证良好的光线，避免躺着看书；连续看电视或用电脑时间不宜超过 1 h，每隔 30 min 让眼睛休息一下；教会儿童一些简单有效的视力保健方法，如每天 2～3 次眼保健操；定期视力检查可及早发现弱视、斜视、近视并及早纠正。

6）培养良好的学习态度，防止学校或家庭虐待　与学习及教育相关的矛盾是导致此期亲子关系和师生关系紧张的重要因素。过度的学习压力或体罚不仅使儿童产生逆反心理、恐惧或拒绝上学，在上学或考试前表现出焦虑、呕吐、腹痛、腹泻、头痛等症状，甚至导致儿童情感障碍、离家出走、自杀等严重后果。因此，应指导家长老师树立正确的养育观念，激发儿童的学习兴趣，培养良好的学习态度，防止家庭或学校虐待。

7）心理卫生　促进儿童社会性发展，教会儿童听懂老师的要求，能向老师提出自己的请求。帮助儿童建立良好的同伴关系，使儿童尽快适应学校生活，获得安全感和归属感。此外要充分利用各种机会和宣传工具，有计划、有目的地帮助儿童抵制社会上各种不良风气。保护儿童自尊心，学龄儿童，尤其是小学高年级儿童，对各种事件会有自己的看法。父母应尊重孩子，遇事多听孩子的想法，多与孩子商量，帮助儿童分析问题，判断对错，促进儿童自信心、自尊心的发展。

（3）健康问题处理　对健康管理中发现的有骨骼畸形、贫血、单纯性肥胖、性发育异常、学习困难等情况的儿童应当分析其原因，给出指导或转诊的建议。

5.青少年　社区卫生机构为青少年每年提供 1 次健康管理服务，包括健康状况的评估、保健指导及健康问题处理。

(1)青少年健康状况评估　询问上次随访到本次随访之间的营养、患病等情况,进行体格检查,测量身高体重等,进行血常规检测、口腔检查及视力筛查,评估青少年生长发育和心理行为发育状况。

(2)青少年保健指导　进入青春期后,个体在激素作用下进入生长发育的第二个高峰,性发育逐渐成熟,同时在心理和社会交往发生很大变化,是一生中体格、体质、心理和智力发展的关键时期。此期个体的认知、心理社会行为发展日趋成熟,但由于神经内分泌尚不稳定,也会出现一些特殊的健康问题。因此,对青少年进行心理行为发育、性知识教育等健康指导,注重青少年良好的品德养成。

1)供给充足营养　青少年体格生长迅速,脑力劳动和体力劳动消耗亦增加,所以必须供给充足的能量、蛋白质、维生素及矿物质(如铁、钙、碘等)。青少年应主动学习营养健康知识,建立为自己的健康和行为负责的信念。青少年的食欲通常十分旺盛,但由于缺乏营养知识以及受大众传媒的鼓动和同伴间的相互影响,他们喜欢吃一些营养成分不均衡的流行食品,并常常不吃早餐,从而造成营养不良。在外就餐时要注重合理搭配,少吃含高盐、高糖和高脂肪的食物。当女孩开始关心自己的外貌和身材时,她们会对正常范围内的体重增加和脂肪增长担心,形成过度偏食或挑食,直至发生神经性厌食症,重危及其身体健康。家长、学校和保健人员均有责任指导青少年选择营养适当的食物和保持良好的饮食习惯。

2)培养良好的卫生习惯　重点加强少女的经期卫生指导,如保持生活规律,避免受凉、剧烈运动及重体力劳动,注意会阴部卫生,避免坐浴等。

3)保证充足户外活动和睡眠　积极规律的身体活动、充足的睡眠有利于青春期儿童的正常生长发育和健康。每周至少3次高强度的身体活动,3次抗阻力活动和骨质增强型活动。多在户外活动,每天的视屏时间应该限制在2 h以内,保证充足睡眠。青少年需要充足的和休息以满足此期迅速生长的需求,应养成早睡早起的睡眠习惯,家长和其他成人应起到榜样和监督作用。

4)预防疾病和事故　青少年应重点防治结核病、风湿病、沙眼、屈光不正、龋齿、肥胖、缺铁性贫血、营养不良、神经性厌食症和脊柱弯曲等疾病,可通过定期健康检查早期发现、早期治疗。由于青少年神经内分泌调节不够稳定,还可能出现良性甲状腺肿、痤疮、高血压、自主神经功能紊乱等,女孩易出现月经不规则、痛经等。创伤和事故是青少年,尤其是男孩常见的问题,包括运动创伤、车祸、溺水、打架斗殴所致损伤等,应继续进行安全教育。

5)心理卫生及性教育　进行性生理、性心理、性道德、性美学等内容的健康教育是此期保健的重要内容,应增强对儿童、青少年心理卫生和健康行为的正确引导,使其了解生殖器官的解剖与生理、第二性征的发育、遗精、月经来潮等现象,解除其对性发育的神秘感和对遗精、月经来潮的恐惧,正确对待青春期的各种现象,建立起对性问题的正确态度,明确自己的性别角色,培养自尊、自爱、自强、自信的优良品质。

6)正确对待青春期特殊行为问题　由于好奇、同伴劝诱或受电视网络的影响,青少年吸烟、饮酒、吸毒等有增加趋势。手淫也是青少年常见的问题。此外,早恋在中学生中日益普遍,且容易发生不正当的性行为。有资料表明,我国青少年发生初次性行为的年龄在提前。妊娠和性病不仅影响青少年的身心健康,也带来诸多社会问题。因此,应引导青少年形成正确的人生观和价值观,培养广泛的兴趣和爱好,积极参加体育锻炼,进行安全性行为教育,以减少不良行为对青少年的身心损害。

(3)健康问题处理　对健康管理中发现的有骨骼畸形、贫血、青少年糖尿病、单纯性肥胖、性发育异常、学习困难等情况的青少年应当分析其原因,给出指导或转诊的建议。

第三节　社区妇女儿童健康管理的新进展

一、社区儿童血压管理

成人高血压是成人心脑血管疾病的主要危险因素。越来越多的研究表明,儿童和青少年(18 岁以下)时期持续血压偏高,将发展为成人高血压;高血压儿童在成年后发生靶器官损害的风险明显增加;成人原发性高血压多起源于青少年时期;血压处于高百分位值的儿童易发展为成人高血压,此为儿童高血压发展的"轨迹现象"。

1.儿童高血压的管理原则　国内外指南建议≥3 岁的正常儿童每年体格检查时应检测血压。如果发现儿童和青少年血压为正常高值血压,则需要进行生活干预,做好其营养和体重管理。如果儿童和青少年血压处于高血压 I 级且无症状,仍建议进行生活干预;1 ~2 周后复测血压若仍高则测量四肢血压,并予营养和体重管理;3 个月后复测血压若仍未恢复则继续予营养和体重管理 3 个月。如果 3 次复查均无改善,建议给予动态血压检测并进行高血压的诊断和评估,启动高血压药物治疗。

2.治疗目标　中国高血压指南推荐,儿童原发性高血压应将血压降到 P_{95} 以下;若合并肾脏损害、糖尿病或出现靶器官损害应将血压降到 P_{90} 以下。

二、儿童肥胖与管理

肥胖症自 20 世纪 70 年代开始在西欧发达国家的学龄儿童中流行。此后,大部分国家的儿童和青少年肥胖检出率均呈现不断上升趋势。研究指出,超重、肥胖儿童发生高血压的风险分别是正常体重儿童的 3.3 倍和 3.9 倍;发生高甘油三酯血症的风险分别为 2.6 倍和 4.4 倍。此外,肥胖还会影响儿童青春期发育,危害呼吸系统及骨骼,对心理、行为、认知及智力产生不良影响。儿童肥胖症问题已成为当前全球迫切需要解决的公共卫生问题。部分疾病可以通过健康生活方式和合理膳食得到预防,由于儿童自身身体素质及身体承受能力与正常成年人不同,对肥胖儿童的健康管理施加干预时需要考虑多方面因素,从多角度入手进行分析和研究。

1.饮食干预　合理有效地预防儿童肥胖,应从饮食方面入手。为了缓解肥胖儿童的症状,鼓励其细嚼慢咽、不挑食不偏食、不暴饮暴食,每餐时间为 20 ~25 min,固定进餐时间及零食时间,不饮用各类含糖饮料和不将食物作为奖励等均有助于控制儿童的体重指数。

2. 运动干预　患有肥胖症的儿童大多摄入热量过多,而运动频率都较低,消耗热量不足,运动耗能较少。因此,脂肪会储存在身体内部,脂肪过度囤积导致肥胖。因此,应根据儿童年龄和生理特点辅助儿童参与更多的体育锻炼活动。

3. 心理干预　肥胖儿童的不健康行为习惯主要由多因素组成,包括内在心理因素和周围外在环境因素(家庭和学校等)。由于一些肥胖儿童在心理上会产生一定的自卑情绪,为了能够减弱这种敏感情绪,可以从心理方面多措并举。同时,在家庭中父母应避免在肥胖儿童面前谈及儿童肥胖症问题,尽可能避免以肥胖为切入点,保证儿童身心健康。

三、农村社区儿童保护服务

根据国家国务院 2021 年 9 月 27 日印发的《中国儿童发展纲要(2021—2030 年)》统计监测报告显示,我国儿童健康水平明显提升,但城乡间不平衡的矛盾依然存在。在农村地区,常常由于父母的缺位、祖辈监护的有心无力,导致了儿童日常生活中意外伤害的频频发生。相对于城市,农村的经济发展和各种硬件设施均滞后,以及在不同农村地区的文化背景下,人们的意识水平也千差万别,农村地区儿童面临的不同社会环境及支持网络强弱也存在差异,因此需要政府部门因地制宜,积极探索符合本地区儿童保护方法和落实相关政策。国家和民族未来的建设离不开对儿童,大力建设和发展农村地区儿童保护服务是保证儿童健康成长是关键。

1. 加强农村社区较为儿童保护工作意识　农村地区因地理环境、专业人数不足等原因,农村社区儿童保护服务工作较少开展,且开展形式单一,较难达到保护儿童的目的。尽管农村社区居民参与开展儿童保护工作的意愿较强,然而只有少部分社区居民能够真正落实到具体的行动中并具有保护儿童的意识,多数人都还停留在"口头参与"的阶段。因此,应该通过大力宣传农村儿童保护服务来加强农村居民的参与意识,切实保障农村儿童保护服务的落实和开展。

2. 提高儿童参与儿童保护活动的参与度　根据儿童的兴趣和特点,设计生动活泼的主题活动,邀请儿童参与到活动中来,结合具体的活动内容和活动方式,让儿童积极表达自己对于开展儿童保护的看法与建议。以小组的形式,让儿童在学习知识的同时,启发儿童积极主动的思考,相互交流自己的所学所感,分享与支持、结交好友。通过这种方式来增强农村社区儿童自身的朋辈支持网络,帮助儿童在遇到伤害时寻求帮助,从而达到儿童保护的目的。

3. 加大农村社区资源投入和提高儿童保护服务意识　农村地区由于地理位置偏僻和较差的经济基础,对于儿童保护工作的开展具有一定的阻碍,加大了活动的难度。其中受影响最大的就是硬件设施和人们对于儿童保护服务的意识。在硬件设施方面,醒目活泼的警示标语、宽敞明亮的社区活动室、完善充足的保护设施以及足够儿童活动的安全社区环境是开展社区儿童保护工作的必要条件。尽管农村地区能够提供广阔的活动场所,但是由于安全设施的不足、资源的匮乏,对于开展农村社区儿童保护工作具有一定的难度。在服务意识方面,农村社区因为地理位置的原因,特别是一些山区中的社区,存在信息接收和信息理解的多重困难,从而造成对于儿童群体的重视程度偏低,因此农村地区在实践能力上与城市相比有一定的差距。

4.针对不同的成人开展儿童保护服务工作　针对社区居住的不同群体,可通过采取不同的社会工作介入方式来开展儿童保护工作,使社区居民内不同的成人都积极参与到儿童保护服务工作中来。对于社区工作人员而言,积极开展和落实国家政策和法律法规的宣传教育,重点提高社区居民关于儿童保护的认知与意识,从而共同为儿童提供一个安全和谐的社区成长环境贡献自己的一份力量。另外,社区工作人员也要及时发现社区中有关儿童虐待的事件。对于已经发生的儿童不良事件,社区工作人员要及时介入和处理,并发动更多的社区居民参与到儿童保护工作中来。家长作为儿童成长过程中的第一责任人,承担着儿童保护的重大责任与义务。因此,针对家长积极开展有关合理教养和有效沟通的方式方法的宣教,避免家长采取非正向教养的方式造成的伤害。社区可通过多渠道的方式为家长搭建相互交流的平台,方便家长之间的相互交流与经验分享。对于工作繁忙的家长,社区可为其提供托管服务,避免儿童独自在家中无人看管情况的发生。树立社区居民主人公意识,呼吁社区居民积极参与社区儿童保护工作,对于身边出现的儿童虐待事件提供关心与制止,对于社区儿童危险行为的关注、警告与制止,保护儿童避免伤害。

5.社区应丰富儿童活动　社区应该根据儿童的心理成长发育水平和兴趣特点,为不同阶段的儿童提供丰富多彩的活动内容,促进儿童的身心健康成长和发育。农村社区由于信息接收度和更新速度相对于城市地区均存在滞后性,以及社区居民的认知水平较低,农村社区工作人员更应该针对这些问题提出合理灵活的措施,因地制宜的处理和解决目前的难题,可以通过建议的方式协助社区提供类型多、意义深刻的活动内容,提高社区儿童活动的数量以及质量。

四、特殊妇女人群母乳喂养状况

1.产时并发症母亲母乳喂养　产时并发症现在主要有产后出血、重度子痫的前期和剖宫产。

(1)产后出血　只要生命体征已经平稳,母亲能够并愿意接受婴儿的喂养,在助手帮助下,可以进行母乳喂养。母乳喂养有利于子宫的收缩,减少子宫的出血。

(2)重度子痫的前期　产后可以进行母乳喂养。在监测母亲的血压及病情的同时,鼓励与婴儿的同步休息。母亲不宜过劳,可安排家人协助照顾婴儿。

(3)剖宫产　应鼓励剖宫产的母亲尽早母子接触、尽早让婴儿吸吮母乳。哺喂体位有:婴儿俯式吸吮、侧卧位哺喂、环抱式哺喂。早期可用婴儿俯式吸吮、侧卧位哺喂、剖宫产几天以后环抱式哺喂。

2.妊娠合并症母亲的母乳喂养

(1)糖尿病　患糖尿病的母亲坚持母乳喂养的好处:哺乳时分泌的泌乳素可以让母亲更放松并有嗜睡感,可以缓解母亲精神上的压力;分泌乳汁所消耗的额外热量,会减少母亲治疗所需要的胰岛素用量,有效地缓解糖尿病的各种症状。

注意以下几点:①患者容易感染各种病菌,母乳喂养期间要注重卫生,哺乳姿势要正确,保护好乳头不受感染。②糖尿病治疗对于母乳喂养没有任何影响。因为胰岛素的分子大,不会进入乳汁。③口服降糖药甲苯磺丁脲适用于母乳喂养。如果需要使用其他降糖药,应在监测新生儿血糖的情况下谨慎使用。

(2)甲亢　患甲亢的母亲哺乳期首选治疗甲亢的药物是丙基硫氧嘧啶。此药很少进入乳汁,通常只有治疗剂量的1%进入婴儿体内,婴儿甲状腺功能并不受影响,该药物对母亲和婴儿均是安全的。小剂量的他巴唑(<10 mg/d)对哺乳也是安全的。如果母亲对丙基硫氧嘧啶过敏,则可选用他巴唑。

患甲亢的母亲母乳喂养时应注意:由于存在新生儿甲状腺功能减退的潜在危险,每2~4周应监测一次新生儿甲状腺功能。如果无条件随访婴儿,安全起见则不强调母乳喂养。甲亢母亲需要加大抗甲状腺药物剂量时,则不建议母乳喂养。碘131治疗时应暂停哺乳,须待乳汁中放射性物质的水平达到正常后,方可继续哺乳。

(3)精神疾病　如果母亲患有精神疾病,在有人照顾的情况下,可以让母婴待在一起,并密切观测,哺乳时要请家人帮助母亲,确保母亲不要伤害到婴儿。如果精神疾病母亲有伤害婴儿的意向或行为,建议不实施母乳喂养。

(4)产后抑郁症　应分析产妇导致抑郁症的原因,针对性地解除病因。如果抑郁来自对自己的乳汁分泌不足的担心,应该在喂哺时给母亲以信心,让她相信通过频繁有效的吸吮,可以增加泌乳量。如果病情严重需要药物治疗,应考虑药物对婴儿的影响。必要时中止喂养,定时挤出乳汁。停药后,再恢复母乳喂养。

3. 传染性疾病母亲的母乳喂养

(1)乙型肝炎(HBV)　接种乙型肝炎疫苗是预防HBV感染最有效的方法。对HBsAg阳性母亲的新生儿,应在出生后24 h内尽早(最好在出生后12 h)注射乙型肝炎免疫球蛋白(HBIG),剂量为100国际单位,同时在不同部位接种乙型肝炎疫苗。在出生后的1个月和6个月分别接种第2和第3针乙型肝炎疫苗。

新生儿接受双重免疫后,可接受HBsAg阳性母亲的哺乳。如果乳头出现皲裂和缺损则尽量避免哺乳,避免有足以引起感染的大量HBV病毒进入乳汁内,对于婴儿产生影响。如果没有及时接种疫苗及注射免疫球蛋白,可以请其他健康的已经产生抗体的妇女给予母乳喂养。

(2)结核　预防结核的关键是卡介苗(BCG)的接种,推荐所有的新生儿均应在生后尽早接种BCG。但是有先天性免疫缺陷的新生儿避免接种;对于艾滋病感染母亲所生儿童,应尽快明确其感染状态和免疫功能情况,在尚未确定其是否感染艾滋病前,应避免接种卡介苗。

对于在临近分娩期或分娩后诊断的有传染性的肺结核母亲,卡介苗不能有效地保护其新生儿,新生儿常规接受母乳喂养,并给予6个月的异烟肼预防性治疗,预防性治疗结束后接种BCG,同时密切监测婴儿的健康状况。

(3)艾滋病　艾滋病母婴传播主要发生在妊娠、分娩和哺乳3个阶段,即宫内传播、产程传播、产后传播,最主要是产程阶段。由HIV可以通过哺乳传播给所生儿童,对于艾滋病感染母亲所生婴儿的喂养策略是提倡人工喂养、避免母乳喂养、杜绝混合喂养。混合喂养可使婴儿肠道发生过敏和炎症反应,导致肠道的通透性增强,使母乳中的HIV更易于侵入。若人工喂养不当可增加婴儿患腹泻、肺炎和营养不良等疾病的概率,使婴儿死亡率增加。在人工喂养的时候,要进行评估(AFASS)。①可接受的(acceptable):母亲认为选择喂养方法不存在明显的文化或社会原因的障碍,或者不存在禁忌和歧视。②可行的(feasible):母亲(或家庭成员)有充足的时间、知识、技术及其他资源准备食物和喂养婴儿,以及得到应对压力的支持。③可负担的(affordable):母亲与家庭能够负担得起包括所有食物成分、燃料、清洁用水在内的替代喂养的费用。我国有艾滋病母亲所生的婴儿选择人工喂养时,能获得国家免费提供的配方奶粉。④可持续的(sustainable):母亲能得到安全婴儿喂养所需要的所有食物成分和日用品的持续、不中断供应,只要婴儿需要就有。⑤安全的(safe):正确和卫生地贮存替代食物,制作过程保证营养和充足数量;用清洁的双手和清洁的器具喂婴儿,最好使用杯子。

若评估结果为尚未具备人工喂养的条件,应选择纯母乳喂养。如果选择母乳喂养,母亲或婴儿应坚持服用抗病毒药物,注意避免母亲哺乳期间的乳头皲裂和乳腺炎,避免婴儿口腔内破口或感染。积极创造人工喂养的条件,一旦条件具备,应及时转变为人工喂养。不管选择哪种喂养方式,医务人员都应给予充分的咨询和指导,定期对儿童进行生长发育监测。

五、妇幼保健机构服务能力评价

提升妇女儿童的健康水平是我国妇幼保健机构的主要任务与目标,通过在全国各级设置妇幼保健机构,为辖区内的妇女儿童提供医疗保健健康管理服务。各级妇幼保健机构在我国妇幼健康服务体系占据着核心的重要地位,作为保障妇女儿童健康的重要机构,其主要职能如下。①开展与妇女儿童健康密切相关的基本医疗服务,为妇女儿童提供基本的诊疗服务。②辖区健康服务:完成卫生行政部门下达的指令性工作;协助制定辖区妇幼健康政策;开展辖区内妇女儿童全生命周期的保健服务,提供计生服务保障生殖健康;开展妇幼卫生、生殖健康的应用性科学研究并组织推广适宜技术;开展妇幼群体健康促进和健康教育工作;对基层医疗保健机构开展业务指导,并提供技术支持。③开展妇女和儿童的保健服务:包括青春期保健、婚前和孕前保健、孕产期保健、更年期保健、老年期保健。④辖区信息管理:负责本辖区孕产妇死亡、婴儿及5岁以下儿童死亡、出生缺陷监测、妇幼卫生服务及技术管理等信息的收集、统计、分析、质量控制和汇总上报。

妇幼保健机构服务能力主要包括两个方面的内容,一方面是机构内医疗保健服务能力,另一方面是与所在社区所管辖的公共卫生服务能力。提升妇幼保健机构的服务能力不仅能够提升机构的存在和发展价值,而且能够促使机构内不同人员积极履行其职能。其中医疗卫生人员的配置比、医疗设备资源量、临床治疗和保健服务量、医疗服务质量等因素对机构的服务能力起决定性作用。目前妇幼保健机构存在重视临床医疗治疗提供而妇幼保健服务水平较低的现状,因此研究者建议妇幼保健机构的服务应该要做到保健和临床相结合,要符合我国对于妇幼保健机构的职能定位。在妇幼保健机构发展能力的研究中将妇幼保健机构服务能力作为其中的一级指标纳入研究,并将服务能力的优劣通过辖区业务管理和院内服务体现出来,辖区保健管理指标和机构运行基本监测指标对评价指标及其权重做出了具体的规定。有研究指出妇幼保健机构综合绩效评价指标的研究中将评价指标体系可分为医疗保健工作质量、医疗保健工作效率、公共卫生服务质量和效率、行政部门对同级妇幼保健机构满意度、上级机构对本机构的满意度、下级机构对本机构的满意度、患者满意度、员工满意度、经济效益、机构发展潜力等十个维度。

妇幼保健工作是我国公共卫生医疗领域的一个重要组成部分，因此，儿童保健和妇女保健在我国公共卫生服务领域占有重要地位。随着人们生活水平的提高，妇幼健康指标已成为衡量一个国家综合国力的重要指标。妇女和儿童的健康状况，不仅事关医学的发展，更关系到社会的进步和国家的强盛。加强妇幼保健机构的服务能力，对降低儿童死亡率、维护人类健康、促进公共卫生事业和社会发展都具有重要意义。

六、儿童青少年糖尿病管理新进展

全球儿童 1 型糖尿病（type 1 diabetes mellitus，T1DM）和 2 型糖尿病（type 2 diabetes mellitus，T2DM）的患病率都在不断上升。1 型糖尿病是儿童与青少年糖尿病的主要类型，患儿需通过良好遵医用药行为和良好的生活、饮食方式，以维持血糖水平稳定，控制病情发展，降低并发症发生率，提高患儿生存质量。患儿由于其年龄特点，表现出自控力差，自我管理水平低，导致血糖控制不佳，并发症出现较早，后期生活质量下降，社会家庭负担加重，因此，采取何种方法提高儿童自我管理水平以控制血糖水平显得尤为重要。

复杂的自我管理内容对儿童和青少年 1 型糖尿病患者来说具有挑战性，且自我管理障碍与较差的 HbA1c 水平显著相关。从成长发展阶段来看，青春期前（8~11 岁）是父母承担主要的糖尿病护理工作；青春期早期（11~15 岁）是父母与青少年共同承担糖尿病管理责任；青春期中期（15~17 岁）是青少年承担大部分的疾病管理工作，父母参与监督管理；青春期晚期（17~19 岁）则是青少年独立管理疾病。总的来说，患儿本人是疾病管理的主体，提升患儿自我管理水平切实重要。目前，我国儿童青少年 1 型糖尿病自我管理的方式有三大类：基于互联网的新型方式、以游戏为主导的管理方式、糖尿病营地活动方式。

1. 基于互联网的新型方式　互联网技术在医学领域应用广泛，在糖尿病管理中也发挥着不可或缺的作用。可用远程医疗记录患儿每天胰岛素注射量、血糖自我监测次数和低血糖发作次数，并定期给患儿提供反馈以纠正其不正确的疾病管理行为，以有效改善患儿 HbA1c 水平。目前有多款手机应用软件应用于糖尿病儿童健康管理，一般有患儿、医生、护士和管理 4 个端口，这有助于医务人员和（或）家庭成员共同管理患儿的疾病。将互联网技术应用于儿童青少年糖尿病管理中，增加其与医护人员的接触机会，适时学习血糖知识，提升自我管理水平。

2. 以游戏为主导的管理方式　以游戏为主导的管理方式将游戏元素设计到系统里，把患儿的血糖值、测试频率和时间等与游戏结果直接联系起来，以激发儿童自我管理的积极性，实现更好的血糖管理。一定要根据儿童发育特点开发游戏，比如通关游戏，患儿通过掷骰子决定前进步数，每前进一次需要答对题目，以这样的方式激发糖尿病患儿的学习兴趣，提高自主学习意识。采用寓教于乐的方式帮助患儿树立健康知识学习的自主性，主动健康管理，以期达到疾病自我管理水平提升的目的。

3. 糖尿病营地活动方式　糖尿病营地（diabetes camps，DC）是指糖尿病患儿相互之间分享感受、想法,以学习新知识的独特的健康教育方式。以家庭为单位,多个家庭组织在一起进行边学习疾病知识边娱乐的活动。由中南大学湘雅二医院内分泌科、中国1型糖尿病联盟主办的"湘雅康乐营",采用专家讲座和经验分享相结合的方式,促进糖友之间相互交流,既能讨论自己存在的疑难问题,借鉴经验,又能找到和自己阵营一致的糖友,让患儿及其家庭找到归属感和获取更多支持。

血糖监测是糖尿病管理中的重要环节,可促进血糖控制水平,以抑制糖尿病并发症的发生和进展。美国糖尿病学会(ADA)建议,病程短及预期寿命长的糖尿病患者应每天进行自我血糖监测(self-monitoring of blood glucose,SMBG)以获得最佳的血糖控制。然而,T1DM患儿由于年龄小、认知性较差、恐惧疼痛、在校监测不便等因素,对于使用传统血糖检测仪坚持进行血糖监测有一定难度。但随着科技进步及经济收入水平的提高,新式血糖监测手段应运而生。持续动态血糖监测是现在儿童血糖监测讨论的主要新式血糖手段,其类型可以分为三大类:回顾性血糖监测、实时血糖监测、间歇读取式血糖监测。目前,儿童血糖监测主要是间歇读取式血糖监测。扫描式葡萄糖监测(flash glucose monitoring,FGM)系统是一种新型的连续血糖监测系统,通过埋藏于皮下的传感器每分钟监测一次,每15 min记录1次组织液葡萄糖浓度,可通过外置的扫描仪随时查看监测结果,推测血糖情况,并提供14 d的连续葡萄糖水平图谱,指导饮食、运动和药物治疗方案的调整。与标准血糖监测相比,连续血糖监测对血糖控制效果会更好。

儿童和青少年1型糖尿病患者的自我管理是疾病管理过程中的核心部分,也是良好血糖控制的关键。良好的血糖控制促进更好地自我管理,有效的自我管理影响积极的血糖控制。虽是科技进步提供了技术支持,但研究结果的大面积推广仍需更多验证。

参考文献

[1]赵淑冉,李凯,孔燕,等.妊娠期糖尿病产妇早期母乳喂养体验的质性研究[J].中西医结合护理(中英文),2020,6(10):112-117.

[2]代艳,袁源,邓雨峰,等.产妇精神心理状况与母乳喂养的相关性研究[J].现代医药卫生,2021,37(06):998-1001.

[3]孟燕平.妊娠合并结核病36例临床病例分析[D].济南:山东大学,2018.

[4]刘芳然.婴幼儿健康管理[J].中国实用乡村医生杂志,2018,25(3):16-18.

[5]陈奕彤,马明静,姬闻,等.学龄前儿童社区血压管理模式研究[J].中国全科医学,2021,24(4):496-503.

[6]黄先玫.儿童和青少年高血压诊断与健康管理[J].浙江医学,2019,41(18):1915-1920+1927.

[7]程家国.肥胖儿童健康管理研究进展[J].中国公共卫生管理,2020,36(05):655-658.

[8]赵薇,傅茂笋,顾怀婷.加强妇幼保健机构建设完善妇幼卫生服务体系[J].中国卫生事业管理,2008,25(12):851-852.

[9]孙艾,孔笑眉.妇幼保健机构在社区卫生服务中应发挥的作用[J].中国社区医师

（医学专业）,2011,13(18):303,305.

[10]钟小燕,白晶,罗荣,等.地市级妇幼保健机构"互联网+妇幼健康"服务提供现状调查[J].中华医院管理杂志,2019,35(8):627-631.

[11]嵇加佳,朱敏,王洪,等.1型糖尿病患者胰岛素注射相关自我管理行为及血糖控制现状研究[J].中国糖尿病杂志,2020,28(8):609-612.

[12]陈莉明.技术引领科研,循证助力指南:血糖监测研究新进展[J].中华糖尿病杂志,2020,12(1):21-22-23-24.

[13]杨利灵,陆群峰,唐平,等.儿童和青少年1型糖尿病患者自我管理研究进展[J].解放军护理杂志,2021,38(8):81-84.

[14]李凤婷,肖倩,王锐,等.糖尿病患儿随访APP的构建与应用[J].护理学杂志,2018,33(21):9-11.

[15]王力,吴利平,王平,等.1型糖尿病患儿健康教育游戏软件的开发及应用研究[J].中华护理杂志,2020,55(11):1659-1664.

[16]LI A Y, SO W K, LEUNG D Y, et al. Effectiveness of continuous subcutaneous insulin infusion on parental quality of life and glycemic control among children with T1D: Meta-analysis [J]. Worldviews on Evidence-Based Nursing,2018,15(5):394-400.

[17]SIMENTAL-MENDIA L E, GAMBOA-GOMEZ I, Aradillas-Garcia C, et al. The triglyceride and glucose index is a useful biomarker to recognize glucose disorders in apparently healthy children and adolescents[J]. European Journal of Pediatric Surgery,2020,179(6):953-958.

[18]SAOJI N, PALTA M, YOUNG H N, et al. The relationship of Type 1 diabetes self-management barriers to child and parent quality of life: a US cross-sectional study[J]. Diabetic medicine: A journal of the British Diabetic Association, 2018, 35(11):1523-1530.

[19]GUPTA, OLGA T, MARSHA M, et al. Camp-based multi-component intervention for families of young children with type 1 diabetes: A pilot and feasibility study [J]. Pediatric Diabetes, 2018, 19(4): 761-768.

第五章

社区老年人的保健与护理实践

学习目标

知识目标

1. 掌握：老年人、老年人口系数、人口老龄化和老年人口负担系数的概念及意义。
2. 熟悉：老年人常见问题的临床特征、相关因素和护理措施。
3. 了解：社区护士在老年人健康管理中的角色。

能力目标

1. 能结合老年人常见问题为老年人制定预防和干预措施。
2. 能运用我国现有的社会保障制度解决老年人的困难。
3. 能发现社区老年人健康护理管理中的问题并解决。

思政目标

1. 热爱老年护理工作，努力学习专业知识和技能，助力提升老年人生活质量。
2. 弘扬中华优秀传统文化，树立尊老、爱老、孝老、敬老和助老的理念。

第一节　概　述

一、社区老年人保健与护理的基础知识

(一)基本概念

1. 老年人与人口老龄化

(1)老年人(the elderly)　人的老化受遗传、环境和社会生活诸多方面的影响有较大

差异,从生理、心理、社会全方位确切定义老年人比较困难。一般来说,老年人的概念按大多数人的变化规律从生理年龄上来定义。联合国于1956年将65岁作为老年人的划分标准,与许多国家的退休年龄一致,但由于发展中国家人口结构比较年轻,就将60岁作为老年人的划分界限。

从60岁或65岁到死亡这段时间称为老年期。随着人类生活水平提高,平均寿命不断延长,老年期是一段较长的时期,而且老年期不同阶段老年人的生理心理方面亦有很大差别,因此,通常将老年期划分为不同阶段。世界卫生组织把它划分为:60~74岁为年轻老年人,75~89岁为老年人,90岁及以上为长寿老年人。我国将老年期划分为:60~89岁为老年期,90岁及以上为长寿期。

(2)老年人口系数 老年人口系数(coefficient of aged population)是指老年人口占总人口的比例。

$$老年人口系数 = \frac{老年人口数量}{人口数量} \times 100\%$$

老年人口系数是判断社会人口是否老龄化和老龄化程度的指标。就一个国家或地区而言,老年人口系数越大,则老龄化程度越深,老年人口越多,老龄问题愈显重要。但就世界范围或各地区横向比较来说,由于人口的基数不同,各国老年人口系数与老年人口绝对数是不平衡的,我国有14亿多的庞大人口基数,虽然与其他发达国家相比,老年人口系数值不大,但老年人数量是世界上最多的,面对的问题就更多。

(3)人口老龄化 社会人口中老年人口系数超过一定的水平,发达国家7%以上,发展中国家10%以上,称为人口老龄化(population aging)或人口老年化。如果社会人口达到了老龄化的标准,这个社会就称为老龄化社会或老年化社会。

(4)老年人口负担系数 老年人口负担系数(burden coefficient of aged population)是指老年人口数量占劳动人口总数的比例。老年人口负担系数,客观反映了老年人在劳动人口中的比重,是反映社会负担情况的一个重要指标,也是计算和预测老年人经济负担和老年社会保障负担系数的基本数据。

$$老年人口负担系数 = \frac{老年人口数量}{15 \sim 60 岁的人口数量} \times 100\%$$

2. 老年人失能与长期照护

(1)失能(disability)与日常生活活动能力(activities of daily living, ADL) 老年人失能是指其因各种原因导致的完全或部分丧失生活自理能力的情况。ADL是指躯体为满足日常生活活动所需要的一种最基本、最具共同性的生活能力。ADL量表是常用的自理能力评估工具,其中将老年人的日常生活自理能力分为工具性日常生活活动能力(使用交通工具、购物、做家务、洗衣、做饭、打电话、处理钱物、服药)和基本的日常生活活动能力(行走、洗澡、如厕、穿衣、梳洗、进食)。有些老年人平时可能从来不做饭、不洗衣等,因此基本的日常生活活动能力更能反映老年人自理能力和需要照护的情况。此外,评估自理能力的常用工具还有Barthel指数、Katz指数、功能活动问卷等,量表评估内容上各有侧重,测评结果需与老年人生理、心理和社会活动状态结合,进行全面考虑、慎重判断。老年人失能状况的评估是养老机构入住资格评审、分级护理、居家养老服务补贴等的重要依据之一,可根据实际服务提供的现状和环境设施条件等来选择适当的量表作为评估工具。此外,在评估工作中,还需结合老年人的失智情况进行综合考虑。

(2)长期照护 老年人长期照护(long term care)是指为完全或部分失能、失智的老年人,配合其功能或自我照顾能力,提供不同程度的照顾措施,使其保持自尊、自主及独立性和享有品质生活,既包括普通的日常生活照顾,也包括专业的保健护理服务。长期照护具有专业性、长期性、连续性等特点,是团队的整合性服务,需要专业的护理人员、非专业人员、社会工作者和家庭等积极参与,以帮助照护对象及其家庭维持生活和应对生活的问题。长期照护服务场所可以是医院、护理院、康复中心、临终关怀机构、养老机构、社区日托机构、家庭等。当前我国老年人长期照护服务主要来源于家庭,以生活照顾为主。

(3)正式照护 正式照护(professional care)主要是指由护士、养老护理员或其他经过正规培训持有相应上岗证书的专业人员提供的专业照护服务。正式照护人员均需接受过不同时长的专业培训和教育,提供安全有效的专业性服务。由于对正式照护人员的教育类型不同,其服务权限亦不同,如养老护理员主要提供以日常生活照料为主的各类养老护理服务,不能涉及医疗护理服务如注射、导尿等。

(4)非正式照护 非正式照护(non-professional care)主要是指由家庭成员、亲属、朋友、邻居、保姆等提供的照顾服务。他们通常没有经过专门的训练,主要协助日常生活照顾。家庭成员为主的非正式照护队伍是老年人长期照护的主要力量,他们承担了大部分繁重的日常照顾工作。为支持非正式照护队伍,一些国家实行了喘息服务(respite service)制度。喘息服务是为了缓解家庭照护者的身心压力,而开展的一种临时照顾服务。既能让家庭照顾者从繁重的照顾负担中暂时脱身,又能给老年患者提供专业照护。

(5)社会养老与家庭养老 社会养老(social endowment support of the aged)是指养老费用由社会养老保障体系承担,包括各类商业保险。家庭养老(family support of old aged)是指养老费用由家庭承担,包括老年人个人储蓄。各国养老保障制度不同,目前我国老年人养老仍以家庭养老为主。

(6)机构养老与居家养老 机构养老(agency support of the aged)是指老年人居住在养老机构内,费用由家庭和(或)社会养老保障体系支付。居家养老(home-based senior care)则指老年人居住在家中,养老费用由家庭和(或)社会养老保障体系支付。我国机构养老床位不足3%,居家养老是主体,社区为依托完善的养老服务体系有待逐步建立和完善。

(二)社区老年人保健与护理的目标

1.增强老年人自我照顾能力 增强自我照顾能力是老年人护理始终贯彻的一个理念,是提高老年人生活质量的保证。社区护士通过社区健康教育和护理服务,提高老年人之间自护和互助的能力;老年人通过坚持正确的身体锻炼,合理的营养,延缓衰老,尽可能长期维持生活自理的能力;而伤残老人则通过适当的康复治疗,并为其提供适当的辅助设备,恢复自理能力。

2.延缓恶化和衰退 老化使老年人器官功能退化,老年人多数患有慢性病,慢性病又加速器官功能老化。正确治疗和护理老年患者,预防并发症,尽量稳定病情,尽可能地延缓恶化和衰退。

3. 协助老年人参与各种社区活动　为老年人提供必要的帮助,使其在娱乐、社交、心理及家庭等各方面的需要获得满足,以提高老年人的生活质量。

4. 为老年人提供临终关怀　给予濒死老年人更多的身体、心理、社会支持,缓解疼痛,增加舒适度,让老年人能安详而宁静地离开人世。

(三)社区护士在社区老年保健与护理中的作用

社区护士是社区老年保健中的主要力量,负责组织并实施社区老年人健康教育计划、开展老年患者的护理服务、培训老年服务人员、参与社区老年保健的总体规划等工作。在不同场合、不同时间及不同情况下,扮演着护理服务、咨询、教育、组织、管理、协作、研究等不同的角色,承担各种角色赋予的责任。

1. 社区老年人健康教育　社区护士与社区工作人员合作,了解社区老年人口组成特点、患病情况、社区经济、文化环境、生活习俗及社区卫生资源等,确定优先干预的健康问题;制订健康教育计划;根据实际情况,通过各种途径如专题讲座、板报、图片、印刷资料、录像、示范、操作练习、个别指导、咨询、正反案例的现身教育等实施健康教育计划,向社区人群传播健康知识和技能;同时对健康教育过程和结果进行恰当的评价,不断反馈,提高健康教育的成效。通过健康教育,使老年人树立健康意识,获得健身防病及治疗康复知识,改变不良行为,减少行为危险因素,增进老年人健康。

2. 社区老年患者护理　社区护士在社区卫生服务机构、家庭或养老、托老机构中为老年人提供护理技术服务,如注射、换药、给氧、鼻饲、导尿、灌肠、压疮护理及各种专科护理。同时,在紧急情况下如老年人突然昏迷、骨折、脑血管意外等,社区护士还必须做好院前急救工作,这对维持患者生命、避免意外病情恶化及对后续医院治疗、预后有着积极的意义。

3. 临终关怀　许多老年人都希望能在自己熟悉的居住环境中,在亲人陪伴下度过生命最后的日子,良好的社区护理是满足老年人临终需求的基础。社区护士开展社区死亡教育,为临终老年人提供各种护理,控制疼痛,缓解症状,实施心理支持,尽最大可能使老年人处于舒适状态,维护老年人尊严,使老年人安详而宁静地离开人世,并对家属哀伤心理提供心理支持。

4. 指导、培训工作　老年人有自身的生理、心理特点,老年人家属、保姆及为老年人服务的志愿者、养老护理员、社会工作者需要掌握老年相关知识及一般护理技能,社区护士承担相应的培训和指导工作。

5. 组织协调工作　社区老年保健工作需要协调多部门开展,如老年人之间,老年人与家庭之间、社区不同机构之间、不同组织之间以及为老年人服务的各种专业人员之间的协调。另外需要卫生部门、民政部门等多部门的相互配合。社区护士在社区老年保健工作中扮演组织管理角色,协调各方关系,与社区工作人员合作,对老年保健工作中人员、物资及各种活动进行指导、安排。

6. 研究工作　社区护士需要有敏锐的观察力,以发现老年人疾病的早期表现、心理变化及社区中的环境问题、家庭问题、威胁健康的各种危险因素等,积极开展社区护理研究工作,研究老年人身体、心理健康及影响因素,研究社区老年人健康干预策略、干预实施和干预效果及社区老年保健制度建设和保障决策等问题。

用爱心温暖老人　助力养老事业

全国"敬老爱老助老模范人物"——谢小莲

　　谢小莲是一名有着20多年党龄的共产党员、市级劳动模范,也是祁阳县安乐老年公寓的院长。2014年,在她从祁阳县环卫所退休之后,便将更多的时间和精力投入到"敬老、爱老、助老活动"之中,她经常深入周边空巢老人家中嘘寒问暖,为年老体弱的老人洗衣晒被,帮助家境贫困的老人解决实际困难。2016年,谢小莲和朋友一起投资创办一所养老院,筹建过程中遇到的困难让她疲于奔波、心力交瘁。但是,"再苦再累,也一定要把老年公寓办起来"!谢小莲想着老人们期盼的目光,决心办好老年公寓的想法无比坚定。她不顾劳累,全身心地投入到老年公寓的建设之中。2020年12月,谢小莲被评选为全国"敬老爱老助老模范人物"。

二、老年人社会保障制度

　　国家建立养老保险制度和多种形式的医疗保险制度,保障老年人的基本生活和基本医疗需要。无劳动能力、无生活来源、无赡养人和抚养人的,或者其赡养人和扶养人确无赡养能力或者抚养能力的,城市老年人由当地人民政府给予救济,农村老年人由农村集体经济组织负担保吃、保穿、保住、保医、保葬的五保供养。此外,救助制度还可以在一定程度上对老年人的基本生活和基本医疗进行保障。

　　我国目前老年人的养老保障可分为5个层次:自我保障、政府保障、差别性职业养老保险、补充保障及市场提供。①自我保障(self-security):包括家庭保障和个人保障,也就是养老经费和服务来源于家庭或个人的储蓄,是养老保障的基础,是中国数千年来的历史文化传统,是当前中国社会现实格局的必然选择。②政府保障(government security):是指由政府作为直接的责任主体,向所有老年人提供最基本的收入保障,是普惠式(universal)国民养老保障制度,可让老年人分享社会经济发展的成果,覆盖面广,体现了社会保障的公平性,如满足最低生活需要的贫困救济、老年津贴等。③差别性职业养老保险(differential professional pension):是指政府主导、统一政策规范、统一税制优惠,由雇主与雇员分担缴费责任,缴费高低与个人工资水平和缴费年限有关,待遇标准与缴费多少而有所不同,个人缴费又与就业情况相关,是一种兼顾公平与效率的制度安排。④补充保障(complementary security):是职业福利的重要组成部分,是指劳动者所在单位提供的补充养老保险,包括企业年金和非企业单位补充养老保险,缴费由雇主或雇主与雇员共同承担,政府实施鼓励政策,不具体干预,我国目前实施的企业补充养老保险属于这一层次的保障。⑤市场提供(market provided security):主要指各种商业保险公司提供的商业人寿保险服务,完全是市场行为,通过市场提供的产品以市场交易的方式来完成,政府在商业保险的法律框架内进行监管,缴费由个人或家庭承担,是一种社会化的自我保障。第一、第二层面的养老保障是基础,越向高层次发展,保障水平越高。目前我国老年人大多数采取自我保障,包括家庭保障在内的自我保障在今后较长时间内仍将发挥重要作用。

(一)养老保险

养老保险(pension insurance)是社会保障制度的主要组成部分,是老年人社会保障的核心内容。养老保险是社会为了防止老年风险而建立的社会保险制度,其核心是向老年人支付养老金(pension)。养老金是养老保险的产物,是在政府立法规定的范围内,依法征缴的用于支付劳动者老年退休、丧失劳动能力与生活能力时维持生活、代替工资的延期支付资金,是养老保障得以建立并正常运行的物质基础和前提保证。

我国从20世纪80年代开始实行养老保险制度,经历了从无到有,逐步改革、完善的过程。在社会养老保险体系中,包括了城镇企业职工基本养老保险、城镇居民养老保险和新型农村居民养老保险3项基本制度,也体现了我国社会养老保险3个发展阶段。2011年7月1日,《中华人民共和国社会保险法》正式实施,2018年12月29日,根据第十三届全国人民代表大会常务委员会第七次会议《关于修改〈中华人民共和国社会保险法〉的决定》修正,为老年人的社会保障提供了法律依据。该法规定,基本养老保险实行社会统筹与个人账户相结合,基本养老金由统筹养老金和个人账户养老金组成,国家建立基本养老金正常调整机制,根据职工平均工资增长、物价上涨情况,适时提高基本养老保险待遇水平。个人跨地区就业的,其基本养老保险关系随本人转移,缴费年限累计计算,个人达到法定退休年龄时,基本养老金分段计算、统一支付。

(二)社会救济与社会福利

社会救济是国家对无劳动能力和生活来源及自然灾害或其他经济社会等原因导致生活困难者,给予临时或长期物质帮助的一种社会保障制度。主要包括自然灾害救济、失业救济、孤寡病残救济和城乡困难户救济等。社会救济是社会保障体系的组成部分,是社会成员享有的基本权利,是国家应履行的保证公民在非常时期生活权利的法律责任,是政府解决特殊社会问题的重要手段,是稳定社会和经济秩序的一种重要机制,也是社会和谐的必要保证。

社会福利所包含的内容十分广泛,老年人的社会福利主要是指政府出资为生活困难、无依靠或残疾等特殊老年群体提供生活保障而建立的制度,内容涉及医疗护理、娱乐健身、生活照顾、社区服务等。国家颁布的《中华人民共和国老年人权益保障法》(1996年)、《农村五保供养工作条例》(2006年)等法律法规为老年人的基本生活提供了保障。有关法律法规规定:对城市孤寡老人、符合供养条件的残疾人实行集中供养,对农村孤寡老人、符合供养条件的残疾人实行集中供养与分散供养相结合,集中供养一般通过举办社会福利院、敬老院、疗养院等福利机构来实行。社会福利制度也在不断改革,近年来积极推进社会福利社会化,开展基本养老服务体系建设。此外,部分省市建立了高龄老人生活补贴制度,以保障老年人的基本生活。

(三)社会互助

社会互助(social mutual aid),是指在政府鼓励和支持下,社会团体和社会成员自愿组织和参与的扶弱济困活动,是社会保障体系的补充。社会互助有提供资金与提供服务两个方面。资金来源包括国内外社会捐赠、互助基金和义演、义赛、义卖等活动筹资;服务提供包括邻里互助、团体互助和慈善事业等。社会互助主要形式包括:工会、妇联、老年协会等群众团体组织的群众性互助互济活动;民间公益事业团体组织的慈善救助活动;城乡居民自发组成的各种形式的互助组织活动等。

老年人社会互助一直是我国政府积极倡导的,自2003年始,全国老龄委发起了"银龄行动",组织老年知识分子开展为老年人服务的志愿活动,在此基础上,一些地区开展"银龄互助"项目,利用基层老年协会的力量,组织和发挥年轻老年人的作用,为社区高龄老年人提供服务。另外,一些社区组织离退休老年人,组成社区老年人互助队,为老年人提供探访,心理慰藉等服务。

(四)老年人长期照护保障

上述老年人社会保障,特别是养老金保障制度是我国老年人长期照护保障的基本来源,但就目前老年人的养老金收入来看,不足以支付其失能时的长期照护费用。2016年7月8日,人力资源社会保障部印发《关于开展长期护理保险制度试点的指导意见》,在全国15个城市开展长期护理保险制度试点,并对试点相关工作做了部署。对开展长期护理保险试点的指导思想和基本原则、目标和任务、基本政策、管理服务等做了规定,要求相关地方按照以人为本、基本保障、责任分担、因地制宜、机制创新、统筹协调的基本原则,探索建立社会互助共济方式筹集资金,为长期失能人员的基本生活照料和与基本生活密切相关的医疗护理提供资金或服务保障的社会保险制度。利用1~2年试点时间积累经验,探索适应我国社会主义市场经济体制的长期护理保险制度政策体系,以及相应的标准体系、服务规范和管理办法。社区护士应在此领域积极开展理论研究和实践探索,促进老年人长期照护保险制度的建立和完善。

敬老养老 传统美德

老年人权益保障法

为了保障老年人合法权益,发展老龄事业,弘扬中华民族敬老、养老、助老的美德,根据宪法,制定本法。1996年8月29日八届全国人大常委会第二十一次会议通过了《中华人民共和国老年人权益保障法》,现行版本为2018年12月29日第十三届全国人民代表大会常务委员会第七次会议《关于修改〈中华人民共和国劳动法〉等七部法律的决定》第三次修正。其中第三十条指出国家逐步开展长期护理保障工作,保障老年人的护理需求。对生活长期不能自理、经济困难的老年人,地方各级人民政府应当根据其失能程度等情况给予护理补贴。

三、人口老龄化现状及面临的问题

（一）人口老龄化现状

1. 全球人口老龄化现状　世界人口发展普遍从高出生率和高死亡率向低出生率和低死亡率过渡，其结果是全世界人口年龄构成明显提高。《世界人口展望2019》指出，人口结构将继续老化，2019年，65岁及以上的老年人占全球人口的1/11，2050年将提高到1/6。

2. 我国人口老龄化现状　我国2020年第七次全国人口普查显示，60岁及以上老年人口数量为26402万人，占人口总数的18.70%，与2010年普查相比上升5.44个百分点；其中65岁及以上老年人口为19064万人，占人口总数的13.50%，与2010年普查相比上升4.63个百分点。从历次人口普查来看，我国人口老龄化程度进一步加深，即将进入深度老龄化社会。与世界人口老龄化相比，我国人口老龄化有以下特点。

（1）老年人口规模大　虽然我国老年人口系数与发达国家相比要低得多，但我国老年人口总数高，我国已经成为世界上老年人数量最多的国家。据世界银行统计，2019年我国65岁及以上老年人口为17599万人，约占世界老年人口总量的23%，约占亚洲老年人口的50%。

（2）高龄化显著　2000—2020年期间，全世界80岁及以上老年人口从7171万人增至14550万人，增长1.0倍，80岁及以上老年人口比重从1.2%增至1.9%，增长0.7个百分点。相比之下，我国2000—2020年期间，中国80岁及以上老年人口从1199万人增至3580万人，增长2.0倍，80岁及以上老年人口比重从1.0%增至2.5%，增长1.5个百分点，明显快于全世界总体水平。

（3）人口老化速度快　我国是世界上人口老化速度最快的国家之一，自1980年我国正式实行计划生育政策，导致中老年人口的比重快速上升。至1999年我国65岁及以上人口占比突破7%，进入轻度老龄化社会，我国用不到20年时间完成了老龄化进程，而法国用了115年，瑞士用了85年，美国用了60年，英国用了45年。2000年以来，我国老龄化速度进一步加快，2000—2010年，我国65岁及以上老年人口上升1.91个百分点，2010—2020年，我国65岁及以上老年人口上升4.63个百分点。

（4）老龄化状况城乡倒置　2000年，乡村老年人口约为城镇的2倍，随着我国城镇化的推进，农村劳动力转移，我国老年人口逐步向城镇聚集，2017年城镇老年人口首次超过乡村。

（5）各地区之间老化程度不平衡　从老年人口规模上看，全国省域中65岁及以上老年人口突破千万的有山东、四川、江苏和河南等省，分别达到1595万人、1318万人、1217万人和1118万人，而65岁及以上老年人口规模相对较小的省（自治区）为海南、宁夏、青海和西藏，数量分别为88万人、66万人、52万人和21万人，均在100万以下。从老年人口增幅和年平均增速看，2002—2019年，在省域中增幅最大的是宁夏，老年人口由27万增加到66万，增幅达到142.65%，增长了近1.43倍，年均增速达5.35%；而广西65

岁及以上老年人口由 416 万增加到 504 万,增幅为 21.17%,年均增速为 1.14%,在省域中增长最慢。

(6)未富先老　我国人口老龄化超前于经济社会的现代化,发达国家经济发展与老龄化基本同步,而我国是在人均收入水平较低、综合国力有限和社会保障体系不健全的情况下提前进入老龄化社会。人口老龄化的进程对社会经济发展、居民生活方式、健康与疾病流行模式均带来巨大影响。

(二)我国人口老龄化带来的社会问题

社会人口老龄化所带来的问题,不仅是老年人自身的问题,而且牵涉到政治、经济、文化和社会发展等诸多方面的问题。"未富先老",国家财力薄弱,缺乏解决老龄问题的经济基础,人口的快速老龄化和庞大的老年人口数量会对我国的社会关系、经济发展、文化传统、价值观念、道德规范等各方面带来冲击。

1.社会负担重　随着老年人口数量的增加,我国老年人口负担系数也逐步增加。2011—2050 年,我国老年人口将增加 160.7%,劳动年龄人口减少 24.2%,老年抚养比由 19.7% 上升到 67.8%,养老负担增加 2.4 倍。

2.家庭养老功能减弱　伴随人口老龄化,我国家庭规模趋于小型化和核心化,老年人家庭日益空巢化和独居化。家庭结构的变化导致我国家庭养老功能逐渐弱化。此外,中西部地区人口向东部地区迁移、农村人口向城镇迁移的态势,使得中西部地区和农村家庭的养老功能更加弱化。

3.养老保障制度面临挑战　我国人口老龄化发展迅速,养老保障需求压力越来越大。我国经济不发达,社会福利及社会保障体系不完善,远远不能满足老龄化社会中老年人日益增长的需求。由于我国是在家庭养老保障功能逐步弱化、社会养老保障制度尚不健全的情况下进入老龄社会的,由个人收入、家庭保障、基本养老保险、补充养老保险、商业养老保险以及社会慈善等公益养老事业所构成的养老保障供给能力不足,随着人口老龄化的深入发展,未来我国社会养老保障制度将面临更为严峻的挑战。

4.医疗护理服务保障挑战　老年人慢性病患病率高,恢复慢,日常的医疗、保健、康复等卫生服务需求大。人口的快速老龄化及与之相伴随的疾病谱的转变,导致我国疾病经济负担和医疗服务需求急剧增长。人口老龄化的加速,基本医疗保险制度的缴费人群将缩小,享受保险人群将相对扩大,我国医疗保障制度面临的财务可持续性压力十分巨大。

树欲静而风不止　子欲养而亲不待

子路负米

仲由是周朝春秋时期鲁国人,字子路。非常孝敬父母。他从小家境贫寒,非常节俭。经常吃一般的野菜,吃得很不好。仲由觉得自己吃野菜没关系,但怕父母营养不够,身体不好,很是担心。家里没有米,为了让父母吃到米,他必须要走到百里之外才能买到米,再背着米赶回家里,奉养双亲。百里之外是非常远的路程,一年四季经常如此,极其不易。然而仲由却甘之如饴。后来仲由的父母双双过世,他南下到了楚国。楚王聘他当官,给他很优厚的待遇。所吃的饭菜很丰盛,每天山珍海味不断。但他并没有因为物质条件好而感到欢喜,反而时常感叹。因为他的父母已经不在了。他是多么希望父母能在世和他一起过好生活;可是父母已经不在了,即使他想再负米百里之外奉养双亲,都永远不可能了。

第二节　社区老年人的健康管理

一、社区老年人健康管理服务规范

本节主要介绍《国家基本公共卫生服务规范(第三版)》中社区老年人的健康管理内容、流程、要求及考核指标。

(一)服务对象

65 岁及以上常住居民。

(二)服务内容

每年为老年人提供 1 次健康管理服务,包括生活方式和健康状况评估、体格检查、辅助检查和健康指导。

1. 生活方式和健康状况评估　通过问诊及老年人健康状态自评了解其基本健康状况、体育锻炼、饮食、吸烟、饮酒、慢性病常见症状、既往史、治疗及目前用药和生活自理能力等情况。

2. 体格检查　包括体温、脉搏、呼吸、血压、身高、体重、腰围、皮肤、浅表淋巴结、肺部、心脏、腹部等常规体格检查,并对口腔、视力、听力和运动功能等进行初步测量和判断。

3. 辅助检查　包括血常规、尿常规、肝功能(血清谷草转氨酶、血清谷丙转氨酶和总胆红素)、肾功能(血清肌酐和血尿素)、空腹血糖、血脂(总胆固醇、甘油三酯、低密度脂蛋白胆固醇、高密度脂蛋白胆固醇)、心电图和腹部 B 超(肝胆胰脾)检查。

4. 健康指导　根据体检结果,告知评价结果并进行相应健康指导,主要包括:①对发现已确诊的原发性高血压和 2 型糖尿病等患者同时开展相应的慢性病患者健康管理。②对患有其他疾病者(非高血压或糖尿病),应及时治疗或转诊。③对发现有异常的老年人建议定期复查或向上级医疗机构转诊。④进行健康生活方式以及疫苗接种、骨质疏松预防、防跌倒措施、意外伤害预防和自救、认知和情感等健康指导。⑤告知或预约下一次健康管理服务的时间。

（三）服务要求

1. 开展老年人健康管理服务的乡镇卫生院和社区卫生服务中心应当具备服务内容所需的基本设备和条件。

2. 加强与村（居）委会、派出所等相关部门的联系,掌握辖区内老年人口信息变化。加强宣传,告知服务内容,使更多的老年人愿意接受服务。

3. 每次健康检查后及时将相关信息记入健康档案。具体内容详见《居民健康档案管理服务规范》健康体检表。对于已纳入相应慢性病健康管理的老年人,本次健康管理服务可作为一次随访服务。

4. 积极应用中医药方法为老年人提供养生保健、疾病防治等健康指导。

（四）工作指标

$$老年人健康管理率 = \frac{年内接受健康管理人数}{年内辖区内\ 65\ 岁及以上常住居民数} \times 100\%$$

注:接受健康管理是指建立了健康档案,接受了健康体检、健康指导,健康体检表填写完整。

二、老年人常见问题的健康管理

老年人伴随各系统器官功能老化,身体、心理及社会活动功能减退,可出现各种健康问题,影响老年人的生活质量。居家安全问题如便秘、尿失禁、皮肤瘙痒、体位性低血压、骨质疏松等常见健康问题的护理和预防,是社区老年保健的重要内容。

（一）老年人居家安全问题及护理

跌倒、误吸、噎食是老年人常见的意外事件,可导致老年人骨折、吸入性肺炎,甚至危及老年人生命,是老年人居家的重要安全问题。

1. 临床特征　原卫生部《老年人跌倒干预技术指南》中指出,跌倒(fall)是指突然的、不自主的、非故意的体位改变,倒在地上或更低的平面上。据报道,65 岁以上老年人中有 1/3 的人、80 岁以上中有 1/2 的人每年有过一次跌倒,在这些跌倒的人中,约有一半发生反复跌倒,其中约 1/10 的人发生严重后果,如髋关节骨折、其他骨折、软组织损伤、头颅损伤等。跌倒是活动受限、日常生活活动能力下降和入住机构或医院的独立危险因素。虽然跌倒频繁发生并有潜在的严重后果,但却往往被人们忽视,因此,社区护士在社区健康护理中需要强调跌倒的预防。

老年人易发生误吸、噎食,尤其是脑卒中、帕金森病、阿尔茨海默病等慢性病患者更易发生。误吸(aspiration)是指进食时在吞咽过程中的液体或固体食物进入到声门以下的气道。误吸可引起剧烈咳嗽、吸入性肺炎,甚至窒息死亡。噎食(choke feed)通常是指食物堵塞咽喉部或卡在食管的第一狭窄处,引起窒息。发生噎食的主要表现为:①进食突然中断;②不能说话;③呼吸停止而迅速发生缺氧症状;④用手按住喉部并用手指指向口腔。

2. 相关因素

（1）跌倒的相关因素　引起老年人跌倒的原因主要是老年人自身生理病理方面的因素和环境因素，如运动功能失调、虚弱、眩晕、视力障碍、体位性低血压、药物不良反应、饮酒过量等，还可因为环境光线过暗或强光刺激、扶手不稳、地面不平整或潮湿打滑、家具摆放位置不当、室内外障碍物等跌倒。

（2）误吸、噎食的相关因素　老化和疾病因素导致吞咽功能障碍是误吸、噎食的基础，同时食物性状、进食习惯也是影响因素。引起误吸、噎食的主要因素有：①吞咽功能减退：正常吞咽动作需口、咽、食管共同参与，在神经、肌肉的协调下完成。随着年龄的增长，老年人咽喉部感觉功能减退，神经肌肉的协调性变差，吞咽反射减低，再加上咀嚼功能下降，唾液分泌减少致食物润滑作用降低，容易发生噎食；同时，吞咽过程中防止异物进入气道的反射性动作减退，容易发生误吸；此外，脑血管意外等疾病也是重要的影响因素。②进食习惯不良：身体略前倾的坐位进食，便于吞咽。仰卧进食、边谈笑边进食、进食速度过快、大口进食等不良习惯易导致误吸，也容易发生噎食。③食物性状影响：进食过于黏稠、粗糙、干燥的食物易发生噎食，如牙齿不好的老年人大口进食糯米团子，由于食物本身的黏性使老年人难以嚼碎而吞咽块状食物，易发生噎食；另外，水和汤类食物可使一些高龄老年人和脑血管意外的患者发生误吸。

3. 护理措施

（1）预防跌倒　①评估老年人跌倒的危险因素：老年人身体状况，如视力、平衡能力、活动能力、疾病、用药等因素；以及居住环境的影响因素，如照明不良、地面不平或有障碍物、桌椅家具不稳、设施不全或缺陷等。社区护士需对以上问题进行评估，根据具体情况进行改进，改善环境，尽量减少跌倒的影响因素，避免老人跌倒。②做好心理护理：老年人常有不服老和不愿麻烦别人的心理，对一些力所不能及的事情，也要自己尝试去做，如爬高、搬重物等，这会增加老年人跌倒等意外事件发生的可能性。因此，要做好心理疏导工作，使老年人正确看待自己的健康状况和活动能力。③活动柔和：老年人日常活动或体育锻炼时动作要柔和，避免突然转身、闪避、跳跃等，外出行走步伐要慢，尽可能用双脚来支撑身体重心。④防止体位性低血压：老年人从卧位或蹲位站立时，动作要慢，平时避免长时间站立。⑤消除环境中的危险因素：如地板防滑，桌椅稳固，照明设施良好且方便，衣、裤、鞋大小合适，拐杖、轮椅等设施完好。⑥提供必要的帮助：如提供拐杖，专人扶持，在浴盆、便池边安装扶手，高龄老人外出有人陪伴。⑦坚持锻炼：坚持有规律的锻炼，保持良好的骨骼、关节和肌肉功能，提升机体的平衡能力。

（2）跌倒应急处理　①不急于搬动老年人：老年人跌倒不首先扶起，以免不当措施导致二次损伤。②迅速检查伤情：检查意识是否清楚，询问跌倒过程、受伤部位，是否有口角歪斜、偏瘫等；检查局部组织是否有淤血、出血、肿胀、压痛、畸形；检查肢体活动，注意有无骨折和脊柱受伤；检查有无头痛、胸痛、腹痛等。③求救并保持呼吸道通畅：有意识不清或疑有骨折、内脏损伤的情况，迅速拨打急救电话。对意识不清的老年人，注意清理口腔分泌物、呕吐物，头侧转，解开衣服领扣，保持呼吸道通畅。心跳、呼吸停止者迅速进行心肺复苏。④正确处理局部伤情：有骨折者予以固定；出血者予以止血；扭伤、挫伤者局部制动、冷敷；脊柱有压痛疑有骨折者，避免搬运时脊柱扭曲。在初步的处理下，迅速送往医院处理。⑤做好病情观察:无明显组织损伤的老年人,扶老年人起来,并观察血压、脉搏等情况。

(3)预防噎食、误吸 ①尽量坐位进食:老年人宜坐立、上身略前倾位进食。尽量协助卧床老年人坐位进食,不能坐位者抬高床头,头转向一侧进食。②细嚼慢咽:小口进食,细嚼慢咽,不催促或限制老年人进食时间。③养成良好的进食习惯:进食期间集中注意力,勿谈笑,避免边看电视边进食。咳嗽、多痰、喘息患者,进食前协助排痰、吸氧,减少喘息,避免进食中咳嗽。④合理加工和选择食物:老年人食物宜细、软,避免过于干燥、粗糙及大块的食物,食物去刺、剔除骨头。喝稀食易呛咳者,可将食物加工成糊状。

(4)噎食急救 如患者坐位或立位,抢救者站在患者身后,一手握拳顶住上腹部,另一手握在拳头外,用力向后向上冲击。如患者意识不清,则使用卧位上腹部冲击法,患者平卧、头侧转,施救者双手置患者上腹部,向内向上冲击。

(二)老年人便秘及护理

便秘(constipation)是老年人常见的胃肠道健康问题,慢性便秘病程至少6个月。据报道老年人群便秘发生率为15%~20%,随年龄增长,患病率增加,女性患病率高于男性,男女患病率之比为(1∶4.59)~(1∶1.77)。尽管便秘在老年人群中发病率较高,但年龄并不是便秘的独立危险因素。

1. **临床特征** 老年人便秘时通常主诉排便需要用力,或排便次数减少或排不尽并出现粪便干结、粪量减少,出现腹胀、腹痛、食欲下降等相关症状。流行病学调查发现,在慢性便秘者中只有少数患者到医院就诊,多数便秘者自行服用轻泻药。滥用轻泻药可造成轻泻药依赖、轻泻药结肠等不良反应。便秘与肛门直肠疾病(如痔、肛裂等)关系密切,在大肠癌、肝性脑病、乳腺疾病、阿尔茨海默病等的发生中也可能起重要作用,老年人用力排便可引发急性心肌梗死、脑血管意外,严重慢性便秘还可引起粪性结肠穿孔。便秘的诊断可借鉴罗马Ⅲ标准:①排便费力,想排而排不出大便,干球状便或硬便,排便不尽感;②排便次数<3次/周,排便量<35 g/d或排便过程有25%以上时间出现排便费力;③全胃肠道或结肠传输时间延长。

2. **相关因素** 慢性便秘与多种因素有关,包括心理、活动、饮食、环境、用药及疾病等。老年人由于机体老化,肠道蠕动功能下降,容易发生便秘。老年人便秘特别要注意是否有以下可控因素。①饮食不当:老年人饮食量过少,或由于牙齿原因,咀嚼不便而使饮食过于精细、缺少膳食纤维而引起便秘。②饮水不足:老年人去脂组织(fat free mass,FFM)减少,储水能力下降,易发生脱水,脱水可使肠内粪质水分充分吸收,造成大便过干而不易排出。③排便习惯不良:平时经常忽略便意,或因老年人认知功能受损不能按时如厕,没有养成定时排便习惯。④缺少体力活动:老年人缺少活动或长期卧床是便秘的常见原因。⑤不良心理状态:紧张、抑郁、焦虑心理也是影响排便的因素。⑥用药情况:许多药物可引起便秘,如阿片类镇痛药、抗精神病药、钙通道阻滞药等均可导致便秘。

3. **护理措施**

(1)避免用力排便 由于动脉硬化,老年人用力排便可能导致脑血管意外,因此老人便秘不宜用力排便,可采取其他措施帮助排便。

(2)排出积便　如直肠内有干结的粪便,可用人工取便法清除沉积的大便,遵医嘱使用通便药物。常用的通便方法如下。①容积性通便:利用加工或合成的含纤维素制剂(如小麦麸皮、玉米麸皮、车前子和甲基纤维素等),服用后在肠道吸收水分,增加粪便体积,刺激肠蠕动,缩短通过肠道时间,增加排便次数,达到通便目的。②渗透性泻药通便:有不被吸收的糖类、盐类泻剂和聚乙二醇。不被吸收的糖类增加肠腔内粪便容积,促进肠蠕动;盐类泻剂(如硫酸镁)不易被肠道吸收,服后使肠腔内渗透压增高,使粪质含水量增加,促进排便。③刺激性泻药通便:常用的有酚酞、蒽醌类药物、蓖麻油等,能刺激肠蠕动,增加肠动力,减少吸收,促进排便。此类药物易出现药物依赖,长期使用可引起结肠黑变病。④软化通便:利用矿物油(如液状石蜡)口服或灌肠,通过乳化粪便而改变粪便的物理性状,润滑肠壁,使粪便易于排出。长期使用可导致脂溶性维生素吸收不良,影响肠黏膜和局部淋巴结对异物的反应性。⑤灌肠通便:利用灌肠液使直肠内粪便软化而起到通便作用。不当灌肠可引起直肠黏膜损伤和水、电解质失衡。

(3)补充水分　便秘者增加饮水量是基础治疗,如无禁忌证,应充分补充水分,减少粪质中的水分吸收,软化大便。

(4)饮食调节　饮食上多选择富含纤维素的食物,如未过度加工的谷物、水果和蔬菜。另外,饮食选择上可多食用一些寒性食物,如菊花茶、蜂蜜、西瓜、梨、苦瓜等,鲜石斛榨汁饮用有较好的通便效果。

(5)肠功能训练　每天在餐后留出一定的时间进行排便训练,餐后肠道反射活动活跃,有利于形成排便反射。早餐后是如厕最佳时间,晨起喝一杯水,可起到刺激肠蠕动、促进排便的作用。平时生活有规律,每天定时如厕,养成规律性的日常排便活动。对有轻度认知损害的老人,督促肠功能训练尤其重要。

(6)保持良好的心理状态　帮助老人充分认识导致便秘的原因,解除对排便的紧张心理,避免对泻药的依赖,有抑郁、焦虑等心理问题的老人及时进行心理治疗。帮助老年人多参加社区活动,积极参加有规律的健身锻炼,维持良好的身体状态。

(7)加强日常锻炼　平常坚持自理生活,增加体力活动量,根据自身兴趣有规律地参与健身活动,延缓器官功能老化。每天早晚用手掌作腹部环形按摩,同时进行肛门和会阴的收缩锻炼,以促进肠蠕动,锻炼肛门外括约肌、肛提肌及耻骨直肠肌的收缩能力,促进排便。

(8)解除影响排便的各种因素　为老年人创造独立、隐蔽、宽松、方便的如厕环境,提供坐式便器,排便时不看书报或听广播,精神集中。遵医嘱用药,避免滥用药物。

(三)老年人尿失禁及护理

尿失禁(urinary incontinence)是指可证实的尿液不受控制自动流出。尿失禁多见于老年人,但尿失禁并不是正常老化结果。患病率随年龄、残疾及制动的增加而增加,尿失禁是导致压疮的一个重要危险因素。由于尿失禁涉及羞耻感,老年人常不愿提及,护士在平常护理中应加以注意。

1.临床特征　老年人由于肾功能减退,肾小球滤过功能、肾小管的排泄和重吸收功能、膀胱储尿功能、尿道括约肌功能等都会产生不同程度的退化,加上排尿的神经调节系统老化、男性老年人前列腺增生等尿道梗阻因素,都可影响老年人的排尿功能。尿失禁是老年人泌尿系统常见的健康问题,其原因较为复杂,可由局部或全身因素引起,如尿道括约肌无力、前列腺增生、尿道狭窄、老年性阴道炎、膀胱结石、膀胱炎症或肿瘤、神经中枢失调以及精神因素等。尿失禁给老年人带来很大的心理压力和诸多生活上的不便,直接影响老年人的生存质量。

尿失禁按病因分类有:神经源性、梗阻性、创伤性、精神性、先天性尿失禁。按失禁特点分类有:持续性、间断性、完全性、夜间性尿失禁。根据国际尿控协会制定的标准,尿失禁分为以下类型:真性尿失禁、压力性尿失禁、急迫性尿失禁、混合性尿失禁、充溢性尿失禁、反射性尿失禁、不稳定性尿道、完全性尿道关闭功能不全。临床可根据病史、临床表现、尿道压力试验、尿流动力学测定、残余尿量测定、B超、内镜检查等做出诊断,老年人的尿失禁是短暂性失禁还是慢性过程(确诊性尿失禁),需要详细询问病史,明确原因。

压力性尿失禁是常见老年疾病,据估计占女性老年人尿失禁发病率的50%以上。脑卒中、帕金森病、阿尔茨海默病的患者中,逼尿肌痉挛引起的急迫性尿失禁较多见。区分压力性和急迫性尿失禁很重要,因为它们的治疗方法不同。

2. 相关因素　老年人发生尿失禁,往往很少由单一原因引起,年龄、性别、妊娠及产次、体重指数、疾病、药物、手术等都是影响因素。各种原因引起逼尿肌痉挛(或膀胱不自主收缩)、逼尿肌松弛、尿道口关闭不全、下尿路梗阻等都可引起尿失禁。护理尿失禁的老年人应特别注意以下一些因素。①盆底肌肉松弛:老年人特别是女性老年人由于多次分娩,易发生盆底肌肉松弛导致尿道口关闭不全,在咳嗽、大笑、打喷嚏、弯腰等情况下发生尿失禁。②尿路梗阻:尿路结石、尿道黏膜脱垂、男性老年人前列腺增生等引起下尿路梗阻,可导致充盈性尿失禁。③尿路感染:老年人尿路感染可无典型的尿急、尿痛症状,特别在一些认知损害的老年患者,尿失禁有时是尿路感染的唯一症状。④活动受限:老年人常可因为体弱、活动不便或因活动受限、如厕不便或老年人认知受损等原因不能及时如厕,发生功能性尿失禁。老年人突然站立的体位性低血压也有可能引起短暂尿失禁。⑤疾病和药物因素:脑卒中、帕金森病、阿尔茨海默病的患者中,逼尿肌痉挛引起的急迫性尿失禁较多见。神经系统疾病、前列腺或妇产科手术、慢性咳嗽以及利尿剂、抗抑郁药、镇静催眠药、钙通道阻断剂等也可引起尿失禁。

3. 护理措施　老年人尿失禁的治疗主要是抓住主导原因,多种治疗方法相结合,改善症状,提高生活质量。同时减肥、处理便秘、预防和治疗尿路感染、戒烟,积极治疗慢性咳嗽、糖尿病、神经系统疾病、脑血管疾病等。针对尿失禁的原因有药物治疗、注射治疗、电刺激治疗及手术治疗等。日常护理主要是进行功能锻炼,做好生活照料和心理护理。

(1)心理护理　尿失禁老年人因衣被尿湿而有臭味,自卑心理较重。护士应尊重和理解老人,维护老人尊严,不在人前谈论,不能有嘲笑厌恶的情绪。同时转变老年人观念,尿失禁是伴随机体器官生理性老化的病理现象,不是难以启齿和令人羞愧的事,解除老年人的心理压力。同时让患者建立信心,只要祛除原因,积极配合治疗,尿失禁可以得到控制。

(2)排尿功能锻炼　根据老年人尿失禁的类型,开展有针对性的排尿功能训练。常用方法有盆底肌肉锻炼、膀胱训练、重复排尿训练等。①盆底肌肉锻炼(pelvic floor muscle training):指盆底肌肉收缩练习,即紧缩肛门的运动(提肛运动),方法:选择平卧位或坐位,在不收缩下肢、腹部及臀部肌肉的情况下自主收缩耻骨、尾骨周围的肌肉,即收缩会阴和肛门,尽量收紧提起盆底肌肉并维持10 s,然后放松休息10 s,收缩和放松计为1次,如此反复进行20~30次为1组,每天做3~4组。盆底肌肉锻炼使尿道外括约肌、肛提肌等盆底肌肉得到锻炼,对于压力性尿失禁及混合性尿失禁患者均有良好的疗效。②重复排尿训练(double voiding):即排尿结束后,暂等几分钟,再做一次排尿动作,尽量排尽尿液,减少残余尿量,对于充盈性尿失禁患者有一定的作用。③膀胱训练(bladder training):对于急迫性尿失禁患者,如果患者每3 h 尿裤1次,就应当接受训练。根据尿失禁时间长短而确定如厕时间,如3 h 失禁1次,则可让患者每2 h 排尿1次,缓解尿急症状,然后逐步延长排尿间隔,反复训练。许多老年尿失禁患者不能配合此项训练,可以用促进排尿来代替,不管患者是否需要,都要求间隔2 h 排尿1次,可改善尿失禁症状。

(3)保持会阴部皮肤清洁干燥　及时更换衣裤,勤洗会阴部,必要时使用尿垫。同时加强支持系统的支持作用,协助生活护理,准备足够的衣被和烘干设施。

(4)祛除诱因　积极治疗慢性咳嗽、尿路感染,避免紧张,穿宽松衣裤,裤腰处最好用松紧带,以方便排尿。对有认知损害的老年人,定时督促、协助其如厕;同时避免饮用刺激性饮料如咖啡、浓茶、碳酸饮料等;并提供良好、方便的如厕设施。

(5)白天多饮水,晚间控制饮水　由于尿失禁,尿道失去正常的冲洗自净功能,再加上会阴部常处在尿湿的环境中,感染机会增加。同时老年人常担心尿湿而控制饮水,更增加了泌尿道感染的风险,因此要解除老年人的顾虑,在白天喝足量的水。晚间适当控制饮水量,以免影响睡眠。但如果老年人有血栓形成的风险,则不应控制饮水量。

(6)协助老年人做好排尿日记　为评估尿失禁的原因、程度及治疗效果,需协助老人记录每次排尿时间、每次排尿量、每次饮水时间、每次饮水量、每次排尿的伴随症状、尿失禁时间等。

(四)老年人直立性低血压及护理

直立性低血压是老年人常见的一组临床综合征,主要表现为在体位突然变换为直立时易发生头晕、乏力,甚至跌倒、晕厥,导致骨折及心脑血管事件等,严重影响老年人生存质量。

1.临床特征　直立性低血压又称体位性低血压(orthostatic hypotension,OH),是指从卧位转为立位时收缩压下降20 mmHg 或舒张压下降10 mmHg 以上,并出现相应的脑供血不足或自主神经症状。这种直立性低血压可能不是立即发生,故需要站立2 min 后重复测量。另外,事实上血压下降和症状的严重程度并不总是一致的,临床上应加以注意。另有研究显示,直立性低血压可以预测其总死亡和冠状动脉事件的风险,高血压患者合并直立性低血压更易发生高血压靶器官的损害。

根据血压及脉率的变化,人体对直立性低血压的反应可归纳为3类:①血压下降同时脉搏加快是正常的生理反应;②血压下降但脉搏无加快或加快不足10次/min,提示血管迷走反射或自主神经系统功能障碍(神经源性);③血压下降同时脉搏减慢则为血管迷走反射。

2. 相关因素　人站立时由于重力的作用,静脉回心血量减少,心输出量减少,血压降低引起脑血供不足。正常情况下,此血流动力学的变化通过位于心、肺及颈动脉窦和主动脉弓的压力感受器,信息传达到心血管中枢,通过中枢调节,增加交感神经信号传出并降低迷走神经活动,从而增加外周阻力、心率加快、心肌收缩力加强,使血压在短时间内恢复正常。而老年人由于老化、自主神经功能下降、感受器敏感性下降、血管硬化、心力储备降低,对此的调节能力降低,再加上降压药等因素,老年人容易发生直立性低血压。

年龄、疾病及药物等都是影响直立性低血压发生的因素。随年龄增长,调节血压的能力下降,有研究报告 65 岁以上人群直立性低血压患病率约为 24%,而 75 岁以上患病率可达 30%,直立性低血压的发生率与年龄成正比。脱水、失血、肾上腺功能不全、自主神经功能障碍(包括多系统萎缩、帕金森病、路易体痴呆及糖尿病、淀粉样变、免疫介导的神经系统疾病等)及老年人患有脑血管病、高血压、心脏病等,影响血压的调节功能,都可导致直立性低血压。吩噻嗪类药物、抗精神病类药物、三环类抗抑郁药物、单胺氧化酶抑制剂、多巴胺受体激动剂及老年人常用的药物如钙通道阻滞剂、利尿剂、β 受体拮抗剂、硝酸酯类、血管紧张素转换酶抑制剂等均可诱发直立性低血压。

避免以下相关因素,预防老年人直立性低血压。①体位改变速度过快:卧位、蹲位或坐位情况下突然快速站立,都可能引发直立性低血压,特别是早晨起床过快更易发生。②长期卧床:长期卧床者心血管反应性降低,血压自我调节功能减退。③昼夜节律:由于经过一夜的空腹,而且利尿剂和降压药常规在早上服用,故一天中直立性低血压最容易发生于上午。④环境温度过高:高热天气、暖气使用、洗热水澡等情况下,可引起外周血管扩张而引发直立性低血压。⑤胸膜腔内压升高:用力排尿、排便及剧烈咳嗽等使胸膜腔内压增高,影响心血管的反射活动而易引发直立性低血压。⑥饱餐或饮酒:饱餐或饮酒后,胃肠道血管扩张而使循环血量减少引发直立性低血压。⑦姿势和体位:较长时间的向前弯腰、腹部受压、盘腿、下蹲等动作后突然站立,易发生受压部位的放松、血液积聚,调节系统不能充分对此做出迅速反应,引发直立性低血压。夜间平卧会加速压力相关尿钠丢失,减少肾素释放导致血容量减少,因此早晨起床更易发生直立性低血压。另外,长时间站立,因不用肌肉泵,而比行走时易致低血压。⑧体力活动及过度换气:过度的体力劳动或剧烈的体育锻炼可使肌肉血流量增大,可能导致血压下降,另外过度换气导致呼吸性碱中毒及迷走神经兴奋,可引发直立性低血压。

3. 护理措施

(1)缓慢起床　老年人清晨起床宜慢,可用 3 个半分钟起床:床上肢体活动半分钟,床上坐半分钟,床沿腿下垂坐半分钟。护士可根据老年人身体情况编一套起床操,指导老人床上肢体的伸屈活动,一方面利用肌肉泵的作用促进静脉回流,另外,增加交感神经的兴奋性,增强心血管的调节能力,避免直立性低血压的发生。

(2)改变体位宜慢　老年人如厕应坐位,尽量避免长时间蹲位,从蹲位、坐位到站立的速度要慢,久卧或久坐后应慢慢从床上或椅子上站起来,在站立前稍做一些活动。同时亦应尽量避免弯腰后突然站起,可借助器械取东西,尽量减少弯腰的程度。

(3)少食多餐　餐后发生低血压的老人,应少食多餐,避免过饱,餐后休息 1 h 后再活动。

(4)维持有效循环血量　老年人去脂组织重量减少,储水能力下降,肾脏调节水电解质平衡能力下降,再加上脱水症状不明显,失水致口渴而寻求喝水的动机受影响,易引起脱水,老年人应注意补充水分。另外,无充血性心力衰竭史的老人,根据平时摄盐量的情况,可稍增多盐的摄入量。告诫老年人晚间避免俯卧,可将床头抬高5°~20°,避免晚间水钠过多丢失。

(5)促进血液回流　老年人避免长时间站立,站立时多做下肢的伸屈活动,必要时使用齐腰长筒弹性袜或腹带。

(6)防意外　老年人洗澡,必须准备好浴垫、浴池椅子,水温及室内温度不宜太高或太低,浴室门口放标识,浴室门不宜倒锁,以防发生意外。

(7)坚持适宜的体育锻炼　合适的体育锻炼可以促进人体新陈代谢,增强和改善机体的功能。它能锻炼心肌,增强心脏的收缩力,增加心力储备及血管弹性,促进血液循环。但由于老年人运动系统、心血管系统及神经系统等功能老化的影响,老年人运动有自己的特殊要求,要根据老年人自身情况选择合适的锻炼强度和运动种类,避免憋气及剧烈运动。

(五)老年人皮肤瘙痒症及护理

皮肤瘙痒症(skin pruritus)是指患者自觉全身或局部皮肤瘙痒而不见原发性皮肤损害,是老年人常见的健康问题,瘙痒可局限于某一部位,也可泛发及全身。

1.临床特征　全身性瘙痒:最初瘙痒仅局限于某部位,进而逐渐扩展至全身,也可全身同时发作,或从一处转移到另一处,此起彼伏。局限性瘙痒:好发于肛门周围、会阴、小腿及头部等部位。起病时仅感皮肤瘙痒,瘙痒程度可轻可重,轻者仅为夜间瘙痒,不影响日常生活,重者不论白天黑夜都瘙痒难忍,常不自觉搔抓直至皮肤破损,继而引发皮肤感染。由于不断搔抓,出现抓痕、血痂、色素沉着及苔藓样变化等继发损害。不断搔抓不仅可使皮肤增厚,反过来又加重了皮肤瘙痒,因此会形成愈抓愈痒、愈痒愈抓的恶性循环,也往往因休息不好而诱发心脑血管疾病的发生。长期的瘙痒烦恼往往伴随一定的精神紧张,引发一定的心理问题。

老年性皮肤瘙痒症,多因老年人皮脂腺功能减退,末梢循环差,皮肤保水功能减弱,致使皮肤干燥,易受周围环境冷热变化的刺激而引起。另外老年人激素水平降低,也是引起皮肤瘙痒的原因之一。发病机制上,皮肤瘙痒可分为由于存在于真皮和表皮交界处的感觉神经纤维(C类神经纤维)受到物理或化学的刺激而产生的末梢瘙痒,以及类鸦片肽-类鸦片受体系统的活化而产生的中枢性瘙痒两类。有研究显示,皮肤中有多种神经介质与瘙痒有关,其中P物质与β-内啡肽在瘙痒发病机制中占有重要地位。

2.相关因素　老年人皮肤瘙痒与皮肤老化和各种理化因素、饮食、心理及各种慢性疾病有关。①皮肤老化:老年人皮肤老化,皮肤血液循环功能变差而营养不良、皮脂腺萎缩而分泌功能下降,使皮肤缺乏皮脂保护、含水量减少,这是引起皮肤瘙痒的主要生理基础。②洗澡过勤:老年人皮脂分泌减少,洗澡过勤,洗澡水过热,可使皮肤表面失去皮脂的保护,易受各种因素的刺激而引发瘙痒。③寒冷干燥气候:秋冬季节气候干燥、寒冷,致皮肤干涩粗糙,再加上老年人洗澡过勤,皮肤失水过多,易诱发皮肤瘙痒。④其他理化因素刺激:过热的水烫洗,使用碱性大的洗涤剂或某些化学消毒剂浸洗衣物,过多使用洗洁精、洗手液、贴身穿化纤类、毛类、羽绒类衣物、夏季汗液刺激等均可刺激皮肤诱发瘙痒。⑤饮食因素:进食虾、蟹、鱼等易致敏的食物,以及酒、浓茶、咖啡、辛辣、煎炸等刺激性食物均可诱发或加重皮肤瘙痒。⑥心理因素:有研究显示焦虑、抑郁可引起皮肤瘙痒,皮肤瘙痒可随着情绪好坏加重或减轻。⑦慢性疾病:糖尿病、肝胆疾病、代谢障碍、尿毒症、肿瘤等都可引起皮肤瘙痒,据文献报道有20%的糖尿病患者发生皮肤瘙痒。

3. 护理措施

(1)处理皮肤瘙痒症状 去除各种刺激因素,采用拍打方式缓解瘙痒症状,夜间影响睡眠、皮肤有伤口及皮疹者遵医嘱用药。

(2)预防皮肤损伤 勤剪指甲,避免用力搔抓损伤皮肤。平时注意皮肤保护,做到五忌。①忌摩擦:不断地搔抓摩擦可使皮肤浸润、肥厚、苔藓样变,进入愈抓愈痒、愈痒愈抓的恶性循环中。②忌热水烫洗:热水烫洗可使一些急性湿疹、皮炎病情加重,烫洗后皮肤毛细血管扩张、红肿、糜烂及渗出等更为严重。热水烫洗也使皮脂过多清除,使皮肤干燥而易受各种因素影响导致瘙痒。③忌肥皂洗:尽量避免使用肥皂等碱性洗涤剂,以免加剧瘙痒,老年人洗澡应使用刺激性小的洗浴液或不用清洁剂。④忌搽化妆品:化妆品中含有的香精、色素、防腐剂及一些重金属如铅、汞等,会刺激皮肤,增加刺痒感,一些成分还会引起过敏,从而加重症状。⑤忌乱涂药物:有些药物本身就可刺激皮肤引起瘙痒,因此应遵医嘱局部或全身用药,忌擅自乱涂药物。

(3)保持皮肤湿润 避免洗浴过勤、水过烫,老年人冬季洗澡次数适当减少,一般每周1次为宜,浴后涂无刺激性的润肤油脂。

(4)维持室内一定的空气湿度 冬季气候干燥、寒冷,在使用暖气或空调时,使用加湿器,维持室内空气湿度在50%~60%,春季室内潮湿者可用除湿器除湿,减少霉菌生长。

(5)选择无刺激性的棉质衣被 棉被、床单及内衣选择纯棉或丝绸质地,宽松舒适、透气吸湿性好,避免化纤织物。

(6)进食富含维生素易消化的食物 多食新鲜蔬菜水果,注意进食含维生素A的食物,如动物肝脏、胡萝卜及其他红黄色蔬果。经常食用适量养血润燥的食物如芝麻、花生等。多饮水,保持大便通畅。避免饮酒。

(7)心理支持 给老年人以心理安慰和支持,鼓励老人积极参加各类社区活动或看电视、听音乐、聊天等,保持愉快的心情,分散注意力,减轻症状。

(8)坚持锻炼 进行适当的体力劳动和体育锻炼,以改善皮肤的血液供应,促进汗腺和皮脂腺的分泌,可在一定程度上改善皮肤干燥情况。起居有规律,创造良好的生活环境,保持精神愉快、心情舒畅,提高身体素质。

(六)老年人骨质疏松及护理

老年性骨质疏松症(senile osteoporosis,SOP)又称退行性骨质疏松症,是生物衰老在骨骼方面的特殊表现。1993年世界卫生组织提出了骨质疏松症的诊断标准和明确的定义,即骨质疏松症是一种以骨量减少、骨组织微结构破坏为特征,导致骨脆性增加,易于骨折的全身性骨代谢疾病。2001 年美国国立卫生研究院（NIH）提出本病是以骨强度下降、骨折风险性增加为特点的骨骼疾病。女性在 40 岁以后，男性在 50 岁以后都有不同程度的骨质丢失。

1. 临床特征　据估计，全球有 2 亿人患骨质疏松症，女性发病率高于男性。骨质疏松症有以下 3 个特征：①以骨单位或骨量丢失为主所造成的低骨量；②骨组织结构破坏，骨小梁断裂消失；③骨折发生率高，通常伴有一处以上骨折。

老年人骨质疏松主要表现为骨痛、骨折、身高缩短。腰背疼痛是出现较早的症状，也是临床上常见的主诉，成为许多患者就诊的直接原因，还有部分患者同时伴有骨关节的疼痛。身高缩短和驼背是老年人骨质疏松症的重要临床表现。常见的骨折部位为椎体、股骨、前臂等，其中椎骨骨折最常见，髋部骨折的后果最为严重，一旦发生髋部骨折，一年内将有 15% 死亡，余者约有 50% 发生残疾。女性骨折发生率高于男性，超过 70% 的髋部骨折发生于女性。

骨质疏松症分为原发性和继发性两大类。原发性骨质疏松症是以骨量减少并伴有微结构破坏和容易发生骨折为主要特征，此类患者占 95%，老年性骨质疏松属于此类；继发性骨质疏松症是指伴随某些疾病的发生而出现骨代谢失调，继而导致骨质疏松，如甲状腺功能亢进、库欣综合征、糖尿病、垂体功能低下症、多发性骨髓瘤、性腺功能低下等疾病。此外，一些药物也可引起骨质疏松，如肾上腺皮质激素类药物等。

2. 相关因素　老年性骨质疏松的发生与遗传及环境因素均密切相关，是多种因素共同作用的结果。①遗传因素：迄今为止，有近 100 种骨质疏松基因被分析，但目前并无明确的基因多态性位点更能代表老年性骨质疏松的遗传标志，不同人种、身高、体型、生活习惯及其他环境因素均可能对骨质疏松的遗传造成影响，需要综合考虑各种遗传的异质性、人口的混杂性及其他因素的影响。②雌激素水平下降：雌激素在骨代谢中起着重要的调节作用，绝经后雌激素水平明显下降，是女性老年人易患骨质疏松的原因之一；有研究表明男性骨量的丢失主要也与雌激素水平降低有关，其次也与雄激素水平的降低有关。③低负荷体力活动：伴随着衰老，体力活动减少，骨骼的应力刺激减少，当骨组织长期处于低应变状态，骨重建激活率升高，出现骨质的高转换，使骨量减少。④日光照射不足：老年人室外活动减少，特别是一些行动不便或长期卧床的老年人，由于接受阳光照射不足，使老年人皮肤内 7-脱氢胆固醇转变为维生素 D_3 的量减少，导致维生素 D 缺乏，引起钙代谢障碍，导致骨质疏松。⑤钙代谢障碍：尽管钙摄入量与骨折发生率之间的关系尚不清楚，但钙摄入量与骨含量有直接关系，老年人饮食中长期缺乏钙质或不良的饮食习惯影响钙质吸收，如饮食缺乏奶类、豆制品，餐后饮浓茶、咖啡等，同时也由于消化道的老化、维生素 D 的缺乏或体内激素水平变化导致代谢异常而影响钙的吸收。⑥其他生活方式影响：低体重常伴随低骨密度；肥胖可能通过增加雌二醇的产生、提高维生素 D 在脂肪组织中的贮存量来保护骨骼，骨骼负重增加也使骨骼变得粗大；吸烟能够直接抑制骨母细胞功能，女性吸烟者可能比非吸烟者提前进入绝经期，并增加雌激素的代谢；饮酒过量能够对蛋白质和钙的代谢、性腺和成骨细胞功能产生不利影响。⑦药物因素：肾上腺糖皮质激素可降低成骨细胞形成、胃肠道钙吸收、肾小管钙重吸收，同时增加钙的排泄，常规剂量的类固醇激素可在最初治疗的 6 个月内，导致脊柱骨密度降低；另外，抗惊厥药物、肝素等也可引起骨质疏松症。

3. 护理措施　骨质疏松症预防是关键,且其预防和治疗贯彻于一生骨量变化与骨折发生的过程之中,防治应从青少年抓起;进入老年期,预防骨量丢失仍很重要。一些研究显示,健康人骨密度峰值出现在 29 ~ 39 岁期间,是个人生命过程中获得的最大的骨密度。在高峰期之后,随年龄增长骨量逐渐丢失,骨密度逐渐降低。有人将此种变化喻为骨矿的"储蓄"和支出,如果年轻时注意营养、运动和健康的生活方式,"储蓄"就多,使骨质疏松不易发生或延迟发生。关于骨质疏松症的防治需强调,确保足量钙和维生素 D 的摄入、定期的负重和肌肉强化运动等。

(1)适宜的运动　体力负荷和骨骼的机械应激已被证实能够增加骨质密度,运动时的"张力"和"压力"可对骨骼形成良性刺激,增强肌肉的张力和骨密度。从年轻时开始就应参加适宜的、有规律的体育锻炼或体力活动;进入老年期,则要根据老年人心血管功能情况,选择适宜的有氧运动方式,既要有一定的运动强度,使心肺功能、骨骼得到锻炼,同时也要预防心脑血管事件的发生。对于卧床或瘫痪的老年人则要在环境、设施上创造条件,帮助其进行被动或辅助主动活动。对于严重骨质疏松的老人,则要在医生医嘱下进行锻炼,循序渐进,预防活动中发生骨折。另外,运动能增加老年人的平衡能力和灵活性,减少跌倒的发生。

(2)摄入足量的钙和维生素 D　美国防治骨质疏松症医师指南建议每个人每天至少摄入膳食钙 1200 mg,老年人、不能出门的人或养老院的老年人摄入 800 IU 维生素 D,钙的安全上限是 2500 mg/d,总维生素 D 为 2000 IU/d。中国人的膳食结构中钙含量低,应鼓励老年人每天喝牛奶,喝纯奶或酸奶制品是最佳选择方案,不宜饮牛奶者可豆浆代替。牛奶中的钙含量高,易被吸收利用,大约 1 mL 奶含钙 1 mg,一天饮牛奶 250 ~ 500 mL,加上正常膳食中的钙,这样每日摄取钙基本能够接近 800 mg。对于牛奶摄入量不足的患者,应遵医嘱补充钙剂。

长期卧床者遵医嘱补充维生素 D,此外,帮助高龄老年人及活动不便者经常进行户外活动非常重要。阳光中的紫外线照射皮肤,使皮肤中的 7-脱氢胆固醇转变为维生素 D_3,维生素 D_3 再在肝肾羟化酶的作用下,形成具有活性的 $1,25-(OH)_2D_3$,从而促进肠道钙磷的吸收及肾小管钙的重吸收,促进骨钙沉积。但过多接受紫外线照射,易诱发皮炎、皮肤癌、白内障、老年斑和角膜炎等疾病。老年人可在上午 9 时以前和下午 4 时以后,坐在阳台上晒太阳或外出活动,因为此时的太阳光比较柔和,不会对人体产生危害,同时多吃富含维生素 C 的蔬菜、水果,可增强皮肤抗紫外线损害的能力。避免在烈日下暴晒。

(3)预防跌倒　老年人跌倒易致骨折,骨折使骨骼活动受影响而易引发骨质疏松症,两者互为因果。预防跌倒是老年人护理中十分重要的基础内容。

(4)雌激素替代治疗　必要时雌激素替代治疗,可防止骨质流失。雌激素补充疗法对于绝经后骨质疏松症是一种有效的治疗方法,不但可以防止骨质流失,而且可以减少绝经后血脂代谢异常,降低心血管病的患病率,但要在医生指导下服用。

(5)减少其他影响因素　适度饮酒,戒烟,少食精制糖类食物及食盐,少喝咖啡、浓茶及碳酸饮料,尤其是餐后不宜立即饮用,以免影响钙的吸收。此外,食物中植酸盐和草酸盐会与钙结合,降低钙的生物利用度,饱餐后饮牛奶或补钙剂会影响钙的吸收。

(6)髋关节保护　对于骨质疏松且跌倒风险较大的老年人,在治疗的过程中,穿着髋关节保护装置,可作为一个临时的预防股骨颈骨折的措施。

(七)老年人心理健康状况及护理

老年人心理健康问题主要表现为焦虑,抑郁和孤独感等负性情绪,老年人的不良心理状态会引起各种疾病,从而影响其生活质量。

1. 临床特征　焦虑通常是一种情绪的体验,表现为烦躁、压抑、愁苦、不能集中精力工作、坐立不安、失眠。抑郁表现为情绪低落、思维迟缓、活动减少、易激惹,对过去、现在和将来的消极评价。孤独感表现为封闭的、弥散性的心理状态以及感到自身被外界隔绝、排斥而产生的苦闷心情,是个体所期待的社会关系没有得到满足而产生的一种负性情绪。

2. 相关因素　老年人心理问题的产生与多种因素有关,受个体因素,家庭因素和社会因素等的影响。

(1)个体因素　①性别:相对于男性老年人,女性老年人更容易产生消极情绪。②生理因素:老年人是慢性病患者的主要群体,慢性病病程长、难治愈,会给老年人的生理功能方面带来长时间的不适,引发老年人心理健康问题。③性格类型:老年人原本的性格类型会影响其心理健康状态,当老年人原本性格和善、乐观、积极,社会适应能力好,容易感到幸福,其心理健康程度往往较高。

(2)家庭因素　①独居:配偶和子女是老年人重要的信息支持、物质支持和情感支持者,丧偶独居的老年人得到的经济和情感支持减少,从而表现出失落感、孤独感、衰老感、痛苦、不适、焦虑和抑郁等消极情绪。②家庭关系:家庭养老是中国的主要养老方式,家庭是老年人主要的生活活动场所,家庭关系和睦的老年人,有着较高的心理健康状况。

(3)社会支持　①情感支持:老年人生活在社区中,得到的帮助和支持越多,老年人的生活、工作和娱乐等活动更容易开展,一些负性情绪会随之减少或不再产生。②物质支持:良好的社会保障能够在应对应激事件时起到缓冲作用,从而保证老年人处于健康的心理状态。

3. 护理措施

(1)完善医疗机构建设　①完善的医疗保险制度能促使老年人患病后尽早就医,加强对慢性病的预防和控制,提高老年人的躯体健康,进而促进老年人的心理健康。②完善的医疗保险制度,能降低患病老年人的经济压力,从而促进其心理健康。

(2)社区环境　搭建老年人娱乐活动平台,扩大其社交网络。通过建立老年活动中心,培养老年人广泛的兴趣爱好,鼓励其积极参加文体活动和社交活动,通过广交朋友,积极参加社区文体活动和社交活动,克服孤独寂寞的心态,丰富精神生活,促进身心健康。

(3)家庭支持　家人是老年人最重要的精神和心理支持。配偶、子女要多与老年人沟通和交流,减少老年人孤独感和不良情绪,提高其心理健康水平。社区工作者应积极宣传子女对老年人照料的责任和义务。

(4)社会支持　①积极建立老年人的照料机制,如建立养老院、成立志愿者组织、开展关爱老年人活动等提高老年人的心理健康水平。②在社区设立心理健康室,提高精神卫生服务的覆盖率。③重点关注独居、失能老年群体的心理健康,在社区内营造尊老爱老的氛围。

实现心理健康　获得幸福养老

全面加强老年健康服务工作

2022年1月发布的《关于全面加强老年健康服务工作的通知》中指出,应开展老年人心理健康服务,重视老年人心理健康,针对抑郁、焦虑等常见精神障碍和心理行为问题,开展心理健康状况评估和随访管理,为老年人特别是有特殊困难的老年人提供心理辅导、情绪纾解、悲伤抚慰等心理关怀服务。总结推广老年心理关爱项目经验,各省(区、市)要组织实施省级项目。到2025年,老年心理关爱项目点覆盖全国所有县(市、区)。

第三节　社区老年人健康管理新进展

老年人是慢性病的高发人群,随着老年人机体功能衰退以及社会功能的转变,其面临的健康问题也日益严峻,这不仅给社会带来巨大的负担,也给个人及家庭带来很大的困扰,针对老年人的健康管理服务势在必行。

一、社区老年人健康管理现状及问题

1. 普遍开展老年人健康信息管理　随着各地公共卫生服务均等化相关政策的实施,社区卫生服务普遍建立了有关慢性病管理、健康档案管理的信息化管理平台,开展相关信息的管理,其管理人群中老年人占有很大比例。另外,各地全面启动老年人健康体检工作,通过开展健康体检,掌握老年人健康状况及主要危险因素,逐步为老年人建立个人健康档案,实施老年人健康管理,实现无病早预防,有病早发现、早干预、早治疗,提高健康水平,改善老年人生活质量的目标。

2. 老年人健康干预工作逐步开展　老年人健康管理的目的是促进老年人健康。当前有关利用社区老年人体检资料分析老年人健康问题及危险因素、对某一类型的老年人群进行护理方面的研究报道较多。但如何利用老年人健康信息,对社区老年人开展规范化的群体与个体健康干预相结合的健康教育研究不多。除国家老年人健康管理规范以外,健康管理技术标准、健康干预评价标准及老年人健康风险预测、转诊规范等研究尚需不断深入。

3. 老年人参与健康管理的积极性不足　老年人对于慢性病管理的重要性认识薄弱,提示开展健康教育的必要性。通过增加从事健康教育医护的数量,转变健康教育的方式,可以强化老年人健康管理意识。通过健康教育和建立健康档案,医生可以准确地了解老年人的身体情况,更有效地诊断治疗或指导老年人自我保健康复,提高社区卫生服务信任度。

4.失能和空巢老人健康管理有待加强　失能、空巢老人群体无法到社区医疗机构接受健康体检,而社区卫生机构也无法承担到这些老人家中开展健康服务的费用,社保、民政等机构的资金支持也较少,失能、空巢老人大多数无力支付这些费用,导致此群体健康管理服务有待加强。

5.社区卫生服务资源利用率低　其原因主要有两个方面。一方面来自于老年居民本身,有部分老年居民及家属对基层卫生服务机构的认识不够,对其开展的服务和技术不认可,且乡镇农村由于信息闭塞导致保健意识匮乏,部分老年居民对慢性病的防治缺乏足够的认识和重视。另一方面,基层卫生服务机构人员服务理念滞后,重医疗、忽略其他公共卫生服务项目,导致服务的方式被动,服务质量不高,且缺乏正规的监管政策与机制,对于机构开展服务项目的成效及落实无明确、定期的监管。

二、老年人健康管理系统建设

(一)老年人综合护理模式

医疗一体化养老作为一种新的养老模式,将医疗、护理和基本养老设施与生活护理、无障碍活动等相关养老服务相结合。它将医疗资源与养老资源相结合,前者提供预防保健、诊疗、康复护理、临终关怀等医疗服务,后者涵盖生活关怀、社会参与、文化活动、休闲娱乐等生活护理措施。这种模式更加重视老年人的身体健康和为他们提供的医疗护理服务质量,能进一步满足老年人晚年对医疗、护理和养老的需求。

1.评估老年人内在能力　对老年人实施综合护理干预措施,首先应全面评估老年人的内在能力。评估可能影响老年人内在能力的相关潜在因素、行为和风险,以及老年人所处的社会环境。这些评估不仅包括传统的病史采集和体格检查,还应彻底分析老年人的价值观、优先事项和管理其健康过程的偏好。评估内在能力对于为老年人制定护理计划和可接受的、适合老年人的干预措施至关重要。另外,它将不同的护理提供者综合在一个目标周围,能保持老年人内在能力和功能能力。他们可以进行必要的随访,并在老年人健康和社会护理之间建立联系。

2.确定护理目标,制定多组分干预措施　当患者、护理服务和提供者都在为一个共同的目标而努力时,才能实现护理的一体化(保持老年人内在能力和功能能力)。从护理目标设定之初老年人就可参与其中,老年人可根据个人的需求和偏好设定自身的护理目标和优先次序。

3.利用自我管理支持策略实施护理计划　向老年人提供他们需要的信息、技能和工具,使他们自我管理自身的健康状况,预防并发症,最大限度地提高他们的内在能力,从而提高他们的生活质量。自我管理并不意味着老年人独自进行自我管理,也非对他们提出不合理的要求;自我管理强调老年人有指导自己护理的自主权和能力,可与医疗服务提供者、家人和其他照顾者协商和合作。

4.确保有效转诊途径和护理计划监测　体现在对老年人实施定期和持续的随访,并对不同层次和类型的护理服务进行整合。可早期发现老年人的并发症或其功能状态的变化,从而防止不必要的紧急状况和低效率护理服务。此外,可提供工作框架监测护理计划进展,以及在老年人需要时安排额外支持。随访和护理支持在老年人健康状况、治疗计划、社会角色或环境发生重大变化时特别重要。

5. 全社区参与和支持照顾者　照顾工作要求高,丧失行为能力者的照顾者往往被孤立,并有遭遇心理困扰和抑郁症的高风险。培养照顾者相关的照顾技能,如将老年人从椅子上安全转移到床上,帮助老年人洗澡。向照顾者提供有关老年人健康状况的基本信息,并向老年人和照顾者提供有关社区资源信息。探索让全社区直接参与护理服务的机会,如鼓励当地的志愿者服务,或吸引老年人的协会和团体。

(二)以家庭和社区为基础的长期护理体系

我国在国民经济和社会发展“十二五”规划中勾勒出长期护理体系规划,强调以居家养老为主体,以社区服务为依托和机构养老为补充。这一总体政策路线在“十三五”规划中得到了加强。《“十四五”国民健康规划》中再次提出要健全医疗卫生机构和养老服务机构合作机制,为老年人提供治疗期住院、康复期护理、稳定期生活照料、安宁疗护一体化的健康服务。进一步增加居家、社区、机构等医养结合服务供给。

1. 政策扶持　养老护理服务行业是一个非营利性或微利行业,具有一定的风险性,难以完全按照市场化运作,需通过制定一系列行业优惠和扶持政策来激励和带动老年人长期照护行业的发展。制定全面的长期护理融资战略,以提高长期护理服务的可负担性。可利用现有的政策工具,如免税、补贴和其他财政激励措施,鼓励私营供应商的积极性。

2. 质量监督　监管是保证长期护理质量最常用的方法,确保护理提供者符合政府机构制定的质量标准,使其获得经营许可或接受公共资助。家庭护理规范、居家养老服务规范、家政人员服务规范、志愿者服务规范需逐步建立和完善,尽量避免因为护理方式方法认知和技能掌握水平差异而引起的责任风险,这些行业规范也是对护理质量考核、评估的依据。为避免一些不必要的纠纷应建立规范的服务协议,对服务的范围、双方责任等进行规定。此外,护理人员从事老年人护理服务的过程中,与护理业务相关的风险具有一定的发生概率,需加强此方面的相关研究,建立从业者的抗风险机制,从而维护养老服务行业的良性发展。

3. 专业化队伍的建设　人口老龄化的国家都面临着护理人员短缺的挑战,应增加对护理人员的教育和培训投资,不仅要提高当前和未来的一线长期护理工作者的技能,还要培养一批多学科专业人员。应制定从业者准入制度和指标体系,并增加对专业培训的资助,提高护理照顾者的专业知识和照护水平。

医养结合　助力养老

社区医养结合能力提升行动

为贯彻落实《中共中央国务院关于加强新时代老龄工作的意见》和全国老

龄工作会议精神,切实提升社区医养结合服务能力和水平,2022 年 3 月,国家卫生健康委员会及有关部门决定开展社区医养结合能力提升行动,行动目标为依托符合条件的医疗卫生、养老等服务乡镇社区服务机构,有效利用现有资源,提升居家社区医养结合服务能力,推动基层医疗卫生和养老服务机构进行有机衔接,切实满足辖区内老年人健康和养老服务需求。行动内容包括提升医疗和养老服务能力、发挥中医药作用、加强队伍建设、提高信息化水平和改善设施条件。

(三)基于社区的老年人预立医疗照护计划

预立医疗照护计划(advance care planning,ACP)是指根据个体的偏好制订临床护理措施,在个体丧失自我决策能力时,仍能按照其价值观和护理偏好实施照护。由于老年人常表现为多病共存,其病情复杂、变化快、并发症多、住院时间长、预后差、死亡风险高。为了提前做出老年人知情的临终关怀决策,老年人需要提前与家人讨论,保证有足够的时间充分思考自己的医疗照护需求。因此,社区老年人是 ACP 的重点关注对象。

1. ACP 干预类型   ACP 干预类型包括定制 ACP 方案、专业人员主导的 ACP 讨论、决策辅助工具和针对患者或专业人员的教育方案。①定制的 ACP 方案涉及多成分干预,包括由受过专业训练人员主导的以患者为中心的讨论,鼓励家庭成员参与患者的预先护理计划谈话,以及使用各种决策辅助工具或举行后续会议。②专业人员主导的预先护理计划讨论是 ACP 的主要组成部分,通过医生、护士和其他医务工作者与老年人面对面进行 ACP 讨论,以确定他们对生命末期护理的偏好。③决策辅助工具包括帮助老年人做出临终关怀决策的信息材料,以及对工作人员和患者的提醒。其中信息材料包括书面材料、视频、音频和数字格式的材料。对工作人员的提醒包括电子医疗系统中的标记和消息,对患者的提醒包括信件等。④对患者或专业人员的教育以小组形式进行,卫生专业人员需要经过培训从而具备 ACP 干预的基本技术和技能,以便根据患者的价值观和对生命的态度进行灵活的调整方案。⑤ACP 应为多次进行,而不是一次干预完成,此外 ACP 的强度应根据老年人的健康水平和对 ACP 的了解程度进行调整。

2. 提高老年人 ACP 接受度对策

(1)普及 ACP 知识   提高老年人对 ACP 的认知是改变其对 ACP 接受度的关键因素,我国应大力开展以老年人群为中心的 ACP 教育,丰富其干预形式,多阶段多角度引入 ACP,多途径多方式进行宣传。可通过对社区不同群体开展面对面访谈,了解其医疗价值观、死亡观念等,并在访谈调查的过程中对社区民众进行 ACP 理念推广。也可制定 ACP 辅助决策工具,如手册、视频、电子病历等,以帮助社区民众更好地理解 ACP。

(2)开展死亡教育   我国大部分老年人不愿讨论与临终关怀相关的话题,进而直接影响其对 ACP 的接受度。医疗卫生管理部门可以通过网络平台、视频短片、图册、讲座、公益广告等形式加强对死亡的宣传教育,提高老年人对 ACP 的接受度。

(3)推广以家庭为中心的决策   我国老年人大多由家人照顾,家庭在推动患者参与 ACP 和治疗决策制定中起到不可替代的作用。因此,今后需大力推广符合我国文化特点的以家庭为导向,以患者为中心的 ACP 决策模式,从家庭角度出发,提高老年人 ACP 接受度。

（4）社区护士主导的 ACP 推行　社区护士是与社区居民接触最密切、沟通最频繁的群体，是患者、家庭和医疗团队之间的重要纽带，因此，其可以在分发有关 ACP 信息及鼓励患者家属就临终护理进行讨论方面发挥关键作用。在 ACP 推行之前，应基于社区护士对 ACP 的认知、态度与行为意愿现状，加强对社区护士的 ACP 培训与教育。

（5）制定相关法律政策　为促进老年人对 ACP 的接受度，我国社区 ACP 实施还需在政府有关部门的大力支持下，健全社区 ACP 在法律、经济上实施保障，并在试点城市开设 ACP 培训班、研讨会，构建符合中国国情的 ACP 实施模式，加速政策法律落实，从法律层面做到有法可依，以满足老年人、家庭照顾者、医护人员的需求。

（四）老年人过渡期护理模式

老年患者在不同地点间转移或同一地点不同等级护理服务过渡期间，为保证其获得协调、连续的卫生保健服务而采取的一系列医疗照护服务。服务对象主要为老年慢性病患者，转换地点包括医院、亚急性或急性期后护理机构、专科护理机构、长期护理机构、家庭等。过渡期护理可为患者提供协调、连续、无缝隙的卫生保健服务，保证患者能够及时、安全地完成过渡，并可避免不良后果的发生。

1. 以护士主导的老年人过渡期护理服务　护士主导的过渡期护理模式以 Naylor 的老年人过渡期护理模式（transitional care model，TCM）为代表，其中过渡期保健护士（transitional care nursing，TCN）是指具有老年护理相关专业知识和技能的高级实践护士。能够胜任照顾老人的角色，是保证老年人在过渡期间获得连续护理的主要协调者，与患者及其他卫生保健人员协调以确保患者的照护目标及需求得以满足。以护士主导的老年人过渡期护理服务中 TCN 是团队的主导者，团队成员通过交流、协商共同为患者提供过渡期护理服务。

（1）出院前　对患者及其照顾者进行评估，回顾病史、了解患者功能和认知状态、为患者进行出院前的身体检查，根据患者存在的健康问题、治疗目标和需求制订全面、整体的出院计划，与过渡期护理服务团队成员协调确保为患者提供相应的服务。告知患者出院后电话随访安排，了解患者用药情况并就患者存在或关心的问题进行解答。

（2）患者出院后 1 个月　每天对患者进行电话随访，以了解患者的病情变化及需求，并将相关信息告知其他卫生保健人员。此外，对于病情复杂的患者，TCN 会进行家庭访视，为患者进行身体检查、药物审查，对居家环境进行安全评估，回答患者提出的相关问题，并将访视结果告知其他卫生保健人员，以保证团队其他成员能及时掌握患者的病情变化及治疗计划。

2. 以教练主导的老年人过渡期护理服务　教练主导的过渡期护理服务由受过专门培训的教练主导完成患者过渡期间的护理。根据患者的病情及护理进程分为医院访视、家庭访视及电话随访 3 个干预阶段。每个阶段干预的核心内容均包括患者药物自我管理、患者健康档案记录、随访指导及患者病情监测 4 个部分。

（1）患者药物自我管理　过渡期护理的重要内容。由教练出院前和出院后随访指导患者完成，其主要任务是让患者掌握药物及药物管理系统的相关知识，协调患者出院前与出院后的药物清单以确保用药的准确性。

（2）患者健康记录档案　是过渡期护理的核心部分，由患者或其照顾者根据病情变化动态记录,可有效促进各学科团队成员的沟通与交流,确保过渡期护理服务的连续性。

(3)随访　由卫生保健人员和教练提供,其中卫生保健人员提供的随访需根据患者的病情需要及时提供。由教练完成的随访包括在医院或其他卫生机构的访视、家庭访视及电话随访。其中专业机构的访视于患者即将出院时实施,主要任务是指导患者出院后如何进行药物管理、病情监测、健康资料记录等,提高患者及照顾者自我管理能力。家庭访视的主要任务是协调患者住院前和出院后的药物处方,告知患者每种药物的治疗目的、作用及不良反应。回顾并更新患者健康记录档案,讨论病情变化,对患者实践中存在的问题予以解答。电话随访主要目的是确认患者是否完成自我管理计划,了解患者的病情变化情况及是否存在问题并予以解答。

(4)患者的病情监测　要求患者能识别病情加重的表现并知道如何处理。

3. 以社会工作者主导的老年人过渡期护理服务　社会工作者主导的过渡期护理由从事老年相关专业的社会工作者主导。该模式将过渡期分为 3 个阶段:出院前、出院后2 d 及出院后 30 d 的随访。

(1)出院前　为患者提供转诊、评估及联系社会资源等服务。

(2)出院后 2 d　再次对患者进行评估、联系卫生服务提供者并根据两次评估结果启动干预程序,包括提供相关社区资源,制订随访计划,解决医疗问题,提供简短咨询,同时根据老年人及照顾者的需求提供有针对性的心理社会支持。

(3)出院后 30 d　的随访主要是与患者或照顾者保持联系,了解过渡期护理服务情况,确保为其提供长期支持并处理紧急情况。

(4)促进团队成员的交流与合作　该模式建立公共邮箱,团队成员均可登陆了解患者病情及照护情况;所有成员每 2 周开 1 次例会,讨论过渡期护理存在的问题及解决方案;成立项目管理团队,其成员包括社区、医院及卫生政策制定者,确保为患者提供高质量的护理服务等。

(五)适老化改造的居家养老模式

适老化改造是指通过对老年人的卧室、厨房、卫生间等生活场做出相关改造,增加老年人居住环境的安全性和便利性,让他们能够继续独立地生活在自己熟悉的家中。随着人口老龄化的加剧,养老服务需求成为亟待解决的重要课题,多数老年人更愿意留在自己熟悉的居家环境中进行养老,因此,适老化改造在各国均成为居家养老的重要举措。

1. 完善适老化改造制度环境　完善的制度体系是适老化改造的重要支撑,首先应当明确各主管部门在适老化改造过程中的责任和协作关系,保障改造项目的顺利实施,针对适老化改造服务制定可操作的规则和措施。其次,完善居家适老化需求评估体系,确定老年人身份特征、生理能力、居住环境及辅助设施的具体考量标准。最后,要健全适老化改造项目的监管机制,建立申请条件、改造技术、服务方式、质量监督的标准化体系,为适老化改造提供全方位、多层次的制度保障。

2. 推动多主体共建共担　适老化改造是一项系统性工程,涉及政府、服务商、社会组织、老年人等多个行动主体。需建立协作联动机制,加强各主体在每个阶段的互动协调和资源整合,以确保政策的有效实施和福利的良性发展。另外,应重视社会力量的参与,引入各类养老服务设施建设的市场化运作,建立非营利性质的适老化改造项目,为老年人提供更多的选择,以满足他们美好生活需要的个性化和差异性需求。

3.开发多元融资渠道　除充分的制度保障和主体合作外,适老化改造的推进还需充足的资金保障。一方面,各级政府应考虑设立适老化改造的专项资金,以加大公共财政对适老宜居环境建设的财政投入,并提高改造资金的统筹性;另一方面,应开辟多元化融资渠道,通过税收优惠、减免等激励措施,加大企事业单位、社会组织、福利彩票公益金、市场以及个人对居家适老化改造的投入。

4.明确一体化服务流程　打通上下级政府部门间的壁垒,将适老化改造服务整合到统一的行政系统下,授权地方老龄部门统一调配人力、物力和财力对老年人的住宅进行适老化改造,实现纵向服务部门间的协作和配合。同时,从横向上打通政府主管部门、财政部门、服务部门、建筑部门、科研部门之间的行业壁垒,克服组织、制度、路径、资金等要素的原有限制,促进资源和信息的有效整合。

居家适老化改造服务整合到以国家卫生健康委员会为中心的行政系统见图5-1,由其对适老化改造项目进行统筹。在地方卫生健康委员会的统领下,设立老年人住宅改造综合服务部门,为适老化改造提供包括申请条件、改造方式、补助标准、服务流程等信息。此外,地方住房改造综合服务部要积极引导社会组织参与和承接适老化改造服务,并对其专业性进行资格审查。

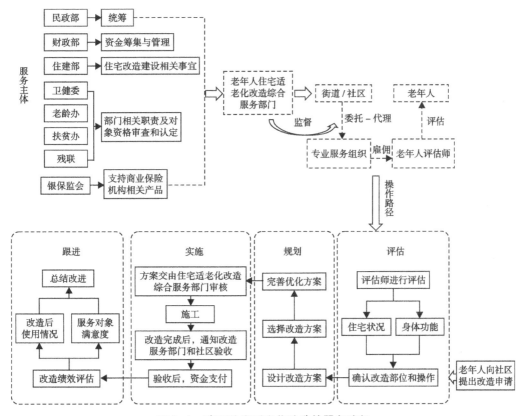

图5-1　我国住宅适老化改造的服务路径

（六）"互联网+"社区老年人健康管理

"互联网+"的居家养老模式能够利用移动互联网、物联网等技术,突破时空限制,为老年人提供线上线下优质服务,全面提高老年人生活质量。"互联网+养老"模式包括线下智能设备搜集信息传输到线上平台、线上大数据发掘养老需求由线下服务圈向老年人输出精准服务;内容包括健康管理和生活服务、"互联网+"老年教育、"互联网+"老年扶贫及老年电子商务等。

1. 健康管理和生活服务　由政府主导的"互联网+养老"健康管理和生活服务,有社区养老信息平台、日间照料中心、虚拟养老院等多种形式,其共同特征为:线上与线下服务相结合。而由社会自主开发的"互联网+养老"模式,则主要通过将科技元素融入养生养老的设计中得以实现。

（1）线上服务　①建立电子健康档案:电子健康档案即电子化的健康档案,是涵盖居民全生命周期健康状况及接受卫生服务记录的信息资料库,可通过计算机和互联网进行访问、处理、储存和传输。②开通养老信息查询:养老服务信息化不仅帮助医疗及养老机构动态把握老年人的健康数据,同时也为老年人获取养老信息提供了便利。帮助老年人全面便捷地获取养老信息,缓解目前普遍存在的老年群体信息不对称问题。③实施远程安全监控:"互联网+"平台为老年人配备可穿戴式智能监测设备对于保障老年人居家及出行安全具有重要意义;在老年人家中安置传感器,动态监测老年人的生命体征和行为状态,可以保证老年人得到及时照看和治疗。④预约健康及生活服务:居家老年人可通过智能终端向养老信息平台呼叫或预约服务,包括上门照护、康复理疗等。⑤提供远程医疗服务:远程医疗为就医形式的便捷化提供思路,通过远程医疗将服务范围延伸到基层社区和农村地区的老年人。⑥老年远程关怀:远程关怀将养老服务的提供由被动变为主动,通过远程关怀了解老年人的身心情况及需求,并提供心灵慰藉。

（2）线下服务　①信息化养老服务中心:线下服务是对"互联网+养老"线上功能的支撑与延伸,信息化的养老服务中心就是线下服务的典型代表,包括日间照料中心,社区卫生服务站等形式。②上门服务:上门服务与线上预约功能相匹配,是行动不便的老年人获取养老服务的重要途径,还可用于收集养老服务反馈。

（3）"互联网+"养老人居　"互联网+"养老人居侧重于一对一的产品设计,使产品更具个性化和针对性。

2. "互联网+"老年教育　"老有所学"是老年人的合法权益之一,也是解决我国老龄化问题的重要战略性途径。"互联网+"老年教育形式多样、可行性强,有助于凝聚老龄群体,充分满足老龄学员规模日益扩大所产生的教育需求,提升老年群体的生活质量。

3. "互联网+"老年扶贫　"互联网+"的扶贫工作通过在电子信息系统中对贫困老年人进行精确标识,为贫困老年人开设一站式就诊"绿色通道",实现针对老年人的精准健康扶贫。"互联网+"与老年扶贫工作的有机结合,优化扶贫资源配置、实现贫困老年人精准识别的有效路径。

4. 老年电子商务　老年电子商务成为近年来随"互联网+养老"发展起来的新兴产业。互联网企业和电商平台纷纷开辟老年购物专区,通过线上商城和线下实体店铺结合的形式为老年人提供便捷的消费服务。

参考文献

[1]何国平,赵秋利.社区护理理论与实践[M].2版.北京:人民卫生出版社,2018.

[2]杨晶晶,姜旭,黄卫东.疫情常态化背景下"互联网+社区+医疗"居家智慧养老新模式的构建及策略[J].中国老年学杂志,2022,42(10):2554-2557.

[3]周五四,陈社英.比较视野下适老化改造的国际经验与中国路径[J].浙江工商大学学报,2022(2):125-136.

[4]李建伟,王炳文.我国人口老龄化的结构性演变趋势与影响[J].重庆理工大学学报(社会科学),2021,35(6):1-19.

[5]刘厚莲.世界和中国人口老龄化发展态势[J].老龄科学研究,2021,9(12):1-16.

[6]刘备备,李凤,张淑芳,等.老年人预立医疗照护计划接受度的研究进展[J].护理学杂志,2021,36(7):110-113.

[7]邢冰玉,缪群芳,章锦升,等.社区视角下国内外预立医疗照护计划的研究现状[J].中国全科医学,2021,24(34):4324-4329.

[8]籍斌,史正,邵秀娟,等.国际社会积极应对人口老龄化比较研究[J].科学决策,2020(9):1-20.

[9]龙成旭,李治非,汪雅琴,等.国内外老年人健康管理研究热点[J].中国老年学杂志,2020,40(24):5328-5333.

[10]孙霞,于兆丽,薛雅卓,等.互联网+居家医养结合养老服务现状与服务需求研究[J].护理研究,2020,34(2):318-321.

[11]李宏洁,张艳,余自娟,等.中国"互联网+养老"发展现状及启示[J].中国老年学杂志,2019,39(12):3075-3079.

[12]刘腊梅,李慧兰.美国以"教练"主导的老年人过渡期护理干预模式及启示[J].中华医院管理杂志,2017,33(6):475-478.

[13]成杰,张敏,李淑杏,等.城乡老年人对基层卫生服务利用情况及其影响因素[J].中国老年学杂志,2016,36(5):1173-1175.

[14]刘腊梅,李慧兰.以护士为主导的老年人过渡期护理模式及对我国发展启示[J].中国卫生事业管理,2016,33(5):341-342.

[15]刘腊梅,路丽娜.美国过渡期护理模式介绍及启示[J].中国实用护理杂志,2016,32(6):457-459.

[16]总报告起草组,李志宏.国家应对人口老龄化战略研究总报告[J].老龄科学研究,2015,3(3):4-38.

[17]PARK E J, JO M, PARK M, et al. Advance care planning for older adults in community-based settings: An umbrella review[J]. International Journal of Older People Nursing, 2021,16(5): e12397.

[18]ZHOU Y, LI Y, ZHU X, et al. Medical and Old-age Care Integration Model and Implementation of the Integrated Care of Older People (ICOPE) in China: Opportunities and

Challenges[J]. The Journal of Nutrition, Health & Aging, 2021, 25(6): 720-723.

[19]FENG Z, GLINSKAYA E, CHEN H, et al. Long-term care system for older adults in China: policy landscape, challenges, and future prospects [J]. Lancet (London, England), 2020, 396(10259): 1362-1372.

[20]THIYAGARAJAN J A, ARAUJO D C I, PEÑA-ROSAS J P, et al. Redesigning care for older people to preserve physical and mental capacity: WHO guidelines on community-level interventions in integrated care[J]. PLoS Medicine, 2019, 16(10): e1002948.

第六章

社区慢性病患者的健康管理

学习目标

知识目标

1. 掌握:社区慢性病患者的健康管理。
2. 熟悉:社区慢性病患者健康管理新进展。
3. 了解:社区慢性病患者健康风险评估。

能力目标

1. 能运用相关知识开展社区慢性病健康管理实践工作。
2. 能运用相关知识开展社区慢性病健康管理科研工作。

思政目标

1. 树立全人类健康理念,促进慢性病的健康管理。
2. 具备良好的职业荣誉感和认同感。

第一节 社区慢性病的健康管理

一、慢性病的概念及分类

1. 慢性病的概念 慢性病(chronic disease)是非传染性慢性疾病的简称,是对起病隐匿、病程长、病情迁延不愈、病因复杂、健康损害严重的一类疾病的总称。心脑血管疾病、癌症、慢性呼吸系统疾病、糖尿病是国际公认的威胁居民健康的常见慢性病。全球71%的死亡归因于慢性病,每2 s就有一名30~70岁的居民因慢性病过早死亡,每年1500万人的生命因慢性病而缩短。联合国2030年可持续发展议程将降低这4类重大慢性病导致的早亡率作为重要发展目标。

2. 慢性病的分类　可根据慢性病发病急缓、病程分期和对患者的影响程度进行分类。如根据疾病造成的损伤类型将慢性病分为3类：①认知障碍型慢性病，指慢性病造成记忆、判断、语言等能力障碍，如阿尔兹海默病等；②感觉障碍型慢性病，如糖尿病引起白内障、内耳损害导致视力障碍和耳聋等；③运动障碍型慢性病，指能够造成运动功能障碍的慢性病，如具有偏瘫后遗症的脑卒中等。

二、我国慢性病现状

1. 慢性病严重威胁居民生命安全　我国慢性病的发病率和死亡率均呈逐年上升趋势，慢性病已成为威胁我国居民健康的重要因素。《中国统计年鉴2021》显示，恶性肿瘤、心脑血管疾病、慢性呼吸系统疾病成为我国居民的重要死因，其中城市居民占总死亡的80.01%，农村居民占80.20%。

2. 营养失衡加速慢性病发展　据《中国居民营养与慢性病状况报告(2020年)》数据显示，我国成年人高血压、糖尿病、高胆固醇血症患病率已分别达到27.5%、11.9%和8.2%。国际糖尿病联盟(International Diabetes Federation, IDF)《全球糖尿病地图(第10版)》显示，我国是世界上糖尿病患者最多的国家，2021年我国有1.41亿成年糖尿病患者，预计到2045年我国糖尿病患者人数将达到1.74亿。

3. 恶性肿瘤疾病负担加大　世界卫生组织国际癌症研究机构(IARC)发布的2020年全球最新癌症负担数据显示，我国癌症新发病例占全球的23.7%，死亡病例占全球的30.2%，均位居全球首位。

中国正面临慢性病的严峻挑战，2022年《政府工作报告》指出应坚持预防为主，深入推进健康中国行动，逐步提高心脑血管病、癌症等疾病防治服务保障水平，健全疾病预防控制网络。我国对高死亡率、死亡率上升幅度快、资源消耗大的5种慢性病(即恶性肿瘤、脑卒中、心脏病、高血压、糖尿病)提出重点防治措施。

三、社区慢性病患者健康风险评估

慢性病的发生与人类的不良行为和生活方式及环境因素均密切相关，是多种因素长期作用的结果。慢性病的防治重在消除致病的危险因素，健康风险评估作为健康管理的核心环节，是对患者的健康状况及未来患病和(或)死亡危险性的量化评估。

(一)确定危险因素

慢性病的发生和发展往往是一个或多个危险因素长期累积、共同作用的结果，确定危险因素已成为预防和控制慢性病的核心问题。危险因素是指存在机体内外的促进疾病发生和死亡的因素，如生活方式、行为习惯、生物遗传因素、环境因素和卫生保健因素等。

1. 生活方式和行为习惯　60%的慢性病发病原因与生活方式和行为习惯有关，如高盐、高脂、高热量、低膳食纤维饮食等不合理饮食习惯,吸烟、酗酒等不良嗜好,滥用药物、久坐、缺乏体育锻炼等不良行为习惯,精神和情绪紧张、心理适应能力差等不良心理状况。

2. 生物遗传因素 包括病毒和细菌长期感染,家族遗传、个体体质等。

3. 生态环境因素 包括个体生存的自然环境和社会环境。自然环境如水质、大气污染等均会损害人体健康;社会经济发展水平、城市化、工业化、人口老龄化、文化水平等社会环境因素也会对人体健康造成影响。

4. 慢性病之间互为危险因素 大量前瞻性研究结果表明,多种慢性病之间互为危险因素,如高血压与脑血管疾病、糖尿病与心脑血管疾病等可以互为危险因素。

关注致病因素

保护环境 维护健康

2016 年 THE LANCET 刊出一项研究显示:人类 24% 的死因与环境问题相关。人类同住地球村,全球是一个大社区,环境对人类健康产生重大影响。2020 年 4 月 3 日,习近平总书记在首都参加植树活动时强调"要牢固树立绿水青山就是金山银山的理念,加强生态保护和修复,扩大城乡绿色空间,努力打造青山常在、绿水长流、空气常新的美丽中国"。作为医护专业的大学生,要建立保护环境的意识,树立"人–动物–环境"协调发展的理念,践行保护环境、优化环境的实际行动。

(二)危险因素的分布

慢性病的危险因素分布常随人群的不同特征而有差异。部分危险因素是固有的,如性别、种族等;部分危险因素可随时间、环境的变化而变化,如职业、年龄等。研究慢性病的危险因素在各人群中的分布水平,有助于确定危险人群。

1. 职业 慢性病的分布存在职业差异,这与工作环境、工作强度及工作方式有关。如从事脑力劳动或精神高度紧张的职业人群,心血管病发病率高于其他职业人群。

2. 年龄 随着年龄增长,大多数慢性病的发病率、患病率和死亡率均明显上升,如高血压、冠心病、脑卒中、肿瘤等。但一些疾病也有其特定的发病年龄段,如儿童时期心血管疾病以先天性心脏病多见;乳腺癌好发于女性青春期及围绝经期。

3. 性别 多数慢性病存在性别上的差异,如乳腺癌、子宫肌瘤、卵巢癌等是女性固有的疾病,而消化道肿瘤、肺癌、膀胱癌和脑卒中的发病率和死亡率男性高于女性。

4. 种族 慢性病的发病率、患病率和死亡率在不同国家、地区和民族间有差异,提示种族遗传和地理环境在慢性病发病中起一定作用,如我国东北和西北地区脑卒中发病率高于其他地区。

(三)评估健康危险度

健康危险度评估(risk assessment)是研究致病危险因素和慢性病发病率及死亡率之

间数量依存关系及其规律性的一种技术。它将生活方式等因素转化为可测量的指标,预测个体在一定时间发生疾病或死亡的危险,同时估计个体降低危险因素的潜在可能,并将信息反馈给个体,进行一级和二级预防。

危险分数(risk score)是代表发病危险的指标,是针对个体某一疾病而言。危险分数是个体发生该疾病的概率与同年龄、同性别人群发生该疾病的概率的比值。个体评估需要计算以下3种危险分数。①目前的危险分数:根据目前的情况计算的现实危险分数。②一般人群的危险分数:同年龄、同性别个体的危险分数。作为评估对象的参照,因此设为1。③目标危险分数:由于某些行为方式有关的危险因素是可以改变的,因此,需计算全面建立健康行为的理想生活方式下个体的危险分数。目标危险分数应小于或等于目前的危险分数。

对于大多数慢性病来说,其危险因素往往不是单一的,因此,需要计算组合危险分数。组合危险分数是把每一项危险因素对某病发病或死亡的影响进行综合;其计算方法为:危险分数大于或等于1的分别减1,小于1的各危险因素相乘然后求和;其计算公式为:$P_z = (P_1-1)+(P_2-1)+\cdots+(P_n-1)+Q_1 \times Q_2 \times \cdots \times Q_m$。$P_z$:组合危险分数。$P_i$:大于或等于1的危险分数;$Q_i$:小于1的各项危险分数。预测未来一定时间内个体的发病危险,建立个体危险度评价模型:发病危险=人群总发病率×组合危险分数。

评估健康危险度,能够计算目标人群中目前发生疾病的危险程度,以及在建立健康行为后可以减小的危险程度。同时,根据各因素目前带来的危险和减少危险的潜在可能,确定需要干预的危险因素的次序,从而为制订健康计划提供参考。

四、社区慢性病患者健康管理方法

根据《国家基本公共卫生服务规范(第三版)》的要求,社区慢性病患者健康管理的方法包括筛检、随访评估、分类干预和健康体检4项内容。

(一)筛检

1. 筛检的概念 筛检(screening)是运用快速简便的检查方法,在普通人群中发现无症状者的措施。其目的主要包括:①发现某病的可疑患者,并进一步进行检查确诊,达到早发现、早治疗之目的,最终实现延缓疾病的发展、改善预后、降低死亡率的效果。②确定高危人群,并从病因学角度采取措施,延缓疾病发生,实现一级预防。③了解疾病的自然史,开展疾病流行病学监测。

2. 筛检的分类 根据筛检对象、项目等,把筛检分为不同类别。

(1)按筛检对象范围分类 按筛检对象范围不同分为整群筛检和选择性筛检。整群筛检(mass screening)是指在疾病患病率很高的情况下,对一定范围内人群进行普遍筛查,也称普查。选择性筛检(selective screening)是根据流行病学特征选择高危人群进行筛检,如对矿工进行矽肺筛检。

(2)按筛检项目数分类 按筛检项目数不同分为单项筛检和多项筛检。单项筛检(single screening)即用一种筛检试验检查某一疾病,多项筛检(multiple screening)是同时使用多项筛检试验筛查疾病。

3. 筛检的实施原则 1968 年,Wilse 和 Junger 提出了实施筛检计划的 10 条标准。概括为 3 个方面:合适的疾病、合适的筛检试验和合适的筛检计划。具体如下。①所筛检疾病或状态是该地区当前重大的公共卫生问题;②所筛检疾病或状态经确诊后有可行的治疗方法;③所筛检疾病或状态应有可识别的早期临床症状和体征;④对所筛检疾病的自然史,从潜伏期到临床期的全部过程有比较清楚的了解;⑤用于筛检的试验必须具备特异性和敏感性高的特点;⑥所用筛检技术快速、经济、有效、完全或相对无痛,易于被群众接受;⑦对筛检试验阳性者,保证能提供进一步的诊断和治疗;⑧对患者的治疗标准应有统一规定;⑨必须考虑筛检、诊断和治疗的成本与效益问题;⑩筛检计划是一连续过程,应定期进行。适当的筛检方法、确诊方法和有效的治疗手段是筛检最基本的条件。

4. 筛检的伦理学问题 筛检必须遵守个人意愿、有益无害、公正等一般伦理学原则。具体如下。①尊重个人意愿原则:研究人员有义务向受试者提供足够的信息,使受试者对筛检所涉及的问题"知情"并自愿参加筛检。②有益无害原则:筛检试验必须安全可靠,无创伤且易于被群众接受。③公正原则:要求公平、合理地对待每一个社会成员。

(二)随访评估

1. 随访的概念 随访(follow-up)是医院或社区卫生服务中心等医疗机构对曾在本机构就诊的患者在一定时间范围内的追踪观察,以便及时了解其病情变化,合理调整治疗方案,提高社区慢性病患者的治疗依从性。

2. 随访的方式

(1)门诊随访 门诊随访(outpatient follow-up)是患者在病情稳定出院后规定时间内回到医院或社区卫生服务中心进行专科复查,以观察疾病预后专项指标,及时评估患者情况,反馈治疗方案效果。一旦发现问题可及时处理,利于患者康复。

(2)远程随访 远程随访(remote follow-up)是指医护人员以电话、信函、网络等方式与出院后的患者进行沟通,收集出院后的健康信息并给予健康指导。

3. 随访的步骤

(1)建立随访卡 随访卡主要包括患者的一般信息和病情基本信息,如姓名、性别、年龄、出生日期、居住地址、联系方式、疾病诊断、诊断日期、诊断单位、诊断依据、诊断分期、组织(细胞)学类型、入院日期、出院日期、治疗方案、死亡日期、死亡原因、随访结果等。

(2)评估慢性病患者 ①躯体方面,包括专科生理生化指标、饮食情况、用药情况、疾病危险因素、日常生活自理能力、个人行为和生活方式等的评估。②心理方面:慢性病患者是否存在控制感消失、自尊心受伤害、负罪感等情况,是否有不良情绪反应(焦虑、抑郁、易怒等)。③社会方面:疾病对患者家庭造成的影响,如疾病造成的经济负担、对照顾者的影响情况、对患者工作的影响等。

(3)评估医疗服务可及性 包括本地医疗保险覆盖率,政府预算卫生费用等。

(4)计算发病率或患病率 包括慢性病的发病率、患病率和知晓率等。

(5)评估环境 包括空气质量达到二级以上的天数、生活饮用水抽样监测合格率、食品卫生抽样监测合格率、高等教育人口率及人均住房面积等。

(三)分类干预

做好卫生资源的信息收集,包括疾病监测及卫生人力监测,进行分类干预。包括用药、控烟、限酒、加强体育锻炼、合理膳食及保持适宜的体重等,从而降低患病率、提高知晓率,加强疾病的预防和控制。同时,进行社会不良卫生行为调查,为卫生行政部门提供决策依据。

(四)健康体检

1. 健康体检的概念　健康体检(physical examination)是在现有的检查手段下开展的对普通人群所做的系统性检查,是健康管理的重要组成部分。健康体检是以人群的健康需求为基础,基于早发现、早干预的原则设计体检项目,并可根据个体年龄段、性别、工作特点、已存在和可能存在的健康问题进行项目的调整。

2. 健康体检的内容　主要包括一般状况、躯体症状、生活方式、脏器功能、查体、辅助检查、中医体质辨识、现存主要健康问题、住院治疗情况、主要用药情况、非免疫规划预防接种史、健康评价及健康指导等。

第二节　社区慢性病患者的自我管理及健康指导

目前,慢性病已经成为威胁国民健康的首位因素,给家庭和社会带来巨大挑战。社区卫生机构作为慢性病防治和健康管理的主体,在实施慢性病防治和健康管理中发挥重要作用。健康管理是以社区卫生服务机构为依托,以改善居民健康水平为目标的管理模式,是一种对个体及人群的健康危险因素进行全面管理的过程。健康管理的宗旨是调动个体及人群的积极性,有效利用有限的资源达到最大健康效果,对减轻医疗负担和提高居民健康水平具有重要意义。

一、社区慢性病患者的自我管理

(一)慢性病自我管理的概念

慢性病自我管理(chronic disease self-management)是指在慢性病发展过程中患者形成的对自身的症状、治疗依从性、生理和心理、生活方式等方面的自我管理,主要包括症状监测、饮食控制、体育锻炼、遵医嘱用药等。自我管理的理论基础是社会认知理论和自我效能理论。社会认知理论认为决定个体健康的社会环境、行为、个体心理、生理状况处于相互影响、相互作用之中;而自我效能在影响健康行为、态度和情绪方面起决定性的作用。自我管理是慢性病管理的核心,有效的自我管理能够有效改善患者的健康状况和生存质量。

（二）慢性病自我管理策略

慢性病自我管理策略主要包括以下形式。①患者指导和健康手册：为个体提供疾病相关教育指导信息。②动机访谈：社区保健人员与患者共同探讨行为改变的利弊并选择适宜的策略。③同辈支持和激励：社区内有相同兴趣的患者组成团体，共同开展健康促进活动，如健身、营养、生活技能训练等。④特定组织举办的活动和项目：如由哮喘病基金会和关节炎基金会举办的活动。⑤由非专业人士指导的自我管理项目：有同样患病经历的患者和照护者形成的组织，并指导同类疾病患者。⑥健康日记：由患者记录自身的健康状况，有助于自我监测和管理。

（三）自我管理在慢性病患者中的应用

以常见慢性病举例说明自我管理的应用。

1. 糖尿病患者自我管理　《中国 2 型糖尿病自我管理处方专家共识（2017 版）》指出，糖尿病自我管理是一种个体化的糖尿病教育管理方式，包括教育和管理等多方面内容。由经过培训的、有资质的糖尿病教育者或护士对患者进行专业指导，最终达到糖尿病患者自我管理的目标。如使患者熟练应用胰岛素注射技术，协调饮食、运动和用药管理，规律进行自我监测等。美国糖尿病委员会定义自我管理为患者的自我护理行为，并通过血糖水平、饮食管理以及并发症等指标反映自我管理效果。

2. 高血压患者自我管理　高血压患者的自我管理主要包括合理饮食（限盐、少油、营养均衡）、控制体重、戒烟限酒、适量运动、科学用药（剂量、联合、个体化）。生活方式干预和科学用药是控制高血压的重要途径；健康的生活方式是基础，合理用药是血压达标的关键，二者相互配合才能有效控制高血压。

3. 脑卒中患者自我管理　脑卒中患者的自我管理主要包括疾病管理、用药管理、饮食管理、日常生活起居管理、情绪管理、社会功能、人际管理和康复锻炼管理。其中康复锻炼管理要强调患者针对自身存在的不同功能障碍（例如语言障碍、认知障碍等）进行针对性的康复训练。

4. 癌症患者自我管理　癌症患者的自我管理主要包括疾病知识获取能力、日常生活管理能力、情绪管理能力、人际交往能力等。

（四）慢性病患者自我管理新进展

1. 信息-知识-信念-行为模式　信息-知识-信念-行为（information-knowledge-attitude-practice，IKAP）模式是国内学者在知识-信念-行为（knowledge-attitude-practice，KAP）理论基础上结合患者自身情况，为患者提供个性化疾病管理方案。IKAP 模式是以患者为中心，围绕生理、心理、社会适应等个人情况，制定个性化、专业化、人性化的健康管理措施，在此过程中鼓励患者参与自身疾病管理，通过宣教、交流互动、心理干预等方式，提高患者对疾病的认知和自我管理知识的掌握，增强健康信念，促进健康行为并缓解负性心理状态，改善生活质量。

2. 患者专家项目　患者专家项目（the expert patient programme，EPP）是一种以自我效能为理论框架,对患者进行课程培训、教会患者自我管理的方法,经研究证实可以提高患者的生活质量、自我效能和自我管理能力,并且可以降低患者就诊率及住院天数,从而减轻医疗负担。EPP 是基于美国斯坦福大学"慢性病自我管理计划"(chronic disease selfmanagement program,CDSMP)的基础上所形成的一个为期 6 周的课程。每门课程有 12~16 人参加,每周 1 次,每次 2.5 h。国外该课程每次是由两个受过培训的患者专家对患者进行授课,患者专家有配套的教材。这些课程涉及疼痛、疲劳、抑郁、放松技巧、运动、沟通和计划等,其中特别强调参与者设定每周可监测和实现目标,制定切实可行的行动计划,并鼓励参加课程的患者在每周的课程开始时反馈 1 次,同时患者专家给予相应的指导,使他们对实现目标有信心,从而提高自我效能。国内授课内容多为主题制,每次讲解 1 个主题,主题包括疾病相关知识、分享自己患病的经验和体会、情绪调适,引导患者主动参与自我管理、自我管理的技巧、相关的生活指导等,患者专家在授课的同时会有医务人员在场辅助指导。授课形式以讲座结合幻灯片或小组讨论为主,每 1~2 周 1 次,每次1~2 h,共持续 1~3 个月,课程循环进行,尽量使每例患者都能够参加 EPP 的所有课程。此外,我国 EPP 的授课形式还有入户患者家中,进行面对面交流、网络平台演说、视频推送等。

3.电子健康技术 从慢性病自我管理的视角定义电子健康技术(e-health):在慢病管理中应用信息通信技术及其反馈的数据和信息生成健康管理知识,从而改善患者健康结局。研究发现,慢性病患者使用电子健康技术的频率较非慢性病患者高,这可能反映了电子健康技术在管理慢性病方面的有效性和优势。学者基于互联网、手机通讯、可穿戴设备等形式设计和实施电子健康技术干预措施,已在慢性病患者自我管理中取得良好效果。

二、社区慢性病患者的就医指导

(一)慢性病患者急诊就医指征

不同类型的疾病急诊表现各异,以下列举常见的慢性病就医指征。

1.糖尿病患者 当糖尿病患者发生感染、饮食或治疗不当、手术、心肌梗死、脑卒中时,均可诱发严重的酮症酸中毒,需要及时就医予以抢救。医务人员要指导患者认识酮症酸中毒的以下特征。①多饮多尿、体力及体重下降加重。②胃肠道症状:食欲下降、恶心呕吐。③呼吸改变:呼吸中有酮臭味(类似烂苹果气味),严重时出现呼吸困难。④脱水与休克症状:中、重度酮症酸中毒患者常有脱水症状。⑤神志改变:个体差异较大,早期有头痛、头晕、萎靡,继而烦躁、嗜睡、昏迷。

2.高血压患者 情绪波动、冷热刺激、酗酒、饱餐或劳累可诱发高血压危象,需要及时抢救。指导患者识别高血压危象:剧烈头痛、恶心呕吐、多汗、口干、寒战、手足震颤和心悸等。

3.冠心病患者 冠心病患者出现以下情况需紧急就医:①睡眠中突然出现呼吸困难;②平卧时无法耐受,坐起时呼吸困难稍有缓解;③出现伴咳嗽的喘息;④左心衰表现,如咳粉红色泡沫样痰;⑤急性心肌梗死表现:突发的剧烈而持久的胸骨后或心前区压榨性疼痛、恶心、呕吐、腹胀、出冷汗、心律不齐等。

4.慢性肾炎患者　慢性肾炎患者出现以下情况需紧急就医：①剧烈头痛,血压急剧升高；②全身有严重水肿,同时伴有呼吸困难；③高热、呼吸急促；④频繁的恶心、呕吐、厌食；⑤每日尿量在 400 mL 以下；⑥牙龈出血、皮肤表面出现瘀斑；⑦神志不清。

5.慢性阻塞性肺疾病患者　慢性阻塞性肺疾病患者出现以下情况需紧急就医：发热、咳脓痰、下肢水肿、精神萎靡不振、嗜睡。

6.脑卒中患者　牢记"120"判断法则："1"指一张脸,观察患者有无口角歪斜等症状；"2"是指两只胳膊,观察患者是否存在一侧手臂无力或者举起后立即下落；"0"是指"聆听",听一听患者是否言语不清或表达困难。如果出现以上任意一项问题,应尽快就诊或拨打 120,争取获得最快的治疗。

（二）慢性病患者就诊时的注意事项

1.挂号　挂号可保障自己的就诊权利,可作为档案进行回顾性查询；其次是尊重其他患者的权益,维护诊室良好的就诊秩序。提前预约挂号能够保证患者在合适的时间段看到自己信任的医生,节约排队等待时间,最大限度地保证患者的就诊效率。

2.就诊准备　就诊前应该提前准备好以往所有相关的病历、检查验单和影像学资料。

3.病历资料的保存　病历是个人的健康档案,具有重要的价值。对每个患者而言,记录着病情变化、检查结果的变化、对特殊药物的反应、医生的治疗方案,因此要妥善保存。

4.医患交流平台的使用　微信、网站等日新月异,极大地方便了患者尤其是异地患者,应当提醒和指导患者有效应用。

三、社区慢性病患者的用药指导

社区护士在指导慢性病患者药物自我管理的时候,需要告知患者药物的副作用。服用药物种类和数量越多对患者的危害性越大；多重用药还应注意用药先后顺序和频次,不可私自换药或者漏服；帮助患者掌握每种药物的名称和用法,了解药物的作用机制及副作用,正确进行用药自我管理。

（一）慢性病患者的用药特点

慢性病患者用药种类多、周期长,容易产生以下情况：①药物不良反应；②忘服或漏服,影响疗效；③重复用药,增加药物的副作用和不安全性。因此,医护人员需评估慢性病患者服药过程中是否存在以上问题,对患者进行用药指导,提高患者服药依从性和药物自我管理水平。

（二）慢性病患者服药的注意事项

1.服药与饮水　慢性病患者口服药物的种类很多,比如片剂、颗粒、丸剂、胶囊,均需在水中溶解后才能发挥预期疗效。如果服药的时候不饮水或者饮水过少,可能产生危险,如阿司匹林、碳酸氢钠在高浓度时对胃黏膜有较大的刺激,慢性病患者服用这些药物时要注意适当增加饮水。

2. 抗酸药物与某些药物的相互作用　如抗酸剂与别嘌呤醇、氨基糖苷类抗生素、糖皮质激素、地高辛、铁剂、异烟肼、吩噻嗪等不能合用,会降低抗酸效果。

3. 合理的服药时间　如驱虫药常在空腹或半空腹时服用,抗酸药(胃舒平、氢氧化铝凝胶等)宜饭前服,安眠药睡前服,利尿药宜在清晨或者白天服用。

4. 合理的服药时间间隔　为了维持药物在体内的血药浓度,发挥药物的最大效应,患者应按照合理的时间间隔服药。但由于药物种类或次数较多导致患者漏服现象,有学者为居家老年心血管病患者设计服药药盒,对服药时间间隔进行针对性设计,到了服药时间药盒闹钟便响铃提示,很大程度上减少了慢性病患者漏服药物的现象。

5. 口服药物与食物之间的相互影响　食物中的某些成分会与药物发生反应而影响疗效,医护人员应予以指导。如服用阿司匹林时避免饮用酒或果汁,服用钙片时避免吃菠菜,服用异烟肼时不要进食富含组氨酸的食物(如奶酪或鱼)。

四、社区慢性病患者的运动指导

运动是保持身体健康的重要因素。科学的运动时间和频率能够增强心肺功能,加快机体代谢,还能缓解紧张和焦虑情绪,增加机体抵抗力。国内外多项研究显示,合理的运动能够预防慢性病、改善慢性病疾病进程、提高慢性病患者自我管理能力和水平。

1. 慢性病患者运动的种类和特点　慢性病患者的运动承受能力相对健康人有所下降,因此日常的运动锻炼需选择有氧运动。可选择以下3种类型的运动:首先是增加身体柔韧性的运动,其次是增强肌力的活动,再次是提高机体耐力的运动。

2. 慢性病患者的运动指导

(1)慢性病患者体育锻炼的原则　慢性病患者体育锻炼与常人不同,需要注意以下原则,以防意外发生。①需要进行体格检查,了解患者的健康状况,从而选择合适的运动项目。②运动需要循序渐进,即运动时间由短到长,运动量由小到大,且保持合适的运动频率。③需长期坚持锻炼才能起到锻炼的效果,改善健康水平。④锻炼时关注身体情况,如果发现有身体不适(如头晕、恶心、头痛)立即停止运动,及时就医。

(2)慢性病患者运动锻炼的注意事项　为保障慢性病患者体育锻炼的安全性,需注意以下事项。①尽量不要在饥饿状态或者饱餐状态下运动,一般选择在餐后 30~60 min 为宜。②选择平坦、宽敞、空气流动的场地,运动中要注意及时补充水分。③不要穿紧身衣裤,会影响锻炼的体验,不利于运动行为的维持。④运动前进行热身,运动后进行肌肉放松和拉伸。⑤运动时心率保持在 110~130 次/min。

(3)慢性病患者的运动指导　根据不同的疾病制定具体运动指导方案,以下列举几种常见慢性病的运动指导。

1)糖尿病患者的运动指导　有氧运动能帮助糖尿病患者消耗体内多余糖类,并能有效控制体重,是糖尿病患者有效的辅助治疗方法。但糖尿病患者在运动中易发生血糖不稳定的现象,如低血糖、应激性高血糖等。因此在运动过程中,糖尿病患者需密切关注自身反应,确保安全运动。运动项目和强度有以下参考。①运动类型:有氧运动(如游泳、登山等),抗阻运动(如举哑铃、弹力带运动等)。②运动强度和频次:每周3~5次,每次15~20 min,减肥者可适当延长运动时长和频次。

糖尿病患者还需要注意以下事项。①运动心率控制在最大心率的40%~70%。②在整个运动过程中需要根据自身反应评估身体是否出现血糖过低或过高的情况,如产生这些现象时,应立即停止运动并及时就医。低血糖的表现:头晕、乏力、冒冷汗、脸色苍白、手发抖、饥饿感、步态不协调等。高血糖的表现:身体虚弱、烦渴加重、口干、视物模糊、食欲降低、恶心呕吐等。③糖尿病患者易并发视网膜病变,需避免高强度运动及撞击性运动。④运动中注意保护足部,谨防受伤,预防足部溃疡。

2)高血压患者的运动指导 合理运动对高血压的控制及并发症的预防具有重要意义。高血压患者需要根据实际情况进行运动的选择和调整。运动项目和强度有以下参考。①运动类型:有氧运动(如慢跑、游泳等);柔韧性运动(如瑜伽等)。②运动频次和时间:每周3~5次,每次15~20 min。③运动强度:中低强度。

高血压患者还需注意以下事项。①每次运动前测量血压,血压不正常时勿进行运动锻炼。②冬季寒冷时候不宜进行室外晨练,过低的温度易导致血管收缩,造成血压上升,加重病情;可以进行一些室内运动(如瑜伽、八段锦等)。③雾霾天气下不宜进行室外运动。④运动过程中如果出现面红、心跳加速、头晕头痛等情况,应立刻停止运动并进行血压检测。⑤运动心率控制在最大心率的40%~70%。

3)心脏病患者的运动指导 大多数运动都将心脏病患者列为不适宜人群。心脏病患者在疾病急性发作期的确不能进行运动,但在缓解期适当的运动对患者有益。关于冠心病患者的运动有以下建议。①运动类型:轻、慢、缓的运动,如散步、太极、五禽戏、八段锦等。②运动频次和时长:每周3~5次,每次不超过20 min,如果身体能适应,可循序渐进增加运动次数或运动时间。③运动强度:低强度。

冠心病患者在运动时还需要注意以下方面:与主管医师进行沟通制订运动计划;运动时不能超过最大心率的50%;运动中精神放松,不宜过度用力;随身携带常用急救药物,以备紧急之需;运动过程中如发生心绞痛、胸闷气短、心悸等现象,立刻停止运动并就医。

4)脑卒中患者的运动指导 ①运动时机,建议脑卒中患者在病情稳定的基础上,发病24~48 h后鼓励患者早期活动,从低强度开始,循序渐进地进行运动。②运动频率和时长:建议脑卒中患者在个体耐受的情况下,每天1次,每周训练3~5次,每周训练总时长不少于150 min,特别要注意增加下肢训练频率;若患者不耐受,在增加每天训练次数基础上,可减少每次训练时长,但要确保每周训练总时长不少于150 min。康复训练应一直持续到患者恢复自理能力。③运动强度:脑卒中患者的康复训练强度应综合考虑患者的体力、耐力和心肺功能,建议从低强度开始训练,逐渐到中等强度及以上水平。④运动形式:四肢肌力差的患者,可进行适当的渐进性抗阻训练结合有氧训练,但对于合并高血压的脑卒中患者在卒中后3个月内应降低训练强度,并在康复过程中监测血压;上肢和下肢活动障碍的患者应尽可能地进行重复任务导向训练。

下面以单侧肢体运动障碍的患者为例,推荐患者在能耐受的情况下尽早进行康复锻炼。具体来说,需要依据日常生活活动能力(modified barthel index,MBI)评分进行适度的运动锻炼,详见表6-1,以下锻炼内容建议患病早期以2次/d、30 min/次的运动强度进行。

表6-1　单侧肢体功能障碍脑卒中患者运动建议

身体部位	MBI 评分				
	完全依赖 (0~20)	重度依赖 (21~40)	中度依赖 (41~60)	轻度依赖 (61~80)	生活基本自理 (80~100)
上肢	(1)Bobath 握手 (2)患者上肢被动运动	(1)Bobath 握手 (2)坐位健侧辅助上肢功能训练(擦桌子、转移物品、喝水等)	(1)坐位/站位上肢主动功能训练(转移物品、喝水、梳头、擦脸) (2)坐位穿脱外套训练 (3)Bobath 握手 (4)患侧上肢负重训练	(1)坐位/站位上肢功能训练(转移物品、喝水、梳头、擦脸) (2)坐位穿脱外套训练 (3)患侧上肢负重训练	(1)坐位/站位上肢功能训练(穿脱外套、叠衣服、系扣子、系鞋带等) (2)患侧上肢负重训练
躯干	(1)向患侧或健侧翻身 (2)卧位左右或上下移动	(1)向患侧或健侧翻身 (2)侧卧位坐起训练 (3)坐位平衡训练	(1)侧卧位坐起训练 (2)坐位平衡训练	(1)侧卧位坐起训练 (2)站位平衡训练	(1)侧卧位坐起训练 (2)站位平衡训练
下肢	(1)桥式运动 (2)患侧下肢被动运动	(1)桥式运动 (2)仰卧位屈髋屈膝,伸髋伸膝 (3)坐位屈膝伸膝 (4)踝背屈、踝背伸训练	(1)桥式运动 (2)床边坐站训练 (3)床椅转移训练 (4)患肢下肢负重训练	(1)站位健侧腿迈步训练 (2)床边踏步训练 (3)适当距离步行训练 (4)迈台阶训练 (5)桥式运动 (6)患侧下肢负重训练	(1)站位健侧腿迈步训练 (2)床边踏步训练 (3)适当距离步行训练 (4)复杂步行训练(高抬腿步、弓箭步、绕圈走、直线走) (5)迈台阶训练

古为今用　传承发展

八段锦的广泛应用

八段锦源于宋代,兴于明清,至今已有800余年历史,不仅有养生保健价值,也是我国传统文化遗产中的精华。其简单易学,男女老少皆宜,广泛流传至今。八段锦是一种有氧运动,通过整套的动作,使躯干、四肢、眼部肌群和四肢关节得到充分锻炼。其动作柔和舒缓,刚柔并济,圆活连贯,动静相兼,神形合一,使机体处于稳定、和谐的状态。中医认为八段锦有畅通心肺经络、固肾壮腰、调理脾胃、疏肝利胆、治未病等作用。现代医学研究证实,八段锦具有调控血脂、提高COPD患者的生活质量、降低血糖、促进代谢、增强体质、愉悦身心的作用。老年人长期坚持八段锦练习能够改善呼吸功能,提高肌肉力量、躯干柔韧性、躯体平衡能力及神经肌肉系统的反应能力。八段锦在促进我国群众身体健康的同时,也能降低医疗负担。随着人民群众对健康需求的提高,八段锦将为社区居民的健康做出更大的贡献。

五、慢性病患者的饮食指导

合理膳食是保障营养摄入、改善健康状况的关键。社区医护人员需指导慢性病患者科学合理地进行饮食搭配,通过评估患者的病情、饮食偏好以及经济能力等制订合理的膳食计划。

1. 高血脂患者的饮食指导　高血脂患者饮食需要注意以下方面。①限制低密度脂蛋白、胆固醇的摄入。每日饱和脂肪酸的摄入不超过总能量的7%,胆固醇摄入量小于300 mg。②在满足每日营养需要的基础上,还要注意控制总能量的摄入,合理选择各种营养素。

2. 糖尿病患者的饮食指导　糖尿病患者饮食需要注意以下方面。①膳食总能量摄入应该符合体重管理目标,其中碳水化合物占45%~60%,脂肪占25%~35%,蛋白质占15%~20%。②主食定量、粗细搭配、全谷物和豆类占1/3。③多吃蔬菜,适量摄入水果。④常吃鱼禽、蛋类,限制摄入加工的肉类。⑤清淡饮食、足量饮水、限制饮酒。⑥定时定量、细嚼慢咽。⑦注意进餐顺序,先吃蔬菜后吃主食。

3. 高血压患者的饮食指导　高血压患者饮食需要注意以下方面。①减少盐的摄入:高血压患者每人每日食盐量应逐步降至不超过6 g。②合理饮食:减少脂肪摄入,营养均衡,控制总能量。③控制体重,戒烟限酒。

4. 痛风患者的饮食指导　考虑到痛风的病因和诱因,需注意以下方面:①总体来说尽量选择低嘌呤食物。②少吃海鲜和动物内脏。③尽量选择白肉(鸡、鸭等家禽类的肉),且在痛风的缓解期或慢性期食用肉类。④在肾功能正常的前提下,每日应保证饮用2000~3000 mL的白开水或矿泉水,不能用果汁、含糖饮料、肉汤等替代。另外,痛风患者可以喝淡茶及淡咖啡。⑤尽量不喝肉汤,日常生活中的排骨汤、猪蹄汤、鸡汤、老鸭汤、海鲜汤、火锅等,食用后容易造成机体尿酸升高,诱发痛风。⑥远离酒精及甜饮料,二者含有大量的嘌呤物质,饮用后会加重痛风。⑦可以适当食用豆制品:痛风患者可以吃豆制品(如豆腐、豆皮等),但不宜吃干豆、喝豆浆,因为豆子的种皮富含嘌呤,豆浆嘌呤含量也较高。

5. 肾脏疾病患者的饮食指导　饮食对肾功能不全的患者影响很大,需注意以下问题。①定时定量进餐,早、中、晚三餐的能量分别占总能量的 20% ~30%、30% ~35%、30% ~35%。在三餐间增加点心,其占总能量的 5% ~10%。②限制米类、面类等植物蛋白质的摄入量,将奶类、蛋类或各种肉类等优质蛋白质作为蛋白质的主要来源。③选用马铃薯、白薯、藕、荸荠、澄粉、山药、芋头、南瓜、粉条、菱角粉等富含淀粉的食物替代主食,也可选用低磷、低钾、低蛋白质的米类、面类食品替代主食。④病情需要限制含磷高的食品时,应慎选动物肝脏、坚果类、干豆类及各种含磷的加工食品等。⑤病情需要限制含钾高的食品时,应慎选水果、马铃薯及其淀粉、绿叶蔬菜等。

六、社区慢性病患者的压力应对指导

慢性病是"生物-心理-社会"性疾病,与心理因素密切相关。慢性病患者多存在不同程度的焦虑、抑郁、烦躁、恐惧等不良情绪和心理问题,影响其生存质量和疾病的康复。

(一)慢性病患者常见的压力源种类

压力源是能够使机体产生压力反应的任何因素,包括生理、心理、社会环境等各方面。慢性病患者常见的压力源如下。①与生活环境改变相关的压力源:如患病后家庭角色转变、家庭生活方式的改变。②与医护相关的压力源:如对于疾病症状的担心、对于医护人员的过高期待等。③与疾病相关的压力源:如患病后需长期甚至终身服药、定时去医院复查以及家庭经济负担的增加等。

(二)压力对慢性病患者的影响

1. 生理影响　压力源长期作用会使患者的机体产生一系列的生理变化,比如心率增加、呼吸加快、血压升高、血糖升高、机体抵抗力下降。

2. 心理影响　压力源对心理产生的影与慢性病患者本身的性格、心理承受能力、社会支持等多种因素有关。例如有的患者对待疾病持有积极乐观心态,自我效能高,利于康复;但有的患者对待疾病持否认、怀疑、怨恨、恐惧等负面情绪,会导致身体功能进一步下降,产生恶性循环。

(三)对慢性病患者的压力指导

社区医护人员应该指导慢性病患者正确应对疾病压力。

第一,评估慢性病患者目前所承受压力的来源、程度、已经持续的时间和能够得到的社会支持等因素,然后指导其采取有效的应对措施。社区护士要理解患者因为疾病而产生的不安、焦虑、抑郁等负面情绪,耐心倾听患者心理诉求,帮助患者树立信心,使患者适应角色转变,在与患者交流和沟通中帮助和引导患者注意仪容仪表,使患者增加自信。

第二，关注处在疾病不同阶段的慢性病患者压力与应对情况。以中青年脑卒中患者的压力应对指导为例，有学者对中青年脑卒中患者出院后 1 d、3 个月、6 个月进行质性访谈发现，中青年脑卒中患者创伤后成长轨迹呈现持续应激、逐渐成长、成长回落 3 种类型。医护人员应分阶段对其进行压力指导。①持续应激型患者：此类患者始终表现出较少的创伤后成长，主要原因在于患者自身对于脑卒中事件的持续负性评价，因此对该类型患者应当给予重点关注，加强随访管理，采取及时有效的心理干预，避免患者出现抑郁、焦虑等负性心理。②逐渐成长型患者：此类患者适应能力较强，可通过合理恰当的支持，巩固患者的成长感、获得感。③成长回落型患者：此类患者已产生部分积极心理体验，但在后期有所减少，创伤后成长呈回落趋势，针对该类型患者应重点留意其成长回落的具体原因，重在激励，巩固其正性认知，解决成长的潜在阻碍因素。

第三，为患者赋能。护理人员在常规的脑卒中康复指导中处于主导地位，患者处于被动依从地位。例如康复指导由护士讲解，患者及家属倾听，这种方式忽略了患者的心理感受和心理活动，导致患者缺乏学习的主观能动性。基于健康赋能理论的护理干预，倡导患者的主体地位，护理人员和家属处于协助地位，注重患者的心理感受，倾听患者对疾病的表述，开导患者，协助患者制订康复计划，解决现存的问题，使患者自我掌控疾病，最大限度地开发患者的潜能，提升患者康复信心，缓解疾病带来的压力。有学者基于赋能理论构建 6 周 8 次的中青年脑卒中患者创伤后成长干预方案，结果显示基于赋能理论的干预方案能够促进脑卒中患者创伤后成长，并提高康复自我效能，也可提升患者日常生活能力，且有较好的实用价值。

第三节　社区慢性病患者健康管理新进展

为使大家了解目前社区慢性病患者健康管理现状，对目前社区慢性病患者健康管理的家庭医生签约服务模式、首次诊断负责制、医养护一体化模式及自我健康管理进行相关介绍。

一、家庭医生签约服务

家庭医生签约服务是以家庭医生为责任主体、社区健康服务中心为技术依托、社区居民及其家庭的健康管理为工作内容，三者之间建立契约关系，是一种新型医疗保健服务模式。家庭医生签约服务是一种居民与就近社区卫生服务中心或乡镇卫生院之间的契约形式，目前这种模式在我国大、中型城市开展较好。

1. 家庭医生的工作流程　家庭医生工作的开展按以下流程进行。①签约：老年慢性病患者与家庭医生在相互了解的情况下签订家庭医生服务协议，协议内容包括服务方式、双方责任、义务及服务期限等。②建立档案并进行疾病危险因素分析：家庭医生与老年慢性病患者签订服务协议后，根据患者性别、年龄、联系方式、住址、症状及体征、病史等建立个人档案,并进行疾病危险因素分析(包括吸烟、饮酒、饮食、运动等)。③制订干预方案:家庭医生根据患者危险因素评估,制订针对性的干预方案,如饮食指导、体育锻炼等。④追踪管理:通过微信、电话、短信等多种方式开展工作,定期向患者提供健康教育手册,通过微信向患者发送健康知识;每周1次电话随访;每月1次上门健康指导,并进行血脂、血压、血糖等指标的测量,对干预效果进行评估,根据评估结果调整干预方案。

2. 国内家庭医生服务模式的创新应用 "1+1+1"签约模式:在家庭医生签约服务模式的基础上,上海开展了"1+1+1"签约服务。2015年上海市出台《关于进一步推进本市社区卫生服务综合改革与发展的指导意见》,强调在家庭医生工作制度的基础上开启新一轮社区卫生服务综合改革,推行"1+1+1"医疗机构组合签约的服务模式,其中延伸处方项目是上海市政府进一步完善分级诊疗体系中的一项重要配套措施。"1+1+1"签约是指居民以居住地为准,就近选择社区卫生服务中心,进行家庭医生签约管理,并按照自身需求在上海全市范围内选择一家二级医院和一家三级医院进行签约。完成签约的居民可享受优先预约、开具长处方和延伸处方等惠民服务。延伸处方是指由家庭医生转诊至上级医院诊疗的签约居民再回到其所在社区卫生服务中心诊疗时,可以延用上级医院所开具的处方,在所属社区卫生服务中心或相应的服务站点获得同样的药品,包括社区药库中没有的一些非基本药物,也可以通过物流将药物配送上门。目前家庭签约模式在大城市应用相对较广,在相对偏僻的城市和农村需继续加强推行。

家庭医生服务团队作为签约服务的提供者,承担着社区居民健康"守门人"的角色,其服务能力是签约服务能否有效推行的突破点和关键。但是我国基层家庭医生团队存在数量不足、服务质量偏低、激励机制不完善、考核与引导不到位等问题,国家相关部门需多措并举解决这些问题。

二、首次诊断负责制

1. 首次诊断负责制概述 首次诊断负责制又称为首诊负责制,是社区卫生服务的核心制度之一。常见的首诊负责制分类方法主要包括医院、科室、医师3个层面。患者初诊的医院称为首诊医院,初诊的科室为首诊科室,首先接诊的医师为首诊医师。

(1)医院层面 ①凡到医院就诊的患者,均实行医院首诊负责制。医院对诊疗范围内的患者一律不得拒诊。非诊疗范围内的患者如病情危重,危及生命的情况下应就地抢救。②属下列情况可以转诊:非诊疗范围内的患者;患者及家属或单位要求转院者;病情确需住院或留观,但因为医院无床位的患者。首诊医师须写好病历、进行必要的医疗处置及充分的病情交代、途中风险告知、患方家属签字同意、并落实好接收医院后方可转院。

(2)科室层面 初诊的科室称为首诊科室,首诊科室和首诊医师应对其所接诊患者,特别是对急危重症患者的诊疗、会诊、转诊、转科、转院、病情告知等医疗工作负责到底。

(3)医师层面 医师首诊负责制是指第一位接诊医师(首诊医师)对其所接诊患者,特别是对急危重症患者的检查、诊断、治疗、会诊、转诊、转科、转院、病情告知等医疗工作负责到底的制度。其他分类方法也包括门诊首诊负责制度和急诊首诊负责制度。

2. 首次诊断负责制在慢性病健康管理中的应用 在社区健康管理中,我们将"首诊医师负责制的慢性病患者健康管理"定义为：全科诊疗活动中由全科护士参与，合理使用社区资源和适宜技术，以提高慢性病患者健康水平为目的，以"慢性病筛查、管理、随访及转诊服务"为核心内容，首诊全科医师全程负责的健康管理过程。

（1）慢性病首诊负责制工作团队　团队由一名全科医师和一名全科护士组成。首诊医师对慢性病患者的筛查、管理、随访、转诊等所有环节负责。

（2）团队工作职责　①对可疑慢性病患者落实确诊；②对新发现的高血压患者进行登记并纳入管理；③对需要转上级医院确诊的患者联系上级医院进行转诊，并于2周时随访和登记；④慢性病的随访管理，包括门诊随访、电话随访和上门随访等；⑤会诊，联系上级医院进行会诊，并做好记录。

为促进慢性病管理等公共卫生服务工作的落实，医院和社区卫生服务中心的绩效分配方案需要进行适应性调整，形成新的绩效管理模式。这方面的改革一直备受关注，也是今后研究的热点。

3.首次诊断负责制的完善和发展　首诊负责制仍处于探索中，需要在以下几方面继续加强，以提高服务质量。①以政府为主导，强化各单位责任意识。②利用现代化信息技术，建立慢性病预防管理网络，提高慢性病预防管理效率。③转变理念，进一步推广家庭医生责任制服务模式。④进一步加强社会方面的宣传，增强公民是健康第一责任人的意识。⑤社区慢性病管理有待进一步规范化、制度化、系统化。

三、医养护一体化模式

1.医养护一体化模式概述　家庭型医养护一体化是以医疗护理康复进家庭为基础，拓展养老健康服务内涵，根据不同需求，因地制宜地提供连续、综合、有效、个性化的医疗、养老、护理一体化的健康服务新模式，提高社区居民健康保健水平和生活质量。医养护一体化管理模式的运用，有效融合了医养理念与长期护理理念，对老年慢性病患者具有很好的应用价值。

2.医养护一体化模式的工作内容　①公共卫生管理期的准备：社区医疗机构与三级医院签订双向转诊协议，了解三级医院接诊医师的专业特长。②社区门诊医生为签约患者提供预约挂号、转诊、预约病床等服务。通过预约挂号，建立优先转诊"绿色通道"，享受优质服务，提高转诊效率。③对于老年高血压急诊患者，住院后进行紧急治疗，预防失能及并发症；病情稳定出院后，制订居家康复计划，缩短住院时间。④社区医务人员接到患者转回通知后2个工作日内进行上门访视，继续对患者进行病情观察、评估、宣教。通过进行高血压相关知识、情绪调整、疲劳管理、锻炼、合理膳食、戒烟、体重控制、药物合理使用、血压自我监测等内容宣教，增强其自我管理的能力。⑤制订医疗护理康复方案，对患者实施用药治疗与指导、行为干预、功能康复训练指导等。将医疗、护理工作延伸到社区患者家里，从而使社区老年患者能够得到医养护一体化管理服务。⑥依托居民健康信息系统和慢性病管理子系统，建立慢性病信息数据库。⑦依托基本公共卫生服务管理，定期对慢性病居民进行健康讲座和健康评估。

3.医养护一体化模式的完善和发展　家庭型医养护一体化服务模式目前仍处于探索发展阶段，需要进一步完善，以下几方面有待改进和加强。

(1)完善家庭型医养护一体化服务内容 ①根据慢性病患者的具体需要建立健康档案,组织定期体检,开展医护上门服务;②根据患者状况提供照护者指导服务,有计划地发展日间照护、慢性病护理、家庭病床、康复训练等各种形式的家庭医养护服务。

(2)相关部门协调共管 整合社区医养护一体化服务资源,慢性病患者所需的医养护服务,不仅是医疗照护,还需要社区居家服务、家庭病床照护服务等,分别属于医疗卫生服务部门及社会行政部门管理,但目前这两个部门之间的衔接不够顺畅,尚未形成完善的衔接机制,需要政府有关部门统筹协调,整合各项资源,为推进慢性病患者医养护一体化服务提供更广阔的发展空间。

(3)专业人才队伍建设 目前我国医疗、护理、康复从业人员紧缺,供需矛盾突出,迫切需要建立学校教育、继续教育、在职培训等多种方式相结合的医养护人才培养体系,培养一批具备全科医疗、护理、康复知识的复合型社区居家养老服务人才,以满足失能老人多层次、多样化的长期照护需求。对于在岗养老服务人员,组织他们参加免费的职业技能培训,定期开展养老护理知识职业技能考核和评估,促使养老服务人员不断提高自身技能。

(4)制度建设和保障 建立规范的医养护服务人员薪酬保障机制和奖励机制,吸引并留住人才,增强医养护服务人员队伍的积极性、稳定性和凝聚力。

四、自我健康管理

自我健康管理是个人运用健康与疾病预防的知识和技能,对自身健康状况进行监测,对自己所面临的健康风险进行评估,并据此调节自身心理和行为,以达到增进健康和预防疾病的目的。其源于心理行为的治疗范畴,通过改变社区慢性病患者一系列主观行为,有效促进其身心健康,逐渐转变为以患者为保健服务中心的全新保健模式。自我健康管理的本质是强调患者本人对自身的健康负责,强调患者的主观能动性在护理过程中的重要性,是护理观念及方法上的一种革新,对提升护理质量有积极意义。在培养社区慢性病患者自我健康管理能力时应遵循以下几条基本原则。

1. 与身心发展阶段相适应的原则 自我健康管理能力的培养宜自幼开始,贯穿终身,需根据个体的不同生理、心理发展阶段,对健康管理能力设定相应的培养目标,使其适应个体不同阶段的健康管理需求。

2. 与健康行为习惯养成紧密结合的原则 自我健康管理能力需要在健康行动中接受锤炼才能不断得到提升,只有与健康行为习惯紧密结合才能体现其价值和意义。与健康行为习惯养成紧密结合,是自我健康管理能力发展提高和能力培养学以致用的必然要求。

3. 健康知识与健康技能培养并重的原则 健康知识和健康技能相互促进,两者都是健康管理能力发展的基础,在自我健康管理能力培养过程中都应受到重视,不可偏颇。重健康知识而轻健康技能,健康知识就难以应用到健康管理实践中,容易造成健康知识学习脱离实际。重健康技能而轻健康知识,健康技能势必缺乏坚实的理论支撑,因此在对社区慢性病患者自我健康管理进行培训时,应做到"双管齐下"。

4. 在疾病治疗过程中增强教育的原则 罹患疾病往往使人更加珍惜健康,产生保持健康的紧迫感,激发探究病理的好奇心和求知欲,从而促使患者努力学习疾病治疗和健康管理的知识和技能,积极投入到健康行动中。对于社区健康管理能力培养而言,遵循在疾病治疗过程中增强教育的原则,能够更高效率地提升患者的自我健康管理能力。

5.统一要求与区别对待相结合的原则　在健康知识技能学习、健康习惯养成、健康心理训练等方面制定统一的标准和要求,以明确目标、循章行事、提高效率;同时,也要充分考虑不同群体、个体的学习发展需要,根据个人健康状况、生活条件、文化程度、性别、年龄等实际情况进行针对性地健康教育,在教育内容、手段、方法等方面也要充分体现个性化,尽可能使每个受教育者获益最大化。

参考文献

[1]国家统计局.《中国统计年鉴2021》[M].北京:中国统计出版社,2021.

[2]何国平,赵秋利.社区护理理论与实践[M].2版.北京:人民卫生出版社,2018.

[3]世界卫生组织.非传染性疾病[EB/OL].(2018-06-01)[2022-05-18]https://www.who.int/zh/news-room/fact-sheets/detail/noncommunicable-diseases.

[4]王陇德,彭斌,张鸿祺,等.《中国脑卒中防治报告2020》概要[J].中国脑血管病杂志,2022,19(2):136-144.

[5]中国老年2型糖尿病防治临床指南编写组,中国老年医学学会老年内分泌代谢分会,等.中国老年2型糖尿病防治临床指南(2022年版)[J].中华内科杂志,2022,61(1):12-50.

[6]中华医学会糖尿病学分会,国家基层糖尿病防治管理办公室.国家基层糖尿病防治管理指南(2022)[J].中华内科杂志,2022,61(3):249-262.

[7]郭艺芳,杨宁.强化血压控制中国专家建议[J].中华高血压杂志,2022,30(2):113-117.

[8]卫薇,燕军,李方波.慢性病患者科学运动及合理膳食相关行为研究[J].中国健康教育,2022,38(3):211-216.

[9]赵文华,李可基,王玉英,等.中国人群身体活动指南(2021)[J].中国公共卫生,2022,38(2):129-130.

[10]舒美春,杨碎丽,鲍少蕊,等.基于健康赋权理论的护理干预在卒中后疲劳患者中的应用[J].中华护理教育,2022,19(3):236-241.

[11]刘清玄,张振香,梅永霞,等.中青年脑卒中患者创伤后成长轨迹的纵向质性研究[J].护理学杂志,2021,36(21):65-68.

[12]2020年全球癌症统计报告[J].中华预防医学杂志,2021,55(3):398.

[13]中国心血管健康与疾病报告2020概要[J].中国循环杂志,2021,36(6):521-545.

[14]仲学锋.基于社会支持理论的糖尿病自我管理研究进展[J].中国健康教育,2021,37(12):1117-1120.

[15]丁岩,王艳红,李颖霞.老年慢性病患者心理压力与心理健康的关系:心理弹性的中介作用[J].中国健康心理学杂志,2021,29(1):37-40.

[16]荆璇,薛平,袁丽荣.IKAP 模式在慢性病管理中的应用研究进展[J].护理研究,2021,35(8):1441-1446.

[17]金静芬,李梅,陈圆圆,等.脑卒中患者早期运动康复护理方案的构建[J].中华护理杂志,2020,55(9):1360-1365.

[18]栾文艳,张振香,林蓓蕾,等.病人专家项目在慢性病病人自我管理中的应用进展[J].护理研究,2020,34(17):3074-3077.

[19]陈丹丹,叶志弘,汤磊雯,等.电子健康技术在慢性病患者自我管理中的应用进展[J].中国护理管理,2020,20(7):1028-1033.

[20]吕金林,李慧慧,单雨薇,等.高血压患者自我管理干预模式的研究进展[J].中国慢性病预防与控制,2020,28(1):64-66.

[21]中国居民营养与慢性病状况报告(2020 年)[J].营养学报,2020,42(6):521.

[22]心洁,站酷消洛.解读"健康中国行动(2019—2030)"——慢性病防治行动(上)[J].中老年保健,2020(5):16-18.

[23]王文娜,张振香,梅永霞,等.压力与应对理论的发展及在慢性病照顾者干预研究中的应用[J].现代预防医学,2020,47(1):75-78.

[24]覃海,张广昌,刘浩华,等.八段锦临床应用研究进展[J].广西中医药大学学报,2020,23(3):83-86.

[25]KAZUO K, YASUMASA Y, HISATOMI A, et al. Effect of standard vs intensive blood pressure control on the risk of recurrent stroke:a randomized clinical trial and Meta-analysis[J].JAMA Neurology,2019,76(11):1309-1318.

[26]张宏,张亚同,王钰,等.9 种慢性病的临床指南中的潜在药物相互作用研究[J].中国药房,2019,30(3):289-293.

[27]张小倩,姜天,高玲玲,等.《中国 2 型糖尿病自我管理处方专家共识(2017 年版)》解读[J].中国全科医学,2018,21(18):2152-2155.

[28]GEORGIOS T, APOSTOLOS S, DONG-EOG K, et al. Recent advances in primary and secondary prevention of atherosclerotic stroke[J]. Journal of Stroke, 2018, 20(2):145-166.

[29]KOSTEV K, PSCHERER S, RIST R, et al. Changes in glycemic control and body weight after initiation of dapagliflozin or basal insulin supported oral therapy in type 2 diabetes:a primary care database study[J]. Journal of Diabetes Science and Technology,2017,11(3):590-596.

第七章

社区精神障碍患者的健康管理

学习目标

知识目标
1. 掌握:社区精神健康的概念和工作内容。
2. 熟悉:社区精神健康服务的常用工作方法。
3. 了解:我国精神障碍患者的社区管理模式及发展趋势。

能力目标
1. 运用社区精神障碍患者管理技术开展护理实践。
2. 运用护理科研方法探索以护士为主导的社区精神健康管理项目。

思政目标
1. 具有同理心,同质化服务全人群。
2. 树立职业认同感,具备历史使命感和责任感,坚持制度自信。

第一节 概 述

一、社区精神健康概念及意义

(一)社区精神健康相关概念

1. 精神健康 精神健康(mental health)又称为精神卫生、心理健康等,指研究关于保护与增强人的心理健康的心理学原则及方法,通过研究健康者,增进和提高人群的健康。

2.社区精神健康　社区精神健康(community mental health)指综合应用社会精神病学、精神卫生学、预防医学和护理学等学科的理论与方法,保障和促进社区人群的身心健康,提高其承受应激和适应社会的能力,以防止各种心理障碍、行为问题和心身疾病的发生。

3.社区精神健康服务　社区精神健康服务(community mental health services),是在各级政府领导下,各类卫生机构和相关部门配合下,以社区为单位,以基层精神卫生机构为主体,以社区精神卫生工作和全体医生为骨干,合理利用社区资源,开展融预防、医疗、保健和健康教育为一体的适宜精神健康的干预策略,以解决社区人群的精神卫生问题,满足人群的基本心理健康需要的连续性基层卫生服务。

(二)社区精神健康工作的意义

1.提升精神障碍患者规范诊疗　社区精神健康服务是提升精神障碍患者规范诊疗的重要环节。《健康中国2030规划》提出,对于重性精神疾病的规范诊疗率应达到80%,目前全国多省未达到该水平,且呈现显著的地区差异。多数精神障碍患者除急性发作期以外,基本居住于家庭,因而社区精神健康服务是提升精神障碍患者规范诊疗的重要方法和手段。

2.有助于精神障碍患者康复　开展精神健康社区防治是患者康复的需要。20世纪50年代欧美等发达国家大力开展了非住院化运动,甚至有一些国家撤销了许多精神疾病专科病院,鼓励患者返回社区进行康复和治疗。世界卫生组织也于1980年提出"以社区为中心的康复"方针,鼓励在社区开展生活技能、职业技能和社会功能等方面的康复,鼓励患者早日重返社会,承担社会角色。

3.促进人类健康共同体建设　开展社区精神健康服务是人类健康共同体建设的需要。随着社会的发展,疾病谱不断发生改变;社会竞争也不断加剧,带来的各种负性生活事件引起的精神障碍问题越来越多。据统计,我国成年人精神障碍发生率高达17.5%,患病人数规模大,已逐渐成为一个公共卫生问题。社区精神健康服务有助于营造良好的生活和社会环境,提升居民的精神健康素养,提高社区居民的整体健康水平,早日实现人群健康目标。

二、社区精神健康的产生与发展

我国社区精神健康服务相对于欧美等发达国家来说,起步相对较晚,最早可追溯到1958年在南京召开的全国第一次精神病防治会议。该会议制定了"积极防治,就地管理,重点收容,开放诊疗"的工作方针,为社区精神卫生服务的发展奠定了基础。1986年,全国第二次精神卫生工作会议的召开促进了社区精神卫生事业的大力发展。从1991年开始,依托初级卫生保健组织,我国在城乡建立了精神病三级防治网,成为我国社区精神卫生服务的特色模式。

1989年我国残联康复学会精神残疾康复专业委员会正式成立,成为我国第一个精神康复的专业学术机构。1995年我国成立的康复医学精神病专业委员会,现已发展为遍及全国各地的学术团体,对我国精神康复事业的发展起到了重要的作用。2009年,国家计划生育委员会、财政部及卫生部出台《关于促进基本公共卫生服务逐步均等化的意见》，首次将重性精神疾病管理纳入公共卫生服务项目之中。2013年，国家卫生计生委制定并印发了《严重精神障碍发病报告管理办法（试行）》，文件明确规定精神分裂症、分裂情感性障碍、持久的妄想性障碍、双相情感障碍、癫痫所致的精神病以及精神发育迟滞伴发精神障碍等6种重性精神疾病纳入社区公共卫生服务管理项目，应当实行规范化社区报告、治疗和管理。

目前精神障碍患者已经成为社区重点管理人群之一，社区工作团队依托于家庭医生签约服务和慢性病健康管理模式，为辖区内的精神障碍患者进行规范化管理，如开展定期的面对面随访，开展针对性的健康教育，实施职业康复和社会康复等方面的专业康复诊疗计划。此外，社区精神健康管理还需关注阿尔茨海默病、儿童孤独症等特定人群的疾病干预，这是社区精神健康服务面临的新挑战。目前，我国精神健康服务资源相对短缺，存在显著的地区差异性。多数精神科专科医生及专科床位，主要分布在省级和地市级医院，精神障碍的社区康复体系尚未完全建立。总之，我国现有精神卫生服务能力和水平远不能满足人民群众的健康需要和国家建设的需要。

三、社区精神健康工作相关政策及法规

我国精神障碍服务相关政策及法规的宗旨是保护精神障碍患者的合法权益，使全社会尊重、理解、关爱精神障碍患者，任何机构、组织或个人不得歧视、侮辱、虐待精神障碍患者，不得非法限制精神病障碍患者的人身自由，实现人人享有健康的公共卫生管理目标。

1.《重性精神疾病管理治疗工作规范》 卫生部于2009年11月3日发布《重性精神疾病管理治疗工作规范》。其中明确规定精神卫生工作部际联席会议制度为国家级精神卫生管理和领导协调机制。原卫生部负责全国重性精神疾病管理治疗工作的组织领导与协调，制定重性精神疾病管理工作计划，并推动实施建设全国重性精神疾病管理治疗网络；并逐步开展中央补贴地方重性精神疾病管理治疗项目（686项目）的实施和效果监督工作；做好治疗监督、绩效考核和评价；并逐步建立和完善全国重性精神疾病管理治疗信息系统。

2.《中华人民共和国精神卫生法》 第十一届全国人大常委会第二十九次会议于2012年10月，正式通过了《中华人民共和国精神卫生法》，于2013年5月1日起正式实施，并于2018年4月27日修订。该法律是我国促进精神卫生事业发展，规范精神卫生服务，维护精神障碍患者合法权益的重要法律；其宗旨是规范精神卫生服务，实行预防为主的方针，维护患者的合法权益。

3.全国精神卫生工作规划 《全国精神卫生工作规划（2015—2020）》是由原卫生计生委、中央综合办等多部门联合制定。社区精神健康方面的具体目标及策略有：探索建立精神卫生专业机构、社区康复机构及社会组织、家庭相互支持的精神障碍社区康复服务体系。在做好患者服务管理方面，各地要按照"应治尽治、应管尽管、应收尽收"的要求，积极推进"病重治疗在医院，康复在社区"的服务模式。各地要逐步建立健全障碍社区康复服务体系，大力推广社会化、综合化、开放化的精神障碍和精神残疾康复工作模

式,建立完善医疗康复和社区康复相衔接的机制。力争70%以上的县、市、区设有精神障碍社区康复机构,或通过政府购买服务等方式委托社会组织开展康复工作,其中,要达到50%以上的居家患者接受社区康复服务。目前,全国各省、直辖市正在结合自身发展现状制定"十四五"精神卫生工作规划,将对社区精神卫生工作做出新的规划。

制度引领　多举措并举

"十四五"精神卫生规划要点

一是依托新成立的国家心理健康与精神卫生防治中心,加强相关政策规划的研究,开展流行病学的调查,推进健全心理健康和精神卫生防治体系,推动心理健康和精神卫生专业人才的培养。二是进一步推动落实健康中国行动中心理促进行动的相关要求,加强科普宣传,持续提升全民心理健康素养,开展抑郁症、焦虑、失眠、阿尔茨海默病、自闭症等疾病的监测。三是继续整合多部门的力量,深入推进社会心理服务体系的建设。四是加强心理干预、危机干预和心理援助工作,将心理危机干预纳入各类突发事件的应急处置预案中。五是利用世界精神卫生日、预防自杀日等宣传节点,普及精神疾病的基本知识,避免社会歧视,加强对重点人群的关心关爱,进一步营造全社会关注心理健康的良好氛围。

四、社区精神健康工作内容

社区精神健康内容主要有医疗服务、保健服务、康复服务和社会服务4个方面。

1. 社区精神健康医疗服务　社区卫生服务中心需设立精神卫生门诊,有条件的社区可设置专门的社区精神卫生服务中心,为病程迁延或处于稳定期、需要接受终身精神健康服务的精神障碍患者提供医疗服务。根据精神病防治三级网络,患者从精神病专科医院或综合医院的精神科出院后,社区护士定期在社区门诊或社区精神卫生服务中心进行随访,为患者提供用药指导、病情观察等专科诊疗服务。对于拒绝在社区机构住院或出院后直接返回家中的精神障碍患者,社区护士可协助社区卫生服务中心或家庭医生团队为患者设立家庭病床,并定期通过家庭访视为患者提供居家诊疗服务。

2. 社区精神健康保健服务　社区精神健康医生或公共卫生医生定期到居委会、街道等了解辖区的精神障碍患者情况,随访其诊疗情况、用药现状等,及时对监护员进行精神卫生指导和培训;帮助基层管理机构及时发现新患者,做好普查和筛查,早期发现,早期诊疗,及时对重性精神障碍患者登记造册;协助居委会、街道办建设和管理精神障碍患者工疗站,定期巡诊,对注册患者进行健康检查及指导治疗;社区护士走访辖区内敬老院、日间照料中心、老年人活动中心等机构,提供健康教育、健康咨询等服务;同时,配合政府及有关部门做好友好型社区假设,构建适宜精神障碍患者及家属生活的社会环境,促使患者社会功能的恢复,早日重返社会。

3. 社区精神健康康复服务　社区卫生服务中心针对经过积极治疗后、症状缓解后转归社区和处于稳定期的精神障碍患者,提供以康复为主的社区精神卫生服务。社区医护工作人员配合综合医院或精神医院的专科医生,在居民家中、社区康复机构中、工疗站等机构中,进行药物、心理、社会和职业等专业康复训练,帮助患者部分或者完全恢复生活自理能力、劳动能力等,帮助其重返社会。

4. 社区精神健康社会服务　除了为居家精神障碍患者及家属提供专业照护和健康教育外,社区护士还需要面向辖区全体居民提供精神健康服务。社区护士通过开展健康教育,积极普及精神健康知识与技能。社区护士应根据不同服务对象采用口头教育、电化教育等方法,借助电视、广播等媒体传播途径,开展系统的科普工作,提升全体居民的精神健康素养。

五、社区护士在精神健康管理中的任务及作用

社区护士配合多学科团队开展社区精神健康服务和管理,除了承担患者的直接照顾者的角色之外,更多的是参与到社区管理方面。可见,其承担的角色多样化,主要有以下几方面。

1. 管理者的角色　社区护士需要对登记在册的重症患者和其他居家的处于稳定期的患者进行个案管理,并且根据患者的病情和护理需要制定护理计划方案;同时配合社区决策者制定社区精神患者的权益保护的相关规章制度,并做好患者管理的人员和物力安排,以保证社区精神健康卫生服务的正常运转。

2. 专科护理服务的提供者　社区护士需要根据患者的药物和专科诊疗需要,给予患者对应的服务,如电痉挛治疗或中医适宜技术等方面的专科诊疗技术。可见,护士承担着诊疗技术实施者和疗效观察者的双重角色,同时还要配合其他专业人士开展如心理咨询和心理治疗等精神心理专科工作。

3. 康复者的角色　社区是精神患者回归生活和工作的重要过渡阶段,患者在这个阶段当中需要不断完善自己的生活技能和社会技能,因而社区护士在需要提供专科诊疗技术以外的生活自理能力和工作技能辅导,协助患者尽早做好社会方面的康复,进而使患者能够长期地维持正常的社会生活。

4. 健康教育和健康促进者的角色　社区护士是与精神障碍患者及其家属接触最频繁、时间最长的专业工作人员。社区护士可通过多种途径对患者及其家属进行健康教育,并协助家属创造良好的家庭氛围,适应社会生活,降低因歧视等带来的不良影响。

5. 研究者的角色　社区护士不仅是社区专科实践的参与者和管理者,同时还承担着一定的护理科研职责。随着社区护士学历水平的不断提升,更多的护士具有开展科学研究的能力。因而其在工作当中应结合工作实践,运用科学的方法,探讨社区精神健康管理方面的新课题,解决实际工作中的问题。

第二节　重性精神障碍患者的社区管理与护理

一、重性精神障碍患者社区管理概述

(一)社区管理服务对象

世界卫生组织对精神障碍的定义是:在各种因素的作用下,造成大脑功能失调而出现感知、思维、情感、行为、意志以及智力等精神运动方面的异常,需要用医学方法进行治疗的一类疾病。我国对重性精神疾病的定义是:临床表现有幻觉、妄想、严重思维障碍,行为混乱等精神病性症状,且患者社会生活能力严重受损的一组精神疾病。主要包括精神分裂症、分裂情感性障碍、偏执性精神病、双相障碍、癫痫所致精神障碍、精神发育迟滞伴发精神障碍等6类疾病,现已纳入我国公共卫生服务项目中。

(二)社区管理服务内容

社区精神障碍管理的工作团队由精神专科医生、精神科公共卫生医生、全科医生、社区护士、心理治疗师和社会工作者及经过重性精神疾病管理相关培训的专兼职人员等构成,并依照相关规定开展如下健康管理工作。

1.患者健康档案建立与维护　通过家庭医生签约服务,社区护士与社区、街道办事处等部门合作,及时为辖区内新确诊的重性精神疾病患者建立健康档案,并通过访视进行定期的更新和维护。首次为患者建立健康档案时,需要由专业医生和护士对患者进行健康检查和全面评估,并由家属及原承担治疗任务的专业医疗机构提供疾病诊疗相关记录和信息。为患者建立一般居民健康档案,并按照要求填写重性精神疾病个人信息补充卡;同时完善该家庭的家庭健康档案,评估及明确精神障碍患者的主要照顾者和监督者,为后续社区健康管理奠定基础。按照重性精神疾病管理要求,定期对患者及其家属进行访视及健康检查,并将访视结果及时录入、更新电子档案。

2.随访评估　根据重性精神疾病管理要求,社区工作团队应对重性精神障碍患者每年随访4次,推荐面对面随访,如到患者家中或预约患者到门诊随访;必要时也可电话随访、微信随访等。每次访视前,工作团队应根据患者的病情控制情况,制订本次访视的主要目的和计划;并通过访视对患者及其家属进行有针对性的健康教育和生活技能训练等康复指导;对家属提供心理支持和帮助;做好健康咨询,鼓励患者参加社会活动,接受职业训练。此外,每次随访应检查患者的生理、心理和社会功能状况;询问患者的诊疗行为,记录各项实验室检查结果等。

此外,随访的重要工作内容还包括对患者进行危险性评估,并根据危险性评估结果进行相应处理和干预。①0级:无符合1~5级中的任何行为。②1级:口头威胁,但没有打砸行为。③2级:有打砸行为,但局限在家中,主要针对财物,可被劝说制止。④3级:有明显打砸行为,且不分场合,针对财物,不能接受劝说制止。⑤4级:持续的打砸行为,不分场合,针对财物或人,不能接受劝说制止,出现自伤或自杀等行为。⑥5级:持管制性危险武器,针对人的多种暴力行为,或者纵火、爆炸等针对财物的行为,且不分场合。对不同的评估结果,工作团队应该根据患者的实际家庭情况进行劝说、安抚、转诊、报警等对应处理,保护患者及其家属的生命和财产安全,同时做好自身保护。

3. 分类干预　依据患者的危险性评估结果、精神症状控制情况,用药效果及不良反应发生情况,自知力恢复情况,工作和社会功能情况等,对患者进行分类干预。①对病情不稳定的患者:危险性评估结果为3～5级,或者精神症状较明显,自知力缺乏,有急性药物不良反应及严重躯体疾病者,应进行紧急对症处理后,立即转诊上级医院;在转诊之后2周内随访结果;对于危险性评级较高的患者,必要时可报告当地公安机关,协助送院。②对病情基本稳定的患者:危险性评估结果为1～2级、精神症状、自知力或社会功能状况至少有一方面较差的患者,应判断是因为治疗方案效果不佳,还是伴发有药物不良反应或疾病恶化等导致病情不稳定。应在上级专科医生的指导下,由社区管理团队中的全科医生,在规定剂量范围内调整现用药物;经初步处理后观察2周,若情况趋于稳定,可维持该治疗方案,3个月时随访;若处理无效,则建议转诊至上级医院,2周内随访转诊结果。③对病情稳定患者:若危险性为1～2级,且精神症状基本消失,自知力基本恢复,社会功能基本恢复,无药物不良反应,躯体疾病稳定者,继续执行上级医院制定的治疗方案,3个月时随访。

4. 健康体检　对于社区内已经建档的重性精神障碍患者,社区应每年开展一次健康检查。内容包含一般体格检查、血压、血常规、转氨酶、血糖等常规生理、生化检查项目,还包含精神心理的专科检查。区别于社区其他重点人群的健康检查,精神障碍患者的检查应在患者病情允许的情况下,征得监护人及患者本人同意,必要时可与访视同时开展。

二、重性精神障碍患者社区管理模式

随着社区精神卫生服务的发展,WHO制定了"以社区为中心的康复"的方针,大力发展社区精神卫生服务。随后,WHO又发展了金字塔模型,对各国精神卫生服务进行规范和指导;但由于各国国情和卫生体制现状的不同,各个国家和地区发展出现了不同的管理模式。

1. WHO的理想金字塔模型　WHO金字塔模型按照使用频次和成本对精神卫生服务内容进行了分级,包含自我照料、非正式的社区精神服务、由初级保健医疗提供的精神卫生服务、综合医院精神科配合下的社区精神卫生服务和最高层级的住院设施及专业服务(图7-1)。在这个模型中,塔顶费用最高的服务也是使用频率最小的,而塔底是最常使用的服务,其成本也相对较低。WHO建议所有国家应提供以上各类服务。实际上,大多数国家,即便发达国家,都不可能包含金字塔模型中的所有服务形式,因而各国的社区管理模式呈现出一定的差异性。

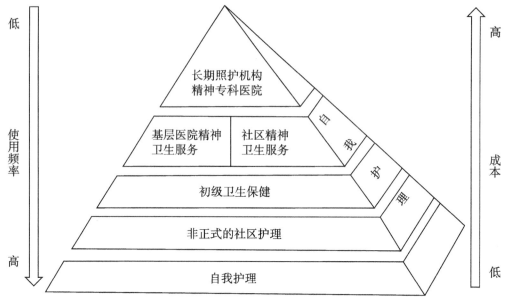

图 7-1 WHO 理想金字塔模型

2. 英国的护理计划模式 英国于 1983 年颁布了《精神卫生法》，把完善社区精神卫生服务定为发展项目之首，不断增加社区精神卫生服务工作人员和护士，让精神疾病患者回归社会，恢复身心健康。主要体现在社区建立精神障碍患者居住中心和日间治疗中心，以促进患者的康复。综合医院的精神科精神障碍患者住院时间大为缩短，其中绝大多数在 3 个月以内出院。依据的主要管理模式称为护理计划模式，针对某一精神障碍患者，成立专门的精神卫生服务小组，并由该小组成员依据护理计划向患者及家属提供相应护理服务。该模式主要由 4 个部分构成，即对患者心理及社会需求等进行系统评估和规划；确定护理计划，其中需明确不同的服务者提供的心理和社会服务内容；确定护理联络员来维持与患者的密切联系；定期审核护理计划并在必要时进行修改。其中，志愿者在社区精神卫生服务中也发挥重要作用，甚至能够独立提供很大范围的社区服务、日间照顾和居住护理等。

3. 法国的分区管理模式 法国于 1960 年颁布了行政通告，要求建立社区精神卫生服务机构，在社区内形成精神卫生服务防治体系，随访关注非住院患者和已经出院的患者。目前主要的服务形式是分区化模式。按照 7 万人口的标准，以精神病专科医院为中心进行区域划分；由精神病院的医疗-社会小组来负责该区域内精神疾病的预防、诊疗及康复支持工作，社区治疗康复机构则提供社会、心理康复治疗服务。依据患者的病情及治疗需要，机构之间及机构和医院之间会相互转诊并提供后续跟踪支持服务，不但满足了精神障碍康复者的社区康复需求，也充分发挥了精神病院的主导作用和技术优势。但在实施过程中，该模式面临着专业人士不足、团队合作不畅、服务范围有限、成本过高等问题；另外，随着法国受到精神障碍困扰的人群越来越多，现有分区化模式不足以满足日益增长的精神健康需求。因而，有许多研究者开始探讨以家庭医生等初级保健工作者为主导的社区精神卫生服务,并逐步规范随访内容和完善管理制度,也取得了一定的成效。

4.美国的主动式社区治疗模式　美国于20世纪60年代成立了专门的委员会,颁发了《社区精神卫生中心法案》,要求社区精神卫生服务中心开展门诊、住院和预防治疗等工作,并在全国各州普遍成立社区精神卫生服务中心,开展精神障碍社区康复工作,让住院精神病患者重返社区,并在社区中获得治疗、护理和预防服务。目前主要采用的是主动式社区治疗模式(assertive community treatment, ACT)。在该模式中,针对病情不稳定、社会功能严重受损的重性精神疾病患者,由心理咨询师、康复医生、社工、朋辈、专家等组成的社区精神障碍康复服务攻关团队,在家庭或社区机构中,根据不同的精神障碍患者而提供个性化、全天候的综合性服务,以达到改善患者的社会功能和提高其生活质量的目标,并降低复发率和再住院率。有研究者将该模式与传统社区精神卫生服务进行对比,发现ACT服务的可及性、连续性和服务频次等方面显著优于传统社区模式,见表7-1。

表7-1　主动式社区治疗模式与传统社区精神卫生服务对比分析

特征	主动式社区治疗模式	社区精神卫生传统模式
服务对象总数	80～100	300～350
最大服务人数(人/组)	12	35
服务时间	每天8:00～20:00	工作日9:00～17:00
服务场所	场所自由,家庭、咖啡馆、公园等	办公室或者居家环境
服务形式	主动式、灵活的、多样化方案	经预约的办公室治疗和家庭访视
服务的连续性	无失访制度,融于长期照护服务	出院后可能无法保证连续性
工作模式	团队模式:所有团队成员服务于所有患者	个案管理模式:由主要负责医生和护士负责
团队会议频率	每日召开针对服务对象的日常照护方案的专题讨论会议	每周

5.中国的多样化管理模式　我国从20世纪70年代后,逐步在各地城乡设立的精神病三级防治网,在精神病患者的治疗和康复中起到了很大的作用。随后,我国于2004年启动中央补助地方卫生经费重性精神疾病管理治疗项目(简称"686项目"),旨在探索医院-社区一体化的服务模式,可为严重精神障碍患者提供额外享受免费药物救助服务。对于社区精神障碍服务发展目标的界定,根据《关于加快精神障碍社区康复服务发展的意见》,到2025年,超过80%的县(市、区)必须大力开展精神障碍社区康复服务工作,在开展精神障碍社区康复服务工作的县(市、区),超过60%的居家精神障碍患者必须能接受社区康复服务;逐步建立一种以家庭为基础、组织机构为支撑、"综合性、社会化、开放式"的精神障碍社区康复服务体系。

目前,适合我国国情的最佳社区机构精神卫生服务模式还未形成,各地基于现状,参考国外先进发展经验,进行了初步探索。目前使用较多的有北京的分级管理模式、上海的全面康复模式(上海模式)、医院-社区一体化防治康复模式等。

(1)北京分级管理模式 由专科医生和社区精神管理团队共同评估患者,并根据严重程度,分为红、橙、黄、绿4个等级,提供对应等级的精神卫生服务。

(2)上海全面康复模式 借助福利工厂、家庭病床、日间照料中心、家庭联谊会等形式,对患者开展药疗、娱疗、工疗和家庭教育的"三疗一教育"服务。

(3)医院-社区一体化防治康复模式 以深圳为例,其中社区模式的康复理念占主要地位,其依托社区卫生服务的工作网络的稳固性,建立精神卫生中心社区慢性病防治院-社区健康服务中心的培训、技术指导链条。强调多部门的参与性、合作性,由康复机构、专业医疗机构共同完成精神疾病患者的康复工作。运用康复理念的优势,多家机构逐渐形成了以优势视角理念作为指导的康复服务模式。

(4)其他 还有一些研究者探索中医药服务模式、家庭医生签约服务模式和适宜于农村地区的模式等,但均处于探索阶段,远期效果仍待验证。

三、精神障碍患者的个案管理

除了急性发作期以外,精神障碍患者约90%的时间居住在家中,然而他们在融入社会生活方面存在困难,因而个案管理逐渐成为社区精神健康团队提供服务的重要方法,可为出院的精神障碍患者、稳定期居家的患者或严重精神障碍的弱势群体(如居无定所的流浪群体等),提供连续性的护理服务。

个案管理的实施是以精神科医生和精神科护士为主,包含社区卫生服务中心(站)和村卫生室等经过培训并考核合格的执业医师、乡村医师、注册护士等专业人士,以及经管理部门许可的民政、公安、村委会代表等管理人员,其中精神科医生担任组长,分工合作对每一位服务对象进行管理。

(一)患者评估

患者的评估主要包含患者的需求和患者的危险性方面的评估。每次访视时,均需要由个案管理员进行评估,或者有需要时随时进行。患者危险性评估在1级和2级,或出现严重药物不良反应等需要紧急处理的情景时,个案管理员应及时请精神科执业医师会诊,同时向个案管理组长报告;之后应增加随访次数,至少1次/周。患者危险性评估等级在3级以上,个案管理员应及时请精神科医生会诊,同时向个案管理组长报告,实施积极住院治疗。

根据评估所得资料判断患者所需要的个案管理等级,并进行分类,为后续个案管理计划的制定提供依据。个案管理等级分为4级。①一级管理:危险性评估为1~5级,且6个月内出现过符合以上等级的行为。如口头威胁但没有打砸行为者,有自杀行为或有明显自杀企图者,有影响社会和家庭的行为者。②二级管理:危险性评估为0级,符合以下任一情况者。经治疗后精神病症状在6个月~2年内基本得以控制,基本能按照医嘱维持治疗;曾有轻度自伤行为或企图,或有冲动行为,但对社会和家庭影响极小,目前无实施的可能性;病情稳定时间持续在6个月~3年,虽不能或基本不能按照医嘱维持治疗,但不会影响社会和家庭;治疗或者个人生活照料需要别人协助。③三级管理:危险性评估为 0 级,满足以下之一者。2~5 年内,病情稳定或基本稳定,按照医嘱维持治疗者;3~5 年内病情基本稳定,不能或基本不能按照医嘱维持治疗,但无自杀、自伤行为或企图,无影响社会及家庭的行为者。④四级管理:危险评估为 0 级,病情稳定 5 年以上或基本稳定,无自杀、自伤行为或企图,无影响社会和家庭的行为者。

(二)制订计划

根据患者基本需要和个案管理等级,由个案管理组负责制订患者的个案管理计划,其中用药方案由精神科执业医师制定。计划包含医疗计划和生活职业能力康复计划两个部分。医疗计划基于病史采集、患者生理心理状况、具体症状、危险性评估、治疗依从性和药物不良反应的检查评估等,进行制订。生活职业能力康复计划则基于患者的个人日常生活能力、家务劳动、社会人际交往、社区适应、职业与学习情况、康复依从性及主动性检查评估等,制订康复计划。制订计划时,鼓励患者及家属参与,提升治疗依从性。

(三)实施计划

个案管理团队负责实施个案管理计划,主要从随访时间、随访内容以及专科医生的作用来区分不同等级患者计划实施的注意事项。

1.随访时间　不同等级的患者随访要求不同。一级管理的患者在社区接受对症处理后,转诊至上级医院,2 周内随访转诊结果;二级和三级管理的患者,应根据具体情况进行对应处理,如调整药物剂量后,连续观察 4~6 周,若病情问题,则观察时间延长到 3 个月,若无效则按要求转诊并随访;若同时伴有躯体症状恶化和或药物不良反应,对症处理后,2 周时随访疗效,必要时按要求转诊和随访;对于四级管理患者,继续执行原有治疗方案,3 个月时随访。

2.随访内容　随访个案管理计划执行情况,评估患者危险性及各项心理社会功能,并对管理计划提出更改建议;同时结合患者的病情,提出管理等级更改建议;如发现患者病情变化或者发生自伤、伤人等危险性行为,及时向管理组长报告,必要时向公安部门报告。随访内容可为计划修订、评价提供动态资料和依据。

3.个案管理组长的专业指导　个案管理是由精神科专科医生为主。作为管理者和技术指导者,精神科专科医生应每季度到社区卫生服务中心或乡镇卫生院开展工作。如疑难或重点病例的评估和计划;指导个案管理组制订或更改个案管理计划;解决社区工作人员在工作中遇到的技术难题;督导和评价个案管理计划的实施情况。

(四)评价计划

个案管理组应每 3 个月对辖区管理的精神障碍患者进行评估,并根据评估结果,做出对应处理。如修改原有计划;调整患者等级;解决诊疗工作中的各类问题;针对特殊病例和情景,随时会诊讨论,进行对应处理。个案管理组要通过访视等了解所管理的患者的情况,收集各类资料,全面评价个案管理计划实施的效果。

第三节　社区精神健康管理的研究进展

一、社区精神健康管理新模式

1. 社区精神障碍患者康复模式　在"大病在医院,康复在基层"的政策方针指导下,该模式以社区为依托,在患者家中或社区专门机构中,为患者开展以康复为主导的综合服务。目前应用较多的有会所模式和个案管理模式。会所模式实行患者会员制,由社会工作者、心理咨询师和精神科医生等担任会所工作人员,引导患者积极融入共同体生活,实现自我管控的目标,最终使患者回归原有生活。长沙心翼会所是大陆地区首家专门的社区康复会所,在一定程度上协助了会员患者适应社区生活环境,提升了他们的自我管理和社交等能力,帮助他们更有效地达到社会层面的康复。但这个模式也存在局限性,其服务对象主要是家庭经济基础相对较好的精神障碍患者。

2. 分区化模式　这种模式来源于法国社区精神卫生服务模式。由专科医院为主导,适用于有持续专科诊疗需求的患者,国内以广东汕头和湖北恩施为代表。主要依靠于精神病专科医院,以科室为单位派出医护人员到各个社区为患者提供诊病治病、送医送药、服药指导、自知力教育、家庭干预及住院治疗等服务,同时为社区精神卫生服务人员提供相关培训。在该模式中,社区精神卫生服务人员每月都要随访社区精神疾病患者,每月至少面对面随访1次,平时开通精神电话服务热线。我国每10万个患者仅配备1.7名精神科医生,甚至部分区县的基层医疗体制中缺少精神科床位。该模式可在一定程度上缓解社区精神卫生专业人才的紧缺现状。

3. 农村家庭病床模式　通过设置家庭病床,由乡镇卫生院和村医上门为其提供用药指导、安全管理及家属教育等,优势在于可以改善患者的社会退缩、家庭职能和个人生活,且可以提高患者的兴趣。另外,此模式费用也较低。但该模式在推广过程中最大的阻碍是基层精神科专业人才的缺乏,导致精神科专业诊疗技术的应用和推广受到限制。未来需加大基层精神科医生和护士的培养力度,推进农村精神卫生服务的发展。

4. 家庭医生签约服务模式　从2017年以来,我国在城市和农村大力开展以社区卫生服务中心和乡镇卫生院为主体的家庭医生签约服务。家庭医生团队与居民家庭签署协议,建立长期稳定的卫生服务关系。家庭医生团队可识别辖区内的需接受社区精神卫生服务的重点家庭及重点管理对象,并为其提供长期的针对性照护。根据相关要求,家庭医生团队的基本构成是全科医生+公共卫生医生+护士及必要的其他专科人员,即3+X模式,对于有精神健康管理需求的家庭,X可为精神科医生、护士或心理治疗师。该模式帮助患者完成居家的康复和稳定期诊疗工作,提升其治疗依从性,维持其社会功能。

5. "四方联动"模式　该模式中的"四方"指的是社会工作者、街道等社区管理人员、精神障碍患者及家属、社区卫生服务人员。对该模式的研究,可从不同的维度进行探讨,社会学相关研究者,探讨以社会工作者为主导的社区康复服务模式,将"四方"力量进行整合,明确不同专业人士的工作职责和任务,见模式图7-2。

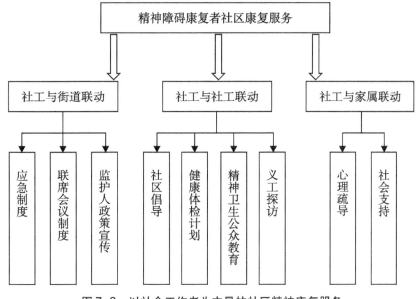

图7-2　以社会工作者为主导的社区精神康复服务

二、精神障碍患者的病耻感

病耻感是一种社会现象,其影响在患病、治疗、康复,甚至精神疾病只是一个遥远的记忆时都存在;也影响治疗的性质、获得治疗机会、基金与支持、社会帮助的合理性或拒绝治疗的权利等政策;也影响社会服务机构、雇主或学校对患者及其家庭的反应;还妨碍人们寻求他们所需要的治疗,引起认同感及对认同感知觉方式的深刻变化。

1.病耻感的概念　最早是由社会学家Goffman在1963年首先提出,是一个综合的概念,是"标记、刻板印象、隔离、情感反应、地位丧失及歧视"五大因素的聚合体。有学者将病耻感分为"感知的病耻感"和"实际的病耻感"。前者是指妨碍精神疾病患者谈论自身经历、寻求帮助的羞耻感和对歧视的预期感受;后者是指精神疾病患者遭受他人不公平对待的经历,即受到的歧视。

2.病耻感的影响因素　精神障碍患者病耻感水平受多种因素影响。患者方面,性别、文化程度、婚姻状况、经济水平等社会人口学因素,处于疾病的不同发展阶段,是否伴发焦虑、抑郁等不良情绪等可影响患者感知病耻感,进而产生自卑等负性情绪和不良应对方式。公众对精神障碍的不正确认知,加之媒体的错误宣传,导致公众认为精神障碍患者具有危险性、有暴力倾向以及不可预测性的负面刻板印象,从而采取排斥、回避等行为。社会支持,尤其是来自于家庭成员及医护工作者的社会支持,可显著改善患者病耻感水平。

3.病耻感的研究　1989年,美国精神病协会将年度会议的主题确定为"克服病耻感"。从1996年起,世界精神病协会(World Psychiatric Association,WPA)开展的国际性反对病耻感活动,均促进了研究者关注精神疾病病耻感这一主题。精神疾病病耻感有多种研究大多数采用非实验性调查方法,可从不同的角度设计测量评价工具研究精神疾病耻辱感。目前使用较多有普通公众用量表(包括成人与儿童量表)、患者用量表、家庭照料者用量表等。针对普通人群的评价工具大都集中于评价公众面对精神疾病患者的情绪反应、应对行为以及承担的道德责任等;患者与家庭照料者用量表主要评价患者及照料者对耻辱感的主观内心体验,包括被疏远、被歧视、社交回避及羞辱感等。

4.病耻感的干预　针对精神障碍患者病耻感的干预方法,主要有公众教育、与患者的接触、对患者的干预等。最早开展的干预方法是公众教育,虽然可显著提升公众对精神疾病的认知,但是对改变态度和降低歧视收效甚微。与患者的接触包括与患者直接的面对面接触、肢体接触等,也包含倾听患者的故事等方法,可显著改善公众对患者的接受程度,在一定程度上可改善歧视态度,但对改善排斥等歧视行为效果不佳。部分研究者尝试从患者的角度探索,如何降低患者感知到的病耻感,因而开展了针对患者的一些专科干预方案,如认知行为疗法、团队心理干预、自我接纳训练和综合干预等。如在一项对80例精神分裂症患者的随机对照试验中,干预组患者在3个月内接受12次团体心理教育,研究结果显示,干预组患者内化耻辱感得分显著低于对照组,团体心理教育能减轻患者病耻感,帮助患者康复。

三、和谐社区的社区心理健康服务体系构建

随着我国城镇化进程的加速,以同事、邻里关系为基础的传统社区逐渐衰落,大量新的现代城镇社区不断涌现。我国社会主义和谐社区建设起步较晚,在一些成熟社区中,心理及精神健康教育工作开始受到人们的重视,但大多数社区注重心理危机干预的机制尚未健全,心理危机干预也远未达到理想的效果。危机干预既包括加强预防、重点预警,又包括应急处理在内的综合性理念,即一个完整的危机干预过程应包括危机前的预防、预警,危机中的应急处理,以及危机后的心理健康水平追踪。

1.预防机制　预防机制的重点工作是开展心理健康教育。社区应有一名专职或者兼职的心理学工作者,其负责对心理健康教育活动的组织以及对心理健康教育专业人员的内引外联,进而保证社区心理健康教育的顺利开展。每个社区都可以根据自己的特殊情况创设不同形式的心理健康教育活动,如社区科普节活动,世界精神卫生日主题活动,心理健康教育挂图展览,心理健康教育科普画廊,心理健康教育专题座谈会、讲座、专家报告会,参观心理健康教育先进社区与科普教育基地等。教育内容主要是心理健康的基本知识、维护心理健康的基本方法、心理危机预防及其干预的基本知识和方法,使居民认识到在危机者需要送诊时能够及时送诊,或者自己遇到心理危机时能够及时寻找合适的心理危机干预机构就诊。

2."预警"机制　强化心理问题疏导是"预警"机制的重点内容。建设目的是尽早发现与锁定重点人群,并及时进行心理关怀、压力应对、心理咨询、心理治疗等对应服务,从而降低生活和工作中各类负性生活事件对其心理健康的影响,消除危机。重点人群主要包括刑满释放人员、正在服刑监外执行的社区矫正人员、无业与失业人员、流动人口与外

来务工人员、邪教修炼人员、上访专业户、拆迁钉子户、各种灾难事故的受害人员、重大疾病患者及其家属、个人际遇发生重大变化者、特殊年龄阶段需要重点关心与呵护的儿童、青少年、老人、更年期妇女及离异妇女等。社区卫生工作人员与街道办等工作人员合作，建立以家庭为单位的社区居民心理健康档案。可以对居民进行相关的心理普查和测试，实现无遗漏的心理危机问题人群筛查。社区居民心理健康档案建立后，专业团队应对人群心理问题进行整体评估，对人群进行分级和排序，确定预警级别，为后续干预做好准备。

3.干预机制　干预工作的重点是化解与减少心理危机。完整的社区心理危机干预包括社区心理危机干预和社区心理危机后干预两个方面。社区心理危机干预是指对处于心理危机状态的社区居民的直接心理救助。社区心理危机后干预是指由更专业或水平更高的人员对暂时度过心理危机或未度过心理危机的社区居民或周围相关群众所进行的心理救助，以帮助他们达到危机前的心理健康水平，并尽可能地提升社区居民对心理危机的应对能力。社区心理工作者的主要任务是及时发现心理危机者并进行简单的心理抚慰，然后根据心理危机的严重程度尽快通知相关心理危机干预专业人员来现场进行干预或者送到相关心理卫生中心、精神病院等场所进行及时诊治。

弘扬抗疫精神　护佑心理健康

2020 年世界精神卫生日

　　为进一步提升全民精神卫生和心理健康意识，倡导社会关注、支持精神卫生和心理健康工作，激励广大精神卫生和心理健康工作者做好新冠肺炎疫情相关心理疏导、心理干预等工作，积极推进《健康中国行动（2019—2030 年）》心理健康促进行动，制定 2020 年世界精神卫生日主题为"弘扬抗疫精神，护佑心理健康"。通过进一步弘扬各地心理健康工作者在抗击新冠肺炎疫情中表现出的民族精神，提高公众对心理健康的重视程度，广泛开展科普宣传和健康教育，号召全社会积极参与精神卫生工作，共同承担防治责任和义务，推动形成理解、接纳、关爱精神障碍患者的社会氛围，保护公众心理健康，促进社会和谐稳定。

社区心理危机干预体系的构建是一项复杂的系统工程，其中，社区心理健康队伍的建立和健全是保障。因而，各级医疗卫生机构的工作人员和高校科研院所的研究人员应积极参与，做好常态化社区心理健康维护，同时做好突发公共卫生事件等特殊情况下的人社区人群心理危机干预。

参考文献

[1]何国平,赵秋利.社区护理理论与实践[M].2 版.北京:人民卫生出版社,2018.

[2]杨甫德,刘哲宁.社区精神病学[M].2 版.北京:人民卫生出版社,2017.

[3]梁珊珊,刘艳.发达国家社区精神卫生服务有效模式的特征及其启示[J].中国初级卫

生保健,2014,28(5):6-8.

[4]徐慧,朱健刚.法国"精神卫生分区化治疗模式"的发展与启示[J].浙江工商大学学报,2019,1(1):109-119.

[5]曹云雅."四方联动"模式在精神障碍社区康复的实践[D].南宁:南宁师范大学,2021.

第八章

社区卫生服务中的安宁疗护

学习目标

知识目标

1. 掌握：安宁疗护的概念及要素，多学科整合协作概念及各成员职责，社区安宁疗护的概念及服务内容，新冠肺炎疫情下为社区提供安宁疗护的方法。

2. 熟悉：多学科整合团队协作的常见服务模式，国内外社区卫生服务中的安宁疗护模式。

3. 了解：全球老龄化下安宁疗护的新进展。

能力目标

1. 运用多学科整合协作模式为社区医疗保健机构中的患者提供安宁疗护服务。

2. 运用安宁疗护相关技能，在新冠肺炎疫情常态化背景下，为社区患者提供安宁疗护服务。

思政目标

1. 用创新的思维探索安宁疗护在社区医疗保健服务中的应用。

2. 培养正确的医学道德，培养帮助患者、帮助社区居民的仁爱之心，培养服务社会、服务人民的意识。

第一节 概 述

一、安宁疗护起源和在我国的发展

1. 安宁疗护起源　安宁疗护也称临终关怀,源于英文"hospice care"一词。"hospice"的原意是"驿站""救济院",早期指信徒养病和休息的驿站,后引申其义,专指对濒死的贫苦民众提供照护的慈善场所。医学中的引申含义是指为临终期的患者控制病痛,以及在患者去世后为家庭成员提供情感支持的安宁疗护服务。

姑息治疗也称缓和医疗,源于英文"palliative care"一词。"palliative"来源于拉丁语"pallium",原意指"斗篷或遮盖物",后来延伸为姑息(缓和)医疗,是指采用各种提高患者舒适和尊严感为目的的方法,达到减轻患者痛苦的目的。

20世纪60年代,英国创立了世界首家为罹患严重疾病的濒死患者提供减轻疼痛和其他症状的专业安宁疗护机构 St. Christopher's Hospice。随后,相关的机构和临床专科在世界各地蓬勃发展,通过提供适宜的医疗技术和人文关怀,减轻患者在生命末期的痛苦和恐惧,舒适而尊严地自然辞世。

2. 安宁疗护在我国的发展　20世纪80年代,"hospice care"一词被引入我国,原国家卫生部将其命名为"临终关怀"。2017年,我国国家卫生计生委颁布的《安宁疗护实践指南(试行)》中将"hospice care"正式定名为"安宁疗护"并一直沿用至今。2017年2月,国家卫生与计划生育委员会颁布《安宁疗护实践指南(试行)》、《安宁疗护中心基本标准(试行)》和《安宁疗护中心管理规范(试行)》;2017年10月,印发《关于开展安宁疗护试点工作的通知》,并启动安宁疗护试点工作。2019年5月,国家卫生健康委员会印发《关于开展第二批安宁疗护试点工作的通知》明确试点地区要开展试点调查、建设服务体系、明确服务内容、建立工作机制、探索制度保障、加强队伍建设、制定标准规范、加强宣传教育等8项试点任务,推动安宁疗护试点工作在全国开展。中国的安宁疗护事业在政府倡导和引领下,进入了全新的发展时代。

给予帮助　减少痛苦

现代安宁疗护奠基人——桑德斯

20世纪50年代,英国护士西西里·桑德斯博士(Cicely Sanders)长期在肿瘤医院工作中,目睹了许多终末期患者的痛苦。1967年,她和她的同事创办了世界上第一所现代临终关怀机构——圣克里斯托弗临终关怀医院(St. Christopher's Hospice),并指出癌症终末期患者的照护与一般医院提供以疾病导向的、延长生命的医疗照护服务大不相同,医务人员对终末期患者应强调症状控制、多学科协作、志愿者的参与、以患者为中心、连续性照护、家庭成员的哀伤辅导等。因此，桑德斯博士被誉为"点燃世界临终关怀运动灯塔的人"。随后，美国、加拿大、日本等许多国家相继开展安宁疗护实践。随着安宁疗护的不断发展，逐渐成为国际公认的卫生医疗服务重要组成部分和正式的临床学科，成为社会需求和人类文明发展的标志。

二、安宁疗护的定义

2017 年，国家卫生与计划生育委员会颁布的《安宁疗护实践指南（试行）》明确指出：安宁疗护实践以临终患者和家庭成员为中心，以多学科协作模式进行，主要包括疼痛及其他症状控制、舒适照护、心理和精神及社会支持等。

2020 年，WHO 将患有现代医学尚无法治愈的、各种严重的、致命性疾病的患者，通过早期识别、全面评估和治疗躯体症状、精神心理症状并提供多学科整合团队协作（interdisciplinary team, IDT）模式的整体帮助，以提高患者生活质量，同时为患者的家庭成员和照护者提供整体关怀的专业定义为姑息治疗。

三、安宁疗护学科服务要素

1. 服务宗旨和职责　安宁疗护是姑息治疗的终末期重要组成部分，在为临终患者和家庭成员服务的过程中，侧重于充分尊重患者和家庭成员的意愿，在不刻意地缩短患者生存时间的前提下，全力确保患者在临终过程中的舒适和尊严。

2. 诊疗与服务方式　安宁疗护的诊疗方式不以患者的年龄、性别、器官和系统界定，遵循"整体照护"的服务模式，涉及医学技术及与之相关的各个领域，如行为科学、社会学、人类学、伦理学等。安宁疗护除了提供改善患者躯体和精神心理症状的技术关怀，同时也要注重提供服务对象体验感的人文关怀。

3. 服务场域　安宁疗护的服务场域除了各级医疗机构，还会延伸到院外的居家或社区环境、养老机构、儿童福利机构等。

4. 适用的疾病阶段　接受安宁疗护服务的患者预生存期较接受姑息治疗的患者更短，濒临生命的终点。严格意义上来说，安宁疗护属于姑息治疗的最后一个重要环节。

5. 治疗措施和策略　姑息治疗所使用的治疗措施较为广泛，常采用 IDT 模式对患者进行综合治疗。除普通内科治疗外，还包括姑息性手术、介入术、放疗/化疗、营养支持治疗和补液等措施，延缓病情的进展、减轻患者的痛苦并适当延长生存时间。随着患者进入生命倒计时阶段，安宁疗护的治疗策略会逐步减少直至完全撤除维持生命的药物和仪器等支持，可使用适当的药物减轻患者的痛苦和恐惧，同时提供尊严与舒适性护理，并为患者家庭成员提供必要的支持。

6. 适宜的病种和人群　姑息医疗发展初期，主要关注的是恶性肿瘤晚期患者。随着学科发展，罹患非恶性的、不可治愈的疾病如心肺疾病、肾病末期、阿尔茨海默病等其他慢性进展性疾病的患者对姑息医疗与安宁疗护服务的需求已远远超越了肿瘤患者的数量。据 WHO 数据显示,全球罹患非恶性的、不可治愈的疾病终末期患者接受姑息医疗的机会远远低于恶性肿瘤晚期患者。需要进行姑息治疗的常见疾病包括心血管疾病、恶性肿瘤、慢性阻塞性肺疾病、艾滋病或艾滋病毒携带者、糖尿病、肾脏疾病、肝硬化、阿尔茨海默病和其他类型的痴呆、多重耐药性肺结核、帕金森病、类风湿关节炎、多发性硬化病等。上述患者在经过治愈性治疗、姑息治疗,病情持续进展至临终阶段,则需接受安宁疗护服务。

关注安宁　关爱生命

推进安宁疗护事业的发展

随着人口老龄化程度的加深和慢性病发病率的持续上升,安宁疗护社会需求日益增长,对其服务能力和质量提出了更高要求。为此,国家相关部门制定了一系列促进安宁疗护发展的相关政策。

2016 年,中共中央国务院印发《“健康中国 2030”规划纲要》,“安宁疗护”一词首次进入国家健康规划纲要,该纲要第八章明确指出应“加强康复、老年病、长期护理、慢性病管理、安宁疗护等接续性医疗机构建设”。

2019 年,第十三届全国人民代表大会常务委员会第十五次会议通过的《中华人民共和国基本医疗卫生与健康促进法》第三十六条也明确指出:各级各类医疗卫生机构应当分工合作,为公民提供预防、保健、治疗、护理、康复、安宁疗护等全方位全周期的医疗卫生服务。

2022 年,中共中央国务院发布《“十四五”国家老龄事业发展和养老服务体系规划》。该规划中指出,开展安宁疗护服务。推动医疗卫生机构按照“充分知情、自愿选择”的原则开展安宁疗护服务。稳步扩大安宁疗护试点,推动安宁疗护机构标准化、规范化建设。支持社区和居家安宁疗护服务发展,建立机构、社区和居家相衔接的安宁疗护服务机制。

四、安宁疗护多学科整合协作服务模式

（一）多学科整合协作的概念

多学科整合协作(Interdisciplinary Team,IDT)由 Drinka 和 Clark 于 2000 年提出,是指将具有不同培训和教育背景的一组人聚集在一起,以完成确定的任务。安宁疗护中的多学科团队整合协作是指针对安宁疗护患者的生理、心理、社会、环境等因素,由姑息安宁专科医师、其他临床专科医师、护士、药师、心理治疗师、营养师、康复治疗师、社会工作者、志愿者等组成的多学科团队,对患者实施全面的医学检查,评估患者的身心健康状况及躯体功能,明确患者及其家庭成员的需求,从而达成全面的、一致性的解决方案。多学科团队协作能够有效改善安宁疗护患者躯体、精神心理症状,提高其生活质量,确保生命末期患者的舒适与尊严。

（二）安宁疗护多学科整合团队的成员

安宁疗护的多学科团队成员一般包括姑息安宁专科医护人员、其他临床学科医护人员、临床药师、康复治疗师、心理治疗师、社会工作者、志愿者、患者、家庭成员及照护者，还可包括营养师、音乐治疗师、芳香治疗师等辅助人员。多学科团队根据患者和家庭成员的需求，提供疼痛及其他症状的控制、舒适照护、心理和精神及社会支持等服务。

（三）多学科整合团队成员的职责

1. 姑息安宁专科医师的职责　可分为高年资医师和低年资医师的职责。

（1）高年资医师的职责　高年资姑息安宁专科医师通常作为多学科团队协作的主要召集人，对姑息治疗进行统筹计划和安排实施。负责为入住姑息安宁疗护中心的患者提供专业的诊疗服务；负责对复杂和难治性疾病的患者以及危重患者的会诊；对社区和医院内其他专科住院患者的姑息安宁会诊和提供指导及指导下级医师的诊疗工作等。

（2）低年资医师的职责　低年资姑息安宁专科医师在高年资医师的指导和支持下提供姑息安宁服务。例如：对门诊患者、住院患者、医养结合机构及居家患者提供一般性的专科评估及咨询服务，并制定初级治疗方案，报上级医师批准后实施；还负责对安宁住院患者日常的查房和诊疗，落实安宁疗护多学科方案在院的具体实施以及转诊的具体对接工作等。

2. 其他临床专科医师的职责　临床其他专科，如肿瘤科、老年医学科、胸外科、心脏病科、消化科、急诊科等的高年资医师，同时负责本专科的门诊与住院患者的原发病治疗；为本专科的门诊或住院患者提供初级的安宁疗护咨询或建议；将患者转诊到姑息安宁中心或专科，或安排患者出院居家继续接受由全科医师提供的治疗，直至辞世。

3. 全科医师的职责　全科医师负责在社区内协调姑息与安宁疗护，确保社区的安宁疗护团队都能够参与到为患者提供服务的过程中来；负责提供居家、养老机构和护理院等院外场所安宁患者的主诊服务，并与安宁疗护中心或医疗机构内的安宁疗护专科建立长期稳定的转诊关系。

4. 安宁疗护专科护士的职责　在医院或居家服务中，安宁疗护专科护士为患者提供躯体、精神心理照护和定期探访服务。安宁疗护专科护士也为患者提供用药指导。高年资安宁疗护专科护士主要负责为患者制定患者居家整体照护方案，交由社区安宁护士协调与执行。并为患者提供病情信息和指导，同时对患者和家庭成员提供情感和心理支持。

5. 社区安宁护士的职责　社区安宁护士负责定期探访患者，评估患者的躯体症状，了解患者安宁疗护需求、协调相关服务。其和全科医生一起协调多学科团队对患者及家庭成员提供支持等；安排居家患者所需要的设备如专用病床、氧气瓶等；按医嘱给予药物；对患者和家庭成员提供必要的信息支持和技能培训。

6. 临床药师的职责　临床药师通过全面审查患者的用药情况来优化用药管理，以确定进一步缓解症状、解决或预防潜在药物相关毒性的治疗方法，并在适当时建议调整剂量和处方。

7.心理治疗师的职责 心理治疗师会通过培训掌握人类行为及精神病理学,以安全、平和、支持的环境通过劝说和技巧的交流等方法鼓励患者表达思想和情感,客观地判断患者的心理状况及患病状态,并进行心理干预。还可帮助多学科整合团体成员建立信心,克服沮丧的情绪,协同组织工作,以交谈、信任和中立的方式分析所遇到的困难。

8.康复治疗师的职责 通过体能锻炼和改善居家环境,最大化地维持患者的功能状态。还可以针对患者的呼吸困难和焦虑等症状的非药物干预方法给予指导。

9.社会工作者的职责 负责对安宁疗护患者及家庭成员提供咨询、指导和安排,并给予整体关怀。提供获得基金资助和关怀服务经费的各种途径,疏通院内外安宁疗护关怀渠道。

10.志愿者的职责 志愿者基于自己的生活经验与技能,为患者及家庭成员提供广泛的帮助,包括照护患者进食和饮水,聆听患者和家庭成员的诉求,为满足患者的各项需求协调社区资源等。

11.患者的职责 作为 IDT 的成员,患者不是医疗服务被动地接受者,而是对自身医疗照护的指导者。高质量的安宁疗护服务应是以患者为中心,而不是医生、护士、社会工作者、家庭成员及照护者。在大多数情况下,上述 IDT 成员可提供指导,以帮助患者了解自己的病情和预后,并在知情的情况下做出医疗照护决策。若条件允许,最终的治疗决策最好由患者自己做出。

12.家庭成员与照护者的职责 患者的家庭成员与照护者的职责是团队其他成员无法替代的,承担着对患者生活照料、情感疏导、心灵慰藉直至其有尊严地辞世,同时也应该与多学科整合团队其他成员,特别是医护人员保持密切联系,及时传递患者的病情变化和各种需求,有助于多学科协作模式充分发挥积极的作用,更好的帮助患者。

13.辅助性治疗人员的职责 对安宁患者提供辅助性治疗,如音乐治疗、芳香治疗、传统中医药治疗等,改善其焦虑和失眠等不适症状,提高舒适与尊严。

(四)多学科整合团队协作常见服务模式

在安宁疗护临床实践中,最常采取的协作模式包括临床多学科专家会诊模式及家庭会议模式。

1.临床多学科专家会诊模式 临床多学科专家会诊模式适用于所有临床专科的患者,但是在疾病终末期患者姑息治疗中的不同阶段所发挥的作用不同。

(1)疾病早期 一般由原发病的专科医师提供治愈性治疗为主,辅以姑息治疗。辅助治疗目的是减轻患者在原发病治疗过程中产生的身心痛苦症状,从而帮助患者更好地接受专科治疗。

(2)疾病中期 当以治愈为目标的专科治疗无法阻止疾病的恶化和进展时,则以姑息治疗为主。通过多学科团队协作的诊疗方式,延缓病情进展、改善躯体和精神心理症状、提高生活质量并适当延长生存时间。在临床实践中,对疾病的治愈性治疗和姑息治疗之间没有明确的划分,也不可能截然分开。一旦治愈性治疗不能阻止疾病的恶化和进展,甚至加速患者身体机能的破坏或导致死亡,治疗的侧重点就应迅速转变为姑息治疗。

(3)疾病晚期 当患者的病情继续恶化,姑息治疗也无法使患者继续获益时,安宁疗护可为预生存期较短的患者和濒死期患者提供减轻痛苦、提升舒适与尊严感的医疗关怀与人文关怀服务,并将服务延伸至患者辞世之后,为患者的家庭成员提供哀伤辅导。有助于患者家庭成员在较短时间内重回正常的生活轨道,并有效疏解因亲人辞世造成的心理精神负担。

2. 家庭会议模式

(1)家庭会议类型　在姑息治疗中,家庭会议主要包括 3 种类型,如简单的信息会议、预立医疗照护计划会议,以及告知坏消息的家庭会议。家庭会议在姑息治疗和安宁疗护中发挥着十分重要的作用,有助于医务人员与患者及家庭成员建立良好的医患关系,并及时、全面和准确传达患者目前的状况、疾病预后、症状管理、医疗照护计划等。

(2)召开家庭会议的步骤　家庭会议主要包括 8 个步骤:①选择具有私密性的空间作为合适的会址;②会议开始时,介绍参加会议的全体人员;③医疗团队应采用开放式提问的沟通方式来确定患者及其家庭成员所了解的情况;④明确患者的信息需求;⑤使用通俗易懂的语言为患者及家庭成员提供信息,并评估其理解程度;⑥对患者及家庭成员的情绪做出恰当的反应;⑦明确医疗照护目标和诊疗重点;⑧制订诊疗照护计划。

(3)召开家庭会议的注意事项　可由受过专业训练的姑息与安宁专科医护人员预先帮助安排讨论的相关细节,如预先对患者和家庭成员的整体情况开展综合评估,明确患者和家庭成员的意愿与要求,倾听患者和家庭成员对诊疗的诉求以及其他相关事宜的咨询和要求,对患者和家庭成员给予恰当的回应与有效的帮助。举行家庭会议的地点不拘泥于谈话室或病床旁,其重点是给患者和家庭成员提供专业和恰当的安宁疗护服务,从而提升终末期患者和家庭成员的身心舒适与尊严感。

第二节　全球社区安宁疗护服务的现状及新进展

一、社区卫生服务中的安宁疗护

(一)概述

1. 社区安宁疗护产生背景　随着人口老龄化和慢性病的发展,全球对姑息治疗和安宁疗护的需求正在增加,对服务能力和质量提出更高要求。WHO 明确指出,为了保障姑息治疗和安宁疗护的服务质量,保持服务的连续性及可获得性,需要将姑息治疗和安宁疗护纳入初级卫生保健、社区、居家照护中。在我国分级诊疗背景下,结合患者希望在家中辞世的意愿,无论从需求还是服务便捷性上,由社区或家庭来提供安宁疗护服务比在医疗卫生机构更具优势。

2. 社区安宁疗护的概念及服务内容　社区安宁疗护是指采用多学科整合团队协作模式,为患者提供电话咨询、症状管理、健康教育、病案管理、精神心理支持、丧亲支持等服务,服务过程中应充分尊重患者的意愿,协调社区资源,并为患者及家庭成员提供相应的支持和帮助。社区安宁疗护中的多学科整合团队成员主要包括全科医生、社区护士、药师、社会工作者、社会志愿者、心理咨询师等。全科医生主要对患者进行上门访视和评估;社区护士主要与安宁疗护机构保持联系,补充药物,并执行医嘱;药师主要负责药物的指导和管理,社会工作者则可以调动医疗所需要的社会支持资源。全科医生识别有安宁疗护需求的患者后,将其转诊到多学科整合团队,并在48 h内致电患者或家庭成员安排就诊。在症状管理时,多学科整合团队采用整体照护方案,及时处理患者的疼痛等不适症状,并提供满足其需求的照护服务。在患者出院后,由负责社区卫生服务的全科医生根据多学科整合团队制订的医疗照护计划为患者提供相应的照护服务,确保姑息治疗和安宁疗护照护的连续性。如果患者出现症状加重,可以再次转诊到多学科整合团队,接受姑息治疗和安宁疗护服务。提供社区姑息治疗和安宁疗护服务有利于满足终末期患者希望在家中辞世的愿望,减少急诊就诊和住院次数,缩短住院时间,降低医疗费用,提高其生活质量。

(二)国内外社区医疗保健中的安宁疗护服务模式

1. 国外社区医疗保健中的安宁疗护服务模式 国外社区医疗保健服务的主要模式包括社区姑息治疗模式、居家照护模式、日间照护模式、共同照护模式等。

(1)社区姑息治疗服务模式 社区姑息治疗可为患者提供咨询、症状管理、心理社会支持和实施预立医疗照护计划等服务。基于社区的姑息治疗项目工作人员与初级医疗保健提供者合作,为管理患者的家庭医生和社区护士提供专家建议和支持;对终末期患者及家庭成员进行评估,以满足患者及家庭成员的姑息治疗需求。

(2)居家照护模式 居家照护模式是基于社区的、为有复杂医疗需求的患者开展的姑息治疗服务,该类患者往往未达到入住安宁疗护机构的标准。在居家照护模式中,尊重患者的自主性应贯穿于居家安宁疗护的始终,患者在接受居家安宁疗护的过程中,可以随时改变自己的决定,或者放弃安宁疗护转变为接受一般性治疗。此外,居家姑息治疗照护模式还有利于医务人员管理患者症状,提高患者对医疗服务的满意度。

(3)日间照护模式 日间照护是一种以社区为基础的团体方案,通过评估个体身体受损的情况拟定特别医疗照护计划,在保护性的环境中提供少于24 h的医疗性、社会性及支持性服务,使个体仍可留在家中接受照护。日间照护模式是社区和医院服务模式的补充,通常是附属于住院患者的安宁疗护机构,可在社区中为患者提供躯体、精神心理和社会支持,并可为照护者提供喘息服务。

(4)安宁共同照护模式 该模式简称安宁共照模式,是指由院内安宁疗护团队与原治疗团队组成的安宁共照团队,共同照顾终末期患者并提供相关咨询服务。其主要服务于因安宁病床不足而滞留在非安宁疗护病房的生命末期患者,通过原医疗照护团队申请,院内安宁疗护共照团队会诊,提供安宁疗护服务。患者主要照护责任仍由原团队医护人员负责,安宁疗护共照团队则提供安宁疗护专业建议、协助并指导原团队关于终末期照护的相关知识及技能,使住在非安宁疗护病房的生命末期患者也能享受安宁疗护服务,提高其生活质量。随着共同照护的发展,将安宁疗护推广至非安宁疗护病房和社区医院,可减少医疗花费以及增加安宁疗护的覆盖率,改善终末期患者及家庭成员的生活质量。通过在社区环境中建立共同照护模式,社区中的多学科整合团队成员,如家庭医生、社区护士等医务人员可为患者提供疼痛和其他症状管理、精神心理支持、丧亲支持服务等,改善患者和家庭成员的生活质量。

政府支持　老有善养

喘息服务

　　喘息服务又称短期照顾,起源于20世纪70年代美国的去机构化运动,主要针对身心障碍儿童家庭,20世纪80年代其服务范围扩展至失能、老弱和临终患者及其家庭照顾者。ARCH美国国家喘息网络和资源中心(ARCH National Respite Network and Resource Center)将其定义为有特殊需要的儿童或成人的照顾者提供有计划的或紧急的服务,使其有一段时间不承担照顾责任,从而使照顾者、被照顾者和家庭系统的健康状况得到显著改善。喘息服务的主要提供者包括医务人员、志愿者和社会工作者;主要支持者为政府,我国多数省市出台了相关条例和标准,地方财政进行拨款支持,积极促进喘息服务的开展。2018年北京丰台区启动首个"喘息服务"试点,这是一项由政府买单,面向贫困家庭,专业照料失能、失智老年人的公共服务,由此给老人的看护者得以"喘息"的机会。目前这项工作已在北京多区布局,未来将在全国范围内全面推广。

　　2.国内社区医疗保健服务的主要模式　国内社区卫生服务的主要模式包括门诊模式、住院服务模式、社区居家安宁疗护服务模式。

　　(1)门诊模式　安宁疗护门诊的建设标准为设置门诊诊室,保持布局合理、满足保护患者隐私、遵循无障碍设计要求、体现人文关怀理念、并符合国家卫生标准。然而,我国安宁疗护门诊仍处于探索阶段。

　　(2)住院服务模式　开展住院服务的社区卫生服务中心,应在病房床位功能中融合安宁疗护服务理念,根据患者的需求,提供适宜的安宁疗护服务。有条件的社区卫生服务中心,可设置相对独立的安宁疗护病区和病房。

　　(3)社区居家安宁疗护服务模式　社区居家安宁疗护服务的对象是社区内癌症终末期与高龄衰老患者,患者的准入标准定为:经三级医院明确诊断癌症晚期伴广泛转移、预期存活不超过180 d者,且临终患者与家庭成员能够接受安宁疗护。开展居家安宁疗护服务需向所在地的区卫生健康行政部门申请开展家庭病床服务登记,以所在社区为主要服务范围,通过家庭病床服务形式将安宁疗护服务向养老机构、家庭等延伸,鼓励探索"互联网+安宁疗护服务"。服务人员由社区全科医护人员、三甲医院专家和志愿者组成。一旦居民发出安宁疗护需求讯号,居委会和社区卫生服务站便可把信息送达安宁疗护中心,由专人上门进行评估指导。服务内容覆盖生理、心理、生活各方面,包括建立电子档案、姑息治疗、镇痛指导和心理疏导等。前期病情稳定可居家护理,后期病情加重可收入社区病房,顽固性癌痛可由病房与医院疼痛科专家通过远程视频平台进行会诊,当出现社区不能控制的癌痛、严重感染、肿瘤并发症、严重心律失常者需转到三甲医院治疗。病房还提供上网、音乐、志愿者陪伴等人性化服务,目的是提高临终者的生活质量,使其没有遗憾、有尊严、平静安详地辞世。

(三)黄金标准框架在社区卫生服务中的应用

黄金标准框架(gold standards framework,GSF)是由英国国家临床首席教授 Keri Thomas 于 2000 年创建,可帮助英国等多个国家的初级保健团队为社区提供初级姑息治疗服务。黄金标准框架是一种经系统循证医学验证的,由全科医学专业人员为所有生命末期的患者提供优质服务的体系。在社区医疗机构中应用黄金标准框架提供姑息治疗服务的方法包括 3 个步骤:①确定哪些患者会从更多的姑息治疗服务支持中获益;②评估患者及家庭成员需求;③制订将来的医疗照护计划。在社区使用黄金标准框架开展姑息治疗服务包括 7 项任务。①在沟通方面:对终末期患者实行登记制度,制订患者的照护计划,并进行持续的记录和监测,定期召开多学科会议,对登记的患者进行讨论并调整照护计划。②在合作方面:由多学科整合团队指定一名姑息治疗协调员,如社区护士或家庭医生等,并保持密切的联系,该协调员应受过良好的培训,关注患者及家庭医生的动向。③在症状控制方面:评估、记录、讨论及管理患者的躯体、精神心理等方面的症状,推荐使用预立医疗照护计划。④在连续性方面:为了保证多学科整合团队成员与其他相关机构为患者提供照护的连续性,可使用交接表。⑤在继续教育方面:参与以实践为基础的外部教育机会,学习临床知识和沟通协调能力等。⑥在照护者支持方面:与照护者进行合作、评估并帮助他们解决实际问题,满足其情感需求,如提供丧亲支持等。⑦在临终照护方面:为临终患者提供合适的照护服务,停止非必要的干预措施和药物,对舒适度进行评估,为其提供必要的精神心理支持,并为家庭成员提供丧亲计划等。GSF 的实施有利于为生命末期患者提供符合其意愿的优质医疗照护服务,减少住院治疗和降低医疗费用,提高患者的生活质量,同时提升姑息治疗团队的协作能力。

主动识别指南(proactive identification guidance,PIG)最初由英国 GSF 中心在 2001 年发布,截至 2020 年更新至第 6 版。PIG 帮助医师、护士、照护之家工作人员对生命末期患者的识别率提高了 10 倍,并提高了对终末期患者诊疗护理水平。PIG 由英国皇家全科医师学院共同认证,迄今为止发挥了最佳的实践效果。该指南是一个三步走的过程。①第一步,提出一个问题,即"如果患者明年去世,您会感到惊讶吗?"②第二步,提供了需求下降和增加的一般指标。③第三步,提供了特定的晚期疾病临床指标,全科医生可根据这 3 个步骤判断患者是否具有安宁疗护需求。研究显示,PIG 的使用可帮助医务人员识别约 30% 的严重疾病患者,并肯定了其在慢性阻塞性肺疾病、肝病、心脏病等患者中的应用价值。

二、全球老龄化下的安宁疗护新进展

全球老龄化进程不断加快,据世界卫生组织报告显示,2019 年全球 60 岁及以上人口达到 10 亿。2030 年将增至 14 亿,2050 年将增至 21 亿。我国是老年人口规模最大的国家,也是世界上人口老龄化速度最快的国家之一,"十四五"时期,我国人口老龄化程度将进一步加深,60 岁及以上人口占总人口比例将超过 20%,我国将进入中度老龄化社会。越来越多的老年人罹患严重慢性病,如心血管疾病、慢性阻塞性肺疾病、糖尿病、癌症和痴呆等。我国 78% 以上的老年人至少患有一种以上慢性病,其健康状况不容乐观,增龄伴随的认知、运动、感官功能下降以及营养、心理等健康问题日益突出,失能老年人数量将持续增加。此外,生命终末期老年患者常会出现疼痛、失眠、厌食、便秘、大小便失禁等症状,生活质量下降。2017 年,全球需要姑息治疗服务的患者约为 5684 万人,其中年龄在 70 岁及以上的患者约占 40%,提供满足老年人需求的姑息治疗服务成为一项重要的公共卫生问题。世界各国政府应立即采取行动,将姑息治疗纳入全民健康保险,减轻医疗卫生系统的负担,降低患者及其家庭成员的痛苦,提高其生活质量。

(一)全球老龄化下安宁疗护的进展情况

为了满足老年患者的姑息治疗需求,欧洲姑息治疗协会(European association for palliative care,EAPC)成立了老龄化姑息治疗指导小组(reference group on aging and palliative care),该组织的成立目的是加深医务人员对于老年患者姑息治疗的理解,指导医务人员掌握改进临床实践及促进临床研究的关键方法,促进医务人员运用经过循证的最佳证据在各种场域为老年人提供姑息治疗服务。为了积极应对老龄化,该组织对未来工作做了以下规划:将建立一个国际的多学科临床和研究工作网络,开展老龄化下的姑息治疗研究工作,明确未来的研究方向;制定关于衰弱老年患者的姑息治疗白皮书,提出在不同场域提供最佳的姑息服务的核心要素;运用基于证据的姑息治疗方案,以便更好地指导医务人员的临床实践,提高医务人员在不同场域为老年人提供姑息治疗的服务水平。

新加坡的社区医院在应对老龄化、为老年人提供姑息治疗服务方面发挥了重要作用,新加坡保健集团社区医院(singh ealth community hospitals,SCH)是新加坡唯一的社区医院集群,主要为患者提供亚急性护理、康复治疗和姑息治疗服务。新加坡保健集团社区医院的社区保健小组成员主要包括医生、护士、社会工作者、志愿者等。该医院借鉴世界卫生组织发布的《西太平洋健康老龄化区域行动计划》(regional action plan on healthy ageing in the western pacific),并通过与社区卫生服务部门合作,共同为新加坡的老年患者提供服务。在社区服务过程中,开展相应的活动和项目,如通过线上课程教授老年人烹饪和运动,建立老年人活动中心等。

(二)老年人群的安宁疗护服务

老年姑息治疗的重点是缓解患者因疾病引起的痛苦,维持和改善患者的功能,其目标是提高患者和家庭成员的生活质量。通常初级保健医生为老年人提供的姑息治疗服务中发挥重要作用,其原因在于初级保健医生可以根据对患者病情及医疗状况的了解,清晰而明确地说明对于患者的积极治疗和姑息治疗两者的风险和益处,帮助患者明智地选择姑息治疗方法。在与患者讨论姑息治疗时,应注意明确患者的医疗照护目标,同时告知患者治疗原发病可以与姑息治疗相结合。在提供姑息治疗服务时,根据患者的医疗照护目标和意愿,选择合适的医疗照护方案。同时,在不违背患者意愿的前提下,将患者的照护者纳入到医患共同决策中来。

为老年患者提供初级姑息治疗服务时强调采用以患者为中心的个性化方法,并进行共享决策。具体方法如下：①减少药物的使用,研究表明,老年人服用的药物越多,越有可能出现虚弱、跌倒、抑郁等症状,因此姑息治疗的基本用药原则是使用改善患者功能的药物,而不是为了延长生命而过度用药。②预防跌倒,跌倒是造成老年人死亡的第五大原因,也是致残的原因之一,在姑息治疗中,预防跌倒不容忽视。过量用药是导致老年人跌倒的一个重要原因,如果患者存在步态不稳的情况,医生应该减少用药种类和数量。同时应评估患者的跌倒史及居住环境。③最大化程度地改善躯体功能状态,对患者进行日常活动能力和独立性方面的评估,当患者出现躯体功能下降时,应为患者制定锻炼计划和预防跌倒计划。

三、新冠肺炎疫情下的安宁疗护新进展

新型冠状病毒肺炎(以下简称新冠肺炎,COVID-19)为新发的急性呼吸道传染病,目前已成为全球性重大公共卫生事件。截至 2022 年 6 月初,据世界卫生组织(WHO)显示,全球累计报告新冠肺炎确诊病例约 5.2 亿例,累计死亡病例约 629 万例。我国共报告确诊病例约 301 万例,死亡约 1.6 万例。新冠肺炎具有强传染性、致命性、不确定性等特点,给全球医疗卫生系统带来了新的挑战。患者的恐惧心理、错误信息的传播以及人员和物资流动的限制严重影响了医疗卫生保健服务的正常运转,当患者不能获得所需的医疗服务时,由疾病造成的直接死亡率和间接死亡率均会增加。

在新冠肺炎大流行的背景下,合并有糖尿病、慢性阻塞性肺疾病或晚期恶性肿瘤等的老年患者,更易感染新冠肺炎,通常预后较差。2020 年 5 月 27 日,世界卫生组织发布的《新冠肺炎临床管理临时指南》(clinical management of COVID-19 Interim guidance),首次加入姑息治疗的内容。该指南提出,姑息治疗可采用综合方法,与治疗原发疾病相结合,改善重型新冠肺炎患者及其家庭成员的生活质量。姑息治疗的重点是通过早期识别、评估和治疗躯体、社会、精神心理症状,预防和减轻患者及家庭成员的痛苦。在医疗保健资源供需不平衡的情况下,以社区为基础的平台具有独特的医疗服务和社会参与能力。在社区开展姑息治疗服务,有助于满足人们持续的医疗服务需求,此外,还可缓解患者的痛苦,提高其生活质量。

凝心聚力 共同抗疫

社区在疫情防控中的重要地位

社区作为疫情防控的一线,在疫情防控全局中具有基础性地位。2020 年,国家卫生健康委发布了《新冠肺炎疫情社区防控与服务工作精准化精细化指导方案》。该方案根据"低风险地区和未发现病例社区"、"中风险地区和出现病例或暴发疫情社区"以及"高风险地区和传播疫情社区"的不同特点,分别从社区防控、社区服务、群众参与、信息化建设应用 4 个方面提出了具体防控策略,并要求从加强组织领导、夯实防控基础、保障群众利益 3 个方面做好防控保障。

此外,该方案还要求加强社区防控工作人文关怀,对于高风险地区、疫情严重国家返回人员,及时做好对接工作,帮助其在解除集中(居家)隔离医学观察后回归社区,并做好其共同生活的单元住户和社区居民思想工作。总之,在疫情防控常态化的背景下,应进一步完善应急处置和常态化防控相结合的机制与措施,提高社区防控与服务工作精准化精细化水平,筑牢疫情防控的"社区防线"。

(一)远程医疗在社区安宁疗护中的应用

远程医疗是指应用远程通信技术、全新影像技术、电子技术和计算机多媒体技术,发挥大型医学中心的医疗技术和设备优势,对卫生医疗条件较差及特殊环境下的人提供远距离医学信息和服务,包括远程诊断、远程护理及远程医疗信息服务等活动。在新冠肺炎的流行下,为了降低感染风险,许多安宁疗护机构的姑息治疗服务由面对面咨询转变为远程咨询,在英国,远程会诊和视频会议已被全科医生和姑息治疗团队广泛使用。远程医疗可为被隔离的患者提供基本的姑息治疗服务,如精神心理支持,以及在生命结束时为家庭成员提供哀伤辅导等。远程医疗还可以对患者进行症状管理,降低患者住院率和死亡率,提高患者的生活质量及家庭成员对医疗服务的满意度。同时,远程医疗还可以提高医务人员的工作效率和工作满意度,并为需要姑息治疗的患者提供更优质的照护服务。

(二)新冠肺炎疫情下在社区为患者提供安宁疗护服务

1.有效沟通　新冠肺炎疫情期间,医务人员与患者及家庭成员之间的沟通具有挑战性。其原因包括医务人员需佩戴个人防护装备;有些患者需要接受持续气道正压通气或高流量吸氧甚至存在精神错乱或听力、视力障碍等问题,阻碍了医患之间的正常交流。研究显示,患者和家庭成员通过远程视频咨询是一种有效的、易获取的、可接受的沟通方式。

当患者病情加重时,患者可能会情绪激动,从而阻碍了患者处理和整合信息的能力,"SPIKES"模式是引导医务人员与患者及家庭成员进行有效沟通的常用方式。该模式由setting、perception、invitation、knowledge、empathizing、summarize 的首字母组成缩写词"SPIKES",S 代表设置,P 代表认识与感受,I 代表适当的引导,K 代表提供信息,E 代表共情,S 代表总结。"SPIKES"模式用于告知坏消息的步骤可被应用于远程医疗,被称为"tele-SPIKES"模式,步骤如下。①设置:选择合适的远程沟通平台和安静的环境进行交谈,调整自己的呼吸,然后给患者打电话或视频通话,介绍自己并说明沟通目的。②认识与感受:询问患者的感受并感知其疾病、治疗等相关知识,提高患者对疾病和预后的认识和理解,此外,医务人员应仔细聆听患者的讲话内容,不要打断其讲话。③适当的引导:询问患者想进一步了解的内容及了解的程度。④提供信息:应使用通俗易懂的语言,所表述的内容条理清晰,态度保持冷静,语速应以患者的节奏为准。⑤共情:在与患者对话过程中,可通过患者的声音和肢体语言了解患者的情绪,在必要时暂停并让患者表达自己的感受,在适当的时候承认、确认他们的感受。⑥总结:应采用患者能够理解的语言来总结谈话内容,当患者准备好与医务人员讨论医疗照护目标时,并定期提供和讨论新的计划。总之,通过有效的医患沟通可为患者及其家庭成员提供准确、有效的医疗照护信息,并可减轻患者及其家庭成员对疾病的恐慌。

2. 症状管理　新冠肺炎患者可能出现的症状包括呼吸困难、躁动、焦虑、疼痛等。

(1)呼吸困难　新冠肺炎患者可能会出现严重的呼吸困难,当慢性肺疾病和恶性肿瘤累及肺部时,呼吸困难往往会加剧。此外,呼吸困难还受到情绪、环境、文化和社会因素的影响,可通过药物与非药物方法进行管理。治疗严重呼吸困难的主要药物是阿片类药物,在没有肾功能损害的情况下,首选吗啡。如果患者能够口服药物,可口服吗啡即释制剂;如果患者不能口服、昏睡或昏迷,可给予吗啡静脉注射以缓解呼吸困难。呼吸困难的非药物治疗方式包括使患者端坐并保持身体前倾;使用湿巾降低患者的面部温度,但应注意在每次使用后安全处置湿巾;此外,在治疗过程中不建议医务人员对患者使用手持风扇,会增加飞沫传播的风险。

(2)躁动和焦虑　重型新冠肺炎患者往往会产生焦虑和躁动不安情绪,通常是由于其躯体上的痛苦以及与亲人的隔离引起的。此外,诊断结果所引起的焦虑以及死亡引起的恐惧会加重患者的痛苦,应及时识别和处理上述问题,可结合药物和非药物治疗对患者进行综合干预。对于有严重躁动的患者,特别是终末期患者,可给予苯二氮䓬类药物,可单独使用,也可与阿片类药物联合使用。需对苯二氮䓬类药物的剂量进行滴定,以达到良好的症状缓解效果。如果患者是由谵妄导致的焦虑或躁动,可使用氟哌啶醇等抗精神病药或联合使用苯二氮䓬类药物。还可为患者提供必要的心理支持,与患者经常沟通,如告知患者可通过相关治疗确保他们的舒适,减少痛苦,且询问他们目前认为重要的事情,及是否与家庭成员或其他重要人员进行病情、照护等的讨论来缓解其躁动和焦虑情绪。

(3)疼痛　新冠肺炎患者可能同时伴有其他疾病,如转移癌、年龄相关性退行性病变(如骨关节炎)或急、慢性咳嗽,使其对疼痛敏感性增加。疼痛会加重患者躯体和心理上的痛苦,导致其生活质量下降。轻度疼痛可使用对乙酰氨基酚,或可联用加巴喷丁,但是避免使用非甾体抗炎药;中度疼痛可使用曲马多等,或可联用加巴喷丁。此外,还可为患者提供针灸、经皮电刺激等物理治疗,认知-行为训练、社会心理支持治疗等。

3. 精神心理支持　新冠肺炎患者会产生社交孤立、恐惧、悲伤、焦虑、孤独等一系列精神心理问题,及时识别、评估和管理是处理上述精神心理问题的关键。医务人员可对患者进行常规的精神筛查,主动识别患者的精神问题。当患者存在精神心理问题时,应鼓励患者表达自身的情绪问题,并提供必要的心理支持,给予患者希望。如果病情严重,建议患者咨询相关的精神心理科专家;可使用苯二氮䓬类药物、抗精神病药、抗抑郁药等药物治疗。同时,医务人员应为临终患者的照护者提供丧亲支持,医务人员在与照护者进行沟通时,应充分尊重照护者的意愿,认真倾听照护者的谈话内容,并通过共情的方式给予照护者情感支持,帮助照护者提高应对死亡的能力、处理其悲伤情绪,为即将到来的死亡提前做好准备。此外,由于新冠肺炎疫情的影响,照护者还可通过视频的方式与患者进行告别。

参考文献

[1]张大庆.医学史[M].北京:北京大学医学出版社,2019.

[2]李小鹰.老年医学[M].北京:人民卫生出版社,2015.

[3]刘兰秋,赵越.日本居家安宁疗护服务体系构建经验及其对我国的启示[J].中国全科
医学,2022,25(19):2320-2324.

[4]姑息治疗与安宁疗护基本用药指南[J].中国全科医学,2021,24(14):1717-1734.

[5]李硕,张鑫焱,吕茵茵,等.综合医院安宁共同照护模式的构建与实施效果分析[J].医
学与哲学,2021,42(21):26-30.

[6]杨丹丹,徐菊玲,王雅雯,等.安宁共同照护模式在临终癌症患者中的应用现状——
以我国台湾地区为例[J].医学与哲学,2020,41(23):26-28.

[7]国家卫生计生委.关于印发安宁疗护实践指南(试行)的通知[EB/OL].(2017-02-
09)[2022-06-02].http://www.nhc.gov.cn/yzygj/s3593/201702/3ec857f8c4a244e
69b233ce2f5f270b3.shtml.

[8]刘晓双,周晓美,朱秀梅,等.社区老年人日间照护服务模式的研究进展[J].解放军护
理杂志,2015,32(24):32-35.

[9]上海市卫生健康委员会.关于印发《上海市社区卫生服务中心安宁疗护(临终关怀)
科设置标准》的通知[EB/OL].(2021-12-29)[2022-05-04].http://wsjkw.sh.gov.
cn/zcfg2/20211230/cf334774d2c546369491ddf812f01a02.html.

[10]BRUERA E,HIGGINSON I J,VON GUNTEN C F,et al. Textbook of palliative medicine
and supportive care[M]. 3rd ed. Boca Raton:CRC Press,2021.

[11]FERRELL B R,PAICE J A. Oxford Textbook of Palliative Nursing[M]. 5th ed. United
Kingdom:Oxford University Press,2019.

[12]TWYCROSS R,WILCOCK A. Introducing Palliative Care[M]. 5th ed. London:
Pharmaceutical Press,2017.

[13]EMILY C,DIANE M,JANE M,et al. Geriatric Palliative Care A PRATICAL GUIDE FOR
CLINICIANS[M]. New York:Oxford University Press,2014.

[14]WATSON M,LUCAS C. Oxford Handbook of Palliative Care[M]. United Kingdom:
Oxford University Press,2006.

[15]VERNON E,HUGHES M C,KOWALCZYK M. Measuring effectiveness in community-
based palliative care programs:A systematic review[J]. Social Science & Medicine,
2022,1(296):1-12.

[16]WORLD HEALTH ORGANIZATION. Ageing[EB/OL]. (2022-02-26)[2022-05-
18]. https://www.who.int/health-topics/ageing#tab=tab_1.

[17]EVANS C J,BONE A E,YI D,et al. Community-based short-term integrated palliative
and supportive care reduces symptom distress for older people with chronic noncancer
conditions compared with usual care:A randomised controlled single-blind mixed method

trial[J]. International Journal of Nursing Studies,2021,1(120):1-39.

[18]HUI D,BRUERA E. Models of palliative care delivery for patients with cancer[J]. Journal of Clinical Oncology,2020,38(9):852-865.

[19]ATREYA S,KUMAR R,SALINS N. Community-based palliative care during the COVID 19 pandemic [J]. Journal of family medicine and primary care, 2020, 9 (7): 3169-3175.

[20]TING R,EDMONDS P,HIGGINSON I J,et al. Palliative care for patients with severe covid-19[J]. BMJ,2020,370(0):1-4.

[21]THE GOLD STANDARDS FRAMEWORK. The GSF center in the end of life care [EB/OL]. (2020-12-20)[2022-05-04]. https://www.goldstandardsframework.org.uk/.

[22]WORLD HEALTH ORGANIZATION. Promoting healthy ageing in Singapore[EB/OL]. (2020-06-14)[2022-06-02]. https://www.who.int/news-room/feature-stories/detail/promoting-healthy-ageing-in-singapore.

[23]ALLSOP M,EL ZAKHEM A,GARRIGUE N,et al. The role of tele-medicine: Remote access to patients, caregivers and health workers [EB/OL]. (2020-06-05)[2022-06-15]. http://globalpalliativecare.org/covid-19/uploads/briefing-notes/brieifing-note-the-role-of-tele-medicine-remote-access-to-patients-caregivers-and-health-workers.pdf.

[24]NATIONAL HOSPICE AND PALLIATIVE CARE ORGANIZATION. Understanding the importance of the interdisciplinary team in pediatric hospice and palliative care[EB/OL]. (2019-06-27)[2022-06-02]. https://39k5cm1a9u1968hg74aj3x51-wpengine.netdna-ssl.com/wp-content/uploads/2019/04/PALLIATIVECARE_UnderstandingIDT.pdf.

[25]KAPLAN M. SPIKES: a framework for breaking bad news to patients with cancer[J]. Clinical Journal of Oncology Nursing,2010,14(4):514-516.

[26]EUROPEAN ASSOCIATION FOR PALLIATIVE CARE. EAPC reference group on aging & palliative care[EB/OL]. (2022-01-31)[2022-06-02]. https://www.eapcnet.eu/eapc-groups/reference/aging-and-palliative-care.

第九章

残疾人社区康复护理适宜技术

学习目标

知识目标

1. 掌握：残疾人日常生活活动能力和参与社会功能评估及训练，肢体残疾人运动与感觉功能、视力残疾人视功能、听力残疾人听觉功能、语言残疾人言语功能、智力残疾人智力等评估及训练。

2. 熟悉：残疾人社区康复辅助工具，残疾人社区及居家环境管理，残疾人中医推拿按摩针灸等适宜技术，残疾人中医食疗，残疾人职业技能培训。

3. 了解：残疾定义和分类，社区康复护理概念及服务人群，残疾人社区康复护理发展现状。

能力目标

1. 能正确评估残疾人日常生活活动能力和参与社会功能并能指导残疾人进行相应的训练。

2. 能正确评估肢体残疾人运动与感觉功能、视力残疾人视功能、听力残疾人听觉功能、语言残疾人言语功能、智力残疾人智力等并能指导残疾人进行相应训练。

3. 能对残疾人进行中医适宜技术、饮食及职业技能训练进行指导。

思政目标

1. 培养学生关心、关注残疾人的素养。

2. 培养学生弘扬人道主义精神，尊重和保障人权，完善残疾人社会保障制度和关爱服务体系，重视残疾人群健康管理服务，促进残疾人事业全面发展，全面支持残疾人重返社会的能力。

第一节 概 述

一、残疾定义和分类

(一)残疾定义

残疾是指由于各种躯体、身心、精神疾病或损伤以及先天异常所致的人体解剖结构、生理功能的异常和(或)丧失,造成机体长期、持续或永久性的功能障碍状态,并不同程度影响身体活动、日常生活、工作、学习和社会交往活动能力。这些功能障碍通常不能通过单纯的临床治疗而痊愈。

(二)残疾分类

中华人民共和国国家标准2011年第2号公告残疾人残疾分类和分级(GB/T26341—2010)中分为视力残疾、听力残疾、言语残疾、肢体残疾、智力残疾、精神残疾及多重残疾七类。

二、社区康复护理

(一)社区康复护理的基本概念

1. 康复护理(rehabilitation nursing) 是康复医学的一个重要分支,也是护理学的重要分支。康复护理是在总体康复医疗计划下,为达到全面康复的目标,与其他康复专业人员共同协作,对残疾者、慢性病伴功能障碍者进行适合康复医学要求的专门的护理和各种功能训练,以预防残疾的发生、发展及继发性残疾,减轻残疾的影响,最终使患者达到最大限度的康复并重返社会。

2. 社区康复护理(community-based rehabilitation nursing) 将现代整体护理融入社区康复,在康复医师的指导下,以家庭为单位,以健康为中心,以人的生命为过程,社区护士依靠社区内各种力量,即残疾者家属、社会工作者和所在社区的卫生、教育、劳动就业及社会服务等部门的合作,对社区伤残者进行的护理。

(二)社区康复护理的工作内容

1. 开展社区康复护理现状调查 社区护士应在社区范围内进行调查,了解社区康复资源、康复护理对象数量、分布及康复护理需求,并做好登记,为社区康复计划的制定提供依据;对残疾人进行残疾功能评定,制订个体化康复训练计划,如指导选择适宜的康复训练项目、选用及制作训练器材和辅助器具、定期康复评定等。

2. 开展社区康复护理服务

（1）观察和记录　注意观察患者的残疾情况及康复训练过程中残疾程度的变化，与相关人员保持良好的沟通联系，记录并提供各类康复相关信息，做好协调工作，促进康复治疗的实施。

（2）预防继发性残疾和并发症　如注意纠正残疾者的姿势，对于偏瘫患者应预防压疮、肌肉萎缩、关节挛缩的发生。

（3）康复训练　指利用各种功能训练护理技术，配合康复医师及其他康复技术人员，在患者家庭或社区卫生服务中心的康复训练室对需要进行功能训练的残疾人开展必要的、可行的功能训练。康复训练是社区康复护理最基本的内容。

（4）训练患者"自我康复护理"能力　"自我康复护理"是鼓励患者自己参与某种活动，并在其中发挥主动性、创造性，使其更完美、更理想，以达到康复的一种方法。在病情允许的情况下，训练患者的日常生活活动能力，帮助其恢复自理，对残疾者及其家庭要进行必要的康复知识教育，指导和帮助他们掌握技能，逐渐从部分自理到完全自理，增强信心，以适应生活，重返社会。

（5）辅助器材的使用指导及训练　社区康复工作人员应掌握假肢、矫形器自助器、步行器等各种辅助用具的性能、使用方法和注意事项，指导功能障碍患者选用合适的助具，并指导相应功能训练方法及其在日常生活活动中的使用方法。

（6）心理护理　残疾人和慢性病患者都有其特殊的、复杂的心理活动甚至会产生精神、心理障碍和行为异常。康复医护人员应理解患者、同情患者，时刻掌握康复对象的心理动态，耐心及时地做好心理护理，帮助他们树立信心，鼓励参与康复训练。

3. 协助社区康复转介服务　在康复服务的过程中，一些康复技术复杂、难度系数大，难以在社区解决，则向上级机构转送。这种上下转介系统管理是社区康复的重要内容，社区护士应掌握社区转介服务的资源与信息，了解康复对象的需求，提供有针对性的转介服务。

4. 开展社区"伤残三级预防"工作

（1）一级预防　预防一切可能导致伤残发生的原因，如进行婚育前体检、遗传咨询、优生优育宣传，预防先天性残疾；进行新生儿筛查、预防接种，减少致残性疾病的发生；监测婴幼儿生长发育，及时发现发育迟缓儿童和脑瘫儿童；开展环境卫生营养卫生、精神卫生、安全防护等宣传教育工作。

（2）二级预防　对疾病的早期发现、早期诊断、早期治疗，目的在于治愈疾病或减少疾病的影响，如早期发现高血压、糖尿病、精神障碍等疾病，对患者及时实施医疗干预和护理，预防残疾的发生。

（3）三级预防　限制或逆转已经存在的疾病或损伤的影响，包括对残疾人进行康复治疗器具的配备和技术指导，防止残疾变成残障，如对肢体功能障碍者进行运动功能、生活自理能力、社会适应方面的康复训练；对残疾人生活环境进行改造，实现残疾人回归家庭和社会等。

三、残疾人社区康复护理发展现状

目前,我国各地正积极探索适合本地区的发展模式。近年来,一些社区康复中心和康复机构新兴起的残疾人托养模式,为我国残疾人社区康复的发展提供了新的方向。我国社区康复目前发展较不平衡,而且各地的社区康复治疗管理模式也各不一样,如北京、上海、黑龙江等地发展相对较好,已构成社区康复网络体系,但中小型城市和农村的发展相对缓慢。

1. 残疾人社区康复存在的主要问题

(1)社区康复相关理念存在偏差

1)服务理念滞后　如何发挥社区康复服务体系的作用,以合理开发利用社区各种资源,为残疾人进行身心功能训练,促进残疾人回归社会、融入社会,是社区康复应有的服务理念。政府各部门至今在平等看待残疾人、尊重残疾人、树立新型残疾人观念上还存在一定局限,对于政府在残疾人社会支持体系中应该承担主导力量的角色不明确。就社会环境而言,有利于残疾人生活和工作的社会氛围较差,社会环境障碍诸多。

2)融合理念不足　现代康复提倡"去机构化"与"社区康复"的理念,源于"社会融合"的深度理解。同时,社会融合还强调残疾人能更直接参与影响其生活和基本权利的决策。依据社会融合理念,社区康复应该强调残疾人在一种自然状态环境中生活、康复。

(2)社区康复服务单一化趋势明显

1)服务主体单一,社会支持网络不完善　从社会支持网络和社区康复的生态模式来评价,残疾人社区康复服务还是一种行政网络动员专业网络的模式,缺乏专业网络和非正式的自然社区网络的结合,导致残疾人康复服务事业缺乏活力和效率。

2)服务形式单一,创新性不足　从调研数据看,残疾人社区康复服务存在形式单一,缺乏创新性,有效性不足的问题,不能满足残疾人个性需求。从残疾人社区康复服务内容来看,目前大部分社区提供服务的项目主要偏重于肢体残疾康复受益者,对于智力残疾、精神残疾者缺乏侧重服务,辅助器具训练和盲人定向行走训练等服务内容开发力度不够。从服务形式看,肢体的功能训练比较普通,托养、娱疗、工疗、日间照料、法律援助、就业政策咨询以及康复知识培训等还有待于进一步扩充和延伸。

(3)社区康复服务均衡性发展不够

1)社区康复服务城乡差异明显　受城乡分割、二元社会格局和经济社会发展水平制约,农村残疾人的社区康复服务严重落后于城市,城乡发展水平严重失衡。同时,部分城镇残疾人社区康复服务开始向满足残疾人发展需求推进,而农村残疾人社区康复服务仍基本上停留在生存需求层面,甚至在有些地方,残疾人的生存问题都面临着困境,"因残致贫、因残返贫"的现象比较普遍。

2)社区康复力度及层次差异化　目前,残疾人社区康复服务项目在支持性服务方面缺失了一个残疾人康复服务最重要的内容-心理康复。社区康复服务中有关心理调适处于十分微弱的状态,鲜有涉及,而残疾人因其生理上的残疾,引起心理上的问题十分普遍,多数表现为孤独、自卑,再加上日常生活中所遇到的难题比正常人多,易产生烦躁、易怒等情绪,亟需进行心理调适。

（4）经济方面　对残疾人社区康复的投入不足。一些发达国家的做法，一般情况是将康复的费用纳入医疗保险范围；有的是通过完善保险制度，如建立专门的护理保险，为残疾人康复提供足够的资金支持。相比较而言，我国基本医疗保险能报销的康复项目相对较少，目前有9项医疗康复项目（如运动疗法）纳入其中，其他康复服务项目均需服务对象自行负担，导致残疾人的康复意愿大大降低。

2.残疾人社区康复服务对策及建议

（1）全面康复　全社会树立全面康复理念，尽快把我国社区康复工作的模式从目前的医学-社会模式（偏重医学康复）和社会-医学模式（偏重社会康复）转型到全面康复模式，这也是残疾人康复服务的核心理念和发展目标。

（2）政策支持　《"十四五"残疾人康复服务实施方案》《国务院关于加快发展康复辅助器具产业的若干意见》《残联系统康复机构业务规范建设评估指南（试行）》《"十四五"残疾人保障和发展规划》《"十四五"职业技能培训规划》等政策的支持，对今后一个时期我国残疾人康复发展作了全面部署。

（3）社会工作　残疾人社区康复服务的重要支撑包括以下几点。

1）建立健全社会支持网络　探索符合当地实际的残疾人社区康复服务模式，把这项服务纳入社区综合服务体系中去，在为残疾人进行各种社区服务中强化全面康复的指导思想。

2）逐步扩大购买服务范围　残疾人社区康复服务属于社会公共服务的一种，公共服务的发展方向就是公共化，即社会化路径，即"投资主体多元化，服务对象公众化，服务方式多样化和服务队伍专业化"。

3）发展壮大社区志愿者队伍　开展残疾人康复服务需要探索建立和发挥志愿者等民间团体的作用，壮大康复服务队伍。积极动员志愿者参与社区康复服务，通过培训提高其服务社区康复的能力，解决残疾人社区康复的实际困难，形成良好的社会风尚。

（4）管理新模式　以患者为中心的家庭式医疗模式（patient centric medical home，PCMH）对社区残疾人进行管理，与传统的医疗模式不同，PCMH更关注疾病预防与健康管理，强调以患者为中心的连续性医疗服务，注重建立医患间长久的信任关系，强调团队化的医疗服务及协同，有助于团队工作人员与患者及患者家属建立良好的沟通，有利于提高病患者依从性。

PCMH便于开展健康问题和需求，进行健康评估，便于明确管理计划，便于实施有效、互动、个性化的健康干预和健康指导，及时纠正对方的不良因素，促使患者主动调整心态，督促和指导患者康复训练，适时提供转介、转诊服务等。通过多方协调、努力，多种渠道共同促进，有效提高患者的心理健康水平、提高患者与社会接触的意愿、提高患者做事的意愿，最终达到应有的社会功能水平，对减轻患者本人、家庭、社会的经济负担具有重要的临床意义。

培养关爱残疾人的素养

国家重视和关心残疾人发展

我国有8500万残疾人，是特殊困难的群体。党的十八大以来，习近平总书记对残疾人"格外关心、格外关注",围绕保障残疾人基本民生、改善残疾人生活品质、促进残疾人全面发展等方面多次发表重要讲话、做出重要指示。残疾人是社会大家庭的平等成员,是人类文明发展的一支重要力量,是坚持和发展中国特色社会主义的一支重要力量。

第二节　残疾人社区康复功能评估及训练

一、残疾人日常生活活动能力评估及训练

(一)ADL 定义、范围及评定目的

1. 定义　日常生活能力(activities of daily living,ADL)是指人们在每日生活中为了照料自己的衣、食、住、行,保持个人卫生整洁和独立的社区活动所必须的一系列的基本活动;是人们为了维持生存及适应生存环境而每天必须反复进行的、最基本的、最具有共性的活动。

ADL 可分为以下 2 类。

(1)基本或躯体的日常生活活动能力　基本或躯体 ADL(basic or physical ADL,BADL 或 PADL)是指每日生活中与穿衣、进食、保持个人卫生等自理活动和坐、站、行走等身体活动有关的基本活动。

(2)工具性日常生活活动能力　工具性 ADL(instrumental ADL,IADL)是指人们在社区中独立生活所需的关键性的较高级的技能,如家务杂事、炊事、采购、骑车或驾车、处理个人事务等,大多需借助或大或小的工具进行。

2. 评定范围　日常生活活动包括运动、自理、交流及家务活动等。

(1)运动方面　床上运动、轮椅上运动和转移、室内或室外行走、公共或私人交通工具的使用。

(2)自理方面　更衣、进食、如厕、洗漱、修饰(梳头、刮脸、化妆)等。

(3)交流方面　打电话、阅读、书写、使用电脑、识别环境标志等。

(4)家务劳动方面　购物、备餐、洗衣、使用家具及环境控制器(电源开关、水龙头、钥匙等)。

3. 评定目的

(1)确定患者能否独立及独立的程度。

(2)制订和修订治疗计划。

(3)评定治疗效果。

(4)安排返家或就业。

（三）ADL 评估方法

1.Barthel 指数（barthel index,BI）评定　1965 年由美国学者 Mahoney 和 Barthel 正式发表。因其评定简单,可信度及灵敏度高,而且可用于预测治疗效果、住院时间和预后,在康复医学中被广泛使用。

2.MBI（modified barthel index）　1989 年由澳大利亚学者 Shah 等提出的改良 Barthel 指数在 BI 内容的基础上将每一项得分都分为 5 个等级。改良后的版本同样具有良好的信度和效度,且具有更高的敏感度,能较好地反映等级间变化和需要帮助的程度

（四）ADL 评定的实施及注意事项

1.评定方法

（1）直接观察

1）在标准化可控制的环境中进行 ADL 功能评定。

2）在患者实际生活环境中观察患者真实表现,根据患者的真实情况,把居住环境纳入影响 ADL 考量的范围。

3）由患者描述自己在 ADL 表现中存在的困难,体现以患者为中心（client center）。

（2）间接评定　通过询问患者本人或家属的方式取得结果。此法较简单,但准确性不如直接观察法。

3.注意事项

（1）首先要查看病例或了解病史及患者的基本情况。了解伤病的原因、病情发展情况及功能情况（如认知功能、运动功能、心理等）,并了解患者的生活环境和在环境中的表现。

（2）评定前应做好解释说明工作,使患者了解评定的目的和方法,以取得患者的理解与配合。

（3）评定时以患者实际完成情况来确定 ADL 能力,而不是以可能或应具备该活动能力进行评分。

（4）评定时所提供的帮助应尽可能少,只有需要时才给予帮助或提供辅助器具。

（5）重复进行评定时应尽量在同一条件或环境下进行。

（6）在分析评定结果时应考虑有关的影响因素,如患者的生活习惯、文化素养、职业、社会环境、评定时的心理状态和合作程度等。

（五）残疾人 ADL 训练

1.翻身训练　翻身分为翻向健侧和翻向患侧,翻身前要确认床边留有足够的空间给患者翻身,以确保翻身后的安全和舒适。不管转向患侧或健侧,整个活动都应先转头和颈,然后正确地连续转肩和上肢、躯干、腰、骨盆及下肢。患者通常会利用健侧支撑自行向患侧翻身,而翻向健侧相对较困难,常需辅助,具体如下。

（1）辅助翻向健侧　患者仰卧,双手十指相扣,功能好的患者将上肢朝向天花板举起→健腿勾患腿屈膝撑床,双腿屈曲并拢→照护者站在患侧,双手分别放在患侧肩部和

髋部→帮助患者转动肩胛和骨盆→翻到健侧。

(2)主动翻向健侧 口诀:扣手→伸胳膊→弯腿踩床→左右摆手→翻到健侧。照顾者站在健侧保护防止坠床→患者仰卧,双手十指相扣朝上举起→健腿勾患腿屈膝撑床,双腿屈曲并拢→患者自己同步左右摆动双侧上下肢→健侧带动患侧,向健侧翻身。

2. 穿衣训练 口诀:先穿患侧,再穿健侧。

患者应具备有坐位和控制平衡的能力,具备基本的活动能力,有一定协调性和准确性。准备适合偏瘫患者穿着的衣裤,上衣应首选开衫散口方扣或圆扣的衣服,如果功能较好的患者也可选用鸡心领口套头衣服;裤子选用带松紧带的。

(1)穿套头衫 衣服背朝上摆好→将患手放入衣袖→向上拉→健手插入衣袖→健手将衣服拉到肩部→把头套入,整理衣服。

(2)脱套头衫 用健手将衣服后领向上拉→退出头→退下肩→退出健手→健手把患侧衣领退下。

(3)穿开衫 衣服里朝上摆好→穿患侧衣袖→把衣领拉到肩部→衣领拉到健侧→穿健侧衣袖→整理衣服,系纽扣。

(4)脱开衫 脱患侧的肩→脱健侧整个衣袖→脱下患侧衣袖。

(5)床上穿裤子 穿患腿→穿健腿→躺下用健腿支撑将臀部抬起→提上裤子→用健手系腰带。

(6)坐椅子穿裤子 将患腿搭在健腿上→穿患腿→穿健腿→用健手提裤腰站起→系好裤带。

(7)脱裤子 先脱健侧,再脱患侧。

(8)穿、脱袜子 将患腿搭在健腿上→健手拿袜子→穿患脚→放下腿→穿健脚。

(9)穿、脱鞋子 健手捡起鞋子放在床上→将患腿搭在健腿上→健手拿鞋子→穿患脚→放下腿→穿健脚。必要时可教会患者单手系鞋带的方法。

如果需要可用穿衣辅助具如:魔术贴替代拉链、鞋带,用穿衣钩和扣钩帮助穿衣和系纽扣,用穿袜器穿脱袜子。左右混淆者可在服饰上做标记方便患者辨别服饰的方向。记忆力差者可利用文字或图像的清单帮助患者记忆。

3. 转移训练 转移包括由卧位到坐位的转换和由坐位到站位的转换,床到轮椅的转移,轮椅到马桶间的转移等。患者应具备有静态和动态坐位平衡和维持坐位的能力,具备基本的活动能力,有一定协调性和准确性,注意地面防滑,床和椅子的高度约为 45 cm 为宜。具体如下。

(1)卧-坐转换

1)主动自健侧坐起 口诀:扣手→翻到健侧→搬腿→手撑床→坐起。患者十指相扣,先翻身到健侧→健腿搬动患腿到床边→上身前倾,健侧肘撑床,上肢慢慢伸直撑床→坐起。

2)辅助自健侧坐起 照护者站在健侧,双手分别放在患侧肩部和髋部→帮助患者转动肩胛和骨盆→翻到健侧→搬动双腿到床边→照护者一手托健侧腋下,向前上方助力,一手放于患侧髂骨处向后下方助力→辅助坐起。

3)自卧位躺下时按照相反顺序做即可。

（2）坐-站转换

1）主动站起　口诀:扣手→伸手向前够→弯腰→站。患者双手相扣→双上肢伸直向前→弯腰→站起。

2）主动坐下　口诀:扣手→弯腰→弯腿→坐。患者双手相扣→先弯腰→再弯腿→慢慢坐下。

3）辅助站起和坐下　患者动作同前,照护者坐于患侧,双腿膝盖夹住患侧膝关节(防止站起和坐下过程中膝关节弯曲摔倒)。

（3）床到轮椅转移　床到轮椅转移活动适用于从床到椅子之间的转移,也适合于高度相差不大的床和轮椅之间的转移。

1）主动转移　口诀:轮椅健侧45°→健侧站起→转身→坐下。轮椅置于患者的健侧床旁,与床呈45°角→患者健手抓轮椅扶手→支撑站起→健手抓另一侧扶手→转身坐入轮椅。

2）辅助转移　照护者站于患者前方→双手自腋下穿过,抓住患者后方裤腰→双腿膝盖顶住患侧膝盖前方(防止膝关节弯曲摔倒)→帮助患者站起→转身坐入轮椅。

4.进食训练　口诀:"酸奶蛋羹糊状饭,水饭相拌最难咽,如需半躺健侧进,端坐进食最安全。"独立进食的时候最好在稳定的坐位下,保持对称的直立坐姿,并且头和颈在良好支持的体位下完成,食物应放在患者面前一个稳定的台面上。患者应能保持端坐位30 min以上无不适感,无呛咳。应具备有坐位和控制平衡的能力,具备基本的活动能力,有一定协调性和准确性。

（1）坐位进食　进食前应取下活动义齿→端坐于桌前→头颈部对称直立→患侧手臂向前伸靠近餐具→用健侧手进食,如有可能,尽可能地利用患手。

（2）卧位进食　如果患者不能坐,须抬高床头30°,自健侧喂食。注意进食30 min后再平躺,防止食物反流,造成吸入性肺炎。

5.如厕训练　脑卒中患者的如厕可通过床上使用便盆、坐厕、如厕转移来完成。其中床上使用便盆需在桥式运动下脱裤子,用坐厕先是完成类似的床椅转移,然后穿脱裤子,见前文所述,此处仅介绍如厕转移。

患者应能够独立完成从卧位到坐位的转移,并能独立或在帮助下行走或驱动轮椅至少5 m;患者能够设法开关厕所门;厕所的门槛不要太高;厕所的里面应安装扶手;手纸应放在易取到的地方。

（1）床上使用便盆　患者仰卧→健腿勾患腿屈膝撑床,双腿屈曲,双脚踩紧床面→抬臀部→脱裤子→用便盆。结束后双腿屈曲,双脚踩紧床面→抬臀部→取下便盆→穿裤子。如需帮助,照护者可一腿站立,另一腿固定患者双脚踝处,维持屈膝位,双手在双侧骨盆处向上助力,帮助抬臀部即可。

（2）如厕转移　打开厕所门走进厕所→接近坐厕→从健侧转身,直到坐厕正好位于身后→脱裤子→抓住扶手,然后小心地坐到座厕上。结束后用手纸→穿裤子→转身冲洗坐厕→出厕所门。如需帮助,照护者可参考前述的床椅转移和穿脱裤子的方法进行辅助。

6.洗澡训练　洗澡需要好的坐位平衡,因为浴室里湿滑的环境将大大减少稳定性。

患者穿防滑拖鞋,坐在防滑洗澡凳上,将水管开关、洗澡用品置于患者健侧,用健侧手洗澡,背部可用长柄刷搓洗,毛巾可放在其患侧腋下拧干。

二、残疾人参与社会功能评估及培训

（一）生存质量评定

1. 评定内容　生存质量的评定至少应该包括六大方面:身体功能、心理状况、独立能力、社会关系、生活环境、宗教信仰与精神寄托。

2. 评定方法　常用的评定方法:生存质量的测定有主观报告、症状定式检查、访谈、观察和标准化量表等形式,其中问卷形式的量表是研究生存质量的主要工具,是目前广为采用的方法。

（1）世界卫生组织生活质量量表测定简式量表（WHOQOL- BREF）　是在 1997 年制定的 WHOQOL-100 基础上简化而来,适合不同文化背景下使用。包括 26 个项目 5 个领域（躯体、心理、社会、环境和综合）,分 1～5 个等级,了解患者对自己生存质量、健康状况和日常生活活动情况的调查表。

（2）健康状况调查问卷（MOS SF-36）　共 8 个领域,36 个项目（躯体功能 10、心理健康 5、日常活动功能 4、日常精神活动功能 3、身体疼痛 2、总体健康 6、活力 4、社会活动功能 2）。该量表条目适中,被测者依从性较好,重复性较好,较为实用,其信度及效度颇佳。

（二）就业能力评定

1. 评定内容　从职业与工作角度对患者进行测评工作,主要包括 3 个方面:一是生理学评定,包括确定残疾造成的身体功能障碍的情况和确定与工作活动相关的身体动作;二是心理学评定,确定患者的智力与职业活动兴趣等;三是职业活动测评,确定患者的技能水平、作业的适应性和作业能力等。通过评估患者身体功能、智力、操作能力及职业兴趣等,确定和预测患者的职业适应性、可能性和发展水平、发展方向等,使其达到最全面的康复。

2. 评定方法　功能评估调查表（functional assessment inventory,FAI）是一个较为全面的评定患者参与职业的各种功能状态调查表。FAI 量表包括视、听、言语、行走和活动、上肢功能、手功能、协调、头的控制、体力、耐力、运动速度、学习能力、判断、坚持性、知觉结构能力、记忆、言语功能、阅读写作能力、行为和康复目标的一致性、对能力和受限制的感知的准确性、和他人相互作用的有效性、个人吸引力、由于治疗或医疗问题而缺勤、状态的稳定性、技能、工作习惯、工作历史、雇主的可接受性、工作机会、经济上的妨碍、社会支持系统,共 31 项组成,每项 0～3 分,总分 93 分,得分越高者就业能力受损就越严重。

（三）生活环境评定

按照残疾人自身功能水平对其即将回归的环境进行实地考察、分析,找出影响其日常生活活动的因素,并提出修改方案,最大限度提高其独立性的评定方法。环境评定内容及目的如下。

1.了解患者在家中、社区和社会环境中的安全状况、功能水平及舒适程度。

2.对患者、患者家庭、就业者和(或)政府结构、费用支付者提供适当的建议。

3.评定患者需要增加的适当设备。

4.帮助准备出院的患者及其家属确定是否得到较好的服务。

(四)残疾人参与社会功能培训

包括日常生活活动训练[详见本章第二节(五)残疾人 ADL 训练]、职业技能培训[详见本章第三节(五)残疾人职业技能培训]、社会交往能力训练、心理状态调整培训等。

1.社会交往能力训练　社会交往是个体之间相互往来的社会活动。每个人都生活在一定的社会环境中,他的行为也受着社会文化的制约。社交技能的缺陷使得许多患者建立和维持社会关系困难、不能成功地扮演社会角色、难以满足自身各种需要。增强社会交往的训练包括组织其参加各种集体劳动、集体文娱活动和体育活动等。具体的社交训练课程旨在训练基本技能(倾听、表达积极的感受、提要求、表达不愉快的感受)和会谈技能。

(1)基本技能　基本社交技能是有效人际交往的基石。这些社交技能包括倾听、以明确而有策略的方式向别人提出要求、向他人表达自己的感受(包括正性和负性)。

(2)会谈技能　包括以友好的、令人满意的、符合社交习惯的方式发起并维持和结束同他人的会谈。会谈技能的训练目的既要增加人际交往的频率,也要改善人际交往的质量。良好的会谈技能要求能追踪对方的主题变化和非语言暗示。

2.心理状态调整培训　帮助患者解决存在的各种心理和角色适应问题,尽可能为他们创造一个有利于治疗和康复的最佳心理状态。改善心理状态的作业训练包括转移注意力的训练、宣泄情绪的训练、减轻负罪感的训练、增强自信的训练等。在帮助残疾人获得康复的过程中,康复人员首先必须克服一切阻碍患者康复的心理障碍、排除不利因素的干扰,才能有效落实康复措施,发挥康复效果。

(1)培养积极的情绪状态　通过心理与社会支持,结合启发开导,帮助残疾人形成乐观、积极、自信、顽强、自尊的心理品质,重塑健康人格。常用的方法有:开导支持法、宣泄消抑法、兴趣诱导法、同伴相劝法、激励信念法等。还可以通过建立相关的民间组织,组织残疾人参加各种活动。目的是让残疾人通过战胜困难以培养合理的乐观情绪,看到自己的价值,增强对生活的信心。

(2)合理应用心理治疗方法　可以针对残疾人情感问题、生活疑虑、心理方面的问题、康复后工作和职业方面等问题进行咨询。对于心理症状突出者,应有针对性地进行特殊心理护理,即采用心理治疗方法。心理治疗方法很多,选择哪一种方法,取决于残疾人个体特点。此外,还应考虑到残疾人的年龄、文化水平、职业、民族、性格与社会环境的关系等因素。

(3)正确运用心理防卫方式　应用积极的心理防卫机制可有效化解心理危机,帮助残疾人树立信心,促使其克服困难和寻求新的出路,最大限度地体现自己的社会价值,对个人、家庭和社会都有益。有些残疾人是强者,他们在不幸面前,不屈服、不低头、顽强拼搏,最终自学成才或成为学有专长的人,例如华罗庚、张海迪、桑兰等。帮助残疾人建立有效的防卫机制是康复心理护理的重要目标之一,常用的积极心理防卫机制有幽默、升华、补偿等,也可以恰当利用退化、合理化、否认、转移等。

三、肢体残疾人运动与感觉功能评估及训练

(一)运动功能障碍评估

1. 神经系统病损引起的运动障碍评估

(1)上运动神经元病损引起的运动障碍评估

1)运动模式评估上运动神经元病损引起的运动障碍多为运动模式的改变,肢体硬瘫、肌张力增高。

2)肌张力评估肌张力是指肌肉组织在静息状态下的一种不随意的、持续的、微小的收缩,即在做被动运动时,所显示的肌肉紧张度。肌张力评估主要是手法检查,首先观察并触摸受检肌肉在放松、静止状况下的紧张度,然后通过被动运动来判断,见表9-1。

表9-1 肌张力临床分级

等级	肌张力	标准
0	软瘫	被动活动肢体无反应
1	低张力	被动活动肢体反应减弱
2	正常	被动活动肢体反应正常
3	轻、中度增高	被动活动肢体有阻力反应
4	重度增高	被动活动肢体有持续性阻力反应

(2)下运动神经元病损引起的运动障碍评估 下运动神经元病损引起的运动障碍多为肌力的绝对减退,肢体软瘫,肌张力降低,常应用徒手肌力评定法进行评估。徒手肌力评定方法:肌力是指肌肉收缩的力量,肌力评定是测定受试者在主动运动时肌肉或肌群产生的最大收缩力量。

徒手肌力评级标准,具体见表9-2。

表9-2 徒手肌力评定

分级	评级标准
0级	完全瘫痪,测不到肌肉收缩
1级	仅测到肌肉收缩,但不能产生动作
2级	肢体能在床上平行移动,但不能抵抗自身重力,即不能抬离床面
3级	肢体可以克服地心引力,能抬离床面,但不能抵抗阻力
4级	肢体能做对抗外界阻力的运动,但不完全
5级	肌力正常

注意事项:①徒手肌力评定时应先向受试者说明检查的目的、步骤和方法等,消除其紧张心理,取得充分理解和合作;②采取正确的测试姿势,近端肢体固定于适当体位,防止出现替代动作;③每次测试都要作左右对比,检查时应先测试健侧同名肌;④肌力在3级以上时,检查时应根据受试者的个体情况,在被测关节肢体的远端,连续施加强度统一与运动方向相反的阻力;⑤肌力检查不适用于上运动神经元病损所致痉挛性瘫痪的患者。

2.肌肉、骨骼病损引起的运动障碍评估　肌肉、骨骼病损引起的运动障碍多表现为疼痛、肌无力、肌萎缩等,多采用视觉模拟评分法、关节活动范围测量、徒手肌力评定和肢体维度测量等方法。

(1)疼痛视觉模拟评分法(verbal rating scale,VAS)　VAS疼痛评分操作方法:在一张白纸上画一条直线,一头代表0分,一头代表10分,让患者根据自己的主观感觉来选择分数。老年人评定可以应用脸谱法。

VAS疼痛评分结果:0分代表患者没有任何疼痛感;1~3分以下说明有轻微的疼痛;4~7分疼痛较为明显;8~10分疼痛非常剧烈,难以忍受,见图9-1。

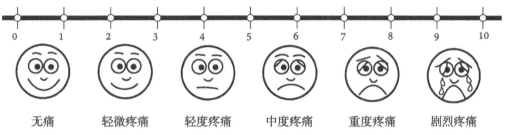

图9-1　疼痛视觉模拟评分结果

(2)关节活动范围(range of motion,ROM)测量　关节活动范围是指关节的远端向近端运动时,远端骨所移动的度数。ROM测量是应用通用量角器测量远端骨所移动的度数。

ROM测量方法:通用量角器的轴心与关节中心一致,固定臂与关节近端的长轴一致,移动臂与关节远端的长轴一致。关节活动时,固定臂不动,移动臂随着关节远端肢体的移动而移动,移动臂移动终末所显示出的弧度即为该关节的活动范围。主要关节ROM的测量方法如下;主要关节ROM的正常范围见表9-3。

3.呼吸循环系统病损引起的运动障碍评估　呼吸循环系统病损引起的运动障碍评估多采用6 min步行试验、运动负荷试验、耐力运动试验、心-肺吸氧运动试验、呼吸肌力测定等。

表9-3　主要关节 ROM 的正常范围

部位	正常活动度
颈椎	屈曲 0°～45°,伸展 0°～45°,侧屈 0°～45°,旋转 0°～60°
肩	屈曲 0°～170°,后伸 0°～60°,外展 0°～170°,水平外展 0°～40°,水平内收 0°～130°内旋 0°～70°,外旋 0°～90°
胸腰椎	屈曲 0°～80°,伸展 0°～30°,侧屈 0°～40°,旋转 0°～45°
指间关节	屈曲 0°～(80°～90°),外展 0°～50°
髋	屈曲 0°～120°,伸展 0°～30°,外展 0°～40°,内收 0°～35°,内旋 0°～45°,外旋 0°～45°
膝	屈曲 0°～135°
踝	背曲 0°～15°,跖屈 0°～50°,内翻 0°～35°,外翻 0°～20°
腕	掌屈 0°～80°,背伸 0°～70°,尺偏 0°～30°
肘和前臂	屈曲 0°～(135°～150°),旋后 0°～(80°～90°),旋前 0°～(80°～90°)

(二)运动与感觉功能训练

残疾人运动功能障碍康复护理指导方法包括:①改变残疾人完成日常生活活动的方式或采用代偿、替代的方法;②进行环境改造,使环境对人的要求降低。提高残疾人的日常生活活动自理能力,减轻或改善残疾人的障碍程度,预防并发症和继发障碍的发生,达到增进或改善身体功能,增强活动能力,减少参与受限,提高残疾人参与家庭和社会生活的能力,全面提高病后的生存质量,享受社会生活。

内容包括正确的体位摆放、桥式运动、坐位训练、站立训练、行走、上下楼梯和肢体功能锻炼体操等。

1. 正确的体位摆放　床上良好的体位摆放是残疾人康复护理中的重要环节,可预防并发症,减轻疼痛,防止肢体肿胀、挛缩、畸形,维持和提高患者的运动功能。

(1)患侧卧位　是患侧在下健侧在上的侧卧位,是最有助于病情恢复的体位。该体位使患侧躯干处于伸展状态,可以减少痉挛的发生,并可增加对患侧的感觉刺激输入,又不影响健侧的正常使用。头部患侧置于高度为 10～12 cm(与一侧肩膀同高)的软枕上,上颈段轻度前屈,躯干轻度后旋,后背垫靠软枕以防躯干后仰;患肩前伸(将患侧肩胛骨向前上方拉出,使肩胛骨着床负重,避免盂肱关节受压和肩胛骨后缩),上肢前伸与躯干的角度不小于90°,肘关节伸直,前臂旋后,掌心向上,腕关节自然背伸,指关节伸展。患侧下肢髋关节略后伸,膝关节微屈,踝关节保持中立位。健侧上肢自然放置于体侧;健侧髋、膝关节屈曲,下垫软枕支撑,以防过度压迫患肢。

(2)健侧卧位　是健侧在下患侧在上的侧卧位,是患者最舒适的体位。此体位避免了患侧肩关节直接受压可能造成的损伤,并且在这一体位时便于康复操作。头部健侧置于软枕上(高度同患侧卧位),躯干与床面呈直角,胸前放置一略高于躯干高度的软枕,患侧上肢充分前伸放于软枕上,将患侧肩胛骨向前上方拉出,肩关节前屈 100° 左右,肘伸直,腕背伸,掌指关节和各指间关节伸展;软枕长度应超过手指,以防止腕关节呈掌屈状态垂于软枕边缘,造成手部和上肢的肿胀与疼痛。患侧下肢髋、膝关节屈曲呈迈步状放置在身体前方的软枕上,踝关节保持中立位,患脚应由软枕给予良好支持,以防止踝关节悬于软枕边缘,造成足内翻下垂。健侧上肢自然舒适放置在体前;下肢轻度屈髋屈膝,自然放置。

（3）仰卧位　是面朝上的卧位,因为这种体位容易强化患者的上肢屈肌和下肢伸肌的痉挛模式,故应尽可能少采用或与其他体位交替使用。头部垫薄枕,患侧肩胛骨和骨盆下垫薄枕,患侧肩关节稍外展,上臂旋后,肘与腕均伸直,掌心向上,手指伸展位,整个上肢平放于枕上。患侧髋下、臀部、大腿外侧放垫枕,防止下肢外展、外旋。膝下稍垫起,保持伸展微屈,足保持中立位,见图9-2。足底部避免直接接触任何支撑物,以防因阳性支撑反射引起足下垂。临床操作中应尽可能少用仰卧位,此体位受紧张性颈反射和迷路反射的影响,异常反射最强。

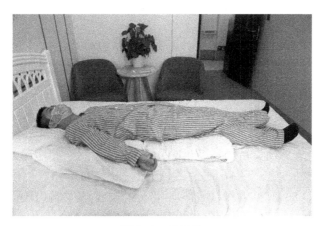

图9-2　仰卧位

2.桥式运动　桥式运动为骨盆及下肢的控制训练,对于患者翻身、床上使用便盆、坐、站、行走等运动的恢复有很大帮助。桥式运动通过充分地伸髋位屈膝控制,以防止躯干和下肢伸肌共同运动模式的形成,促使分离运动的产生,以利于后期的步态训练。桥式运动主要有双侧桥式运动和单侧桥式运动。

（1）双侧桥式运动方法　患者仰卧,双上肢是指交叉握手,伸肘、伸腕置于肩前屈90°位,双下肢屈曲,双足底平踏于床面,治疗者站在患侧帮助患肢放置于屈膝位,然后一手放在患膝上,协助患者向前向下拉和压膝关节,另一手放在臀下,帮助患者提升臀部使其抬离床面,髋自然伸展,骨盆保持水平,防止向健侧后旋,即为桥式运动,通过训练使患者逐渐能主动完成,具体见图9-3。

（2）单侧桥式运动方法　在患者能主动完成双桥运动后,让患者抬起健腿,患侧下肢支撑负重将臀部抬离床面做以上的活动。

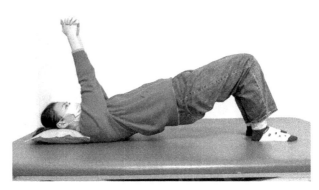

图9-3 双侧桥式运动

3. 坐位训练 当病情允许,应鼓励残疾人尽可能在床上坐起。防止肺部感染,改善心肺功能,增加视觉信号输入。

(1)避免半卧位 因床上坐位难以使患者的躯干保持端正,容易出现半卧位姿势,不利于呼吸,且助长躯干的屈曲,激发上肢的屈肌和下肢的伸肌痉挛,因此在无支持的情况下应尽量避免半卧位。

(2)保持正确的坐姿 有效的坐姿要求骨盆提供稳定的支持,躯干保持直立位,两侧对称。取床上坐位时,残疾人背后应给予多个软枕垫实,使脊柱伸展,髋关节屈曲90°,达到直立坐的姿势;头部无须支持固定,以利于患者主动控制头的活动。患者端坐,头颈保持端正直立,整个脊柱伸直;双肩水平放置,患侧肘及前臂下垫软枕;也可在面前放置一高度可调节的桌子,桌上放一软枕,患者上肢可十指交叉握手将患侧上肢放在软枕上,置于身前的小桌上。

(3)床边坐位训练 即腿放于床外,髋、膝、踝关节均屈曲90°位,双脚平放于地面,使重心稳定。坐起时间逐渐延长,并开始进行无支撑坐位训练。

(4)坐位平衡训练 患者具备坐位一级平衡后,可进行坐位姿势下躯干重心向前、后、左、右移动,照护者应对其患者头部、肩峰、胸骨及脊柱处从各个方向施加外力,诱发头部及躯干向正中线的调整反应,以改善坐位的平衡功能。训练要循序渐进,由静态平衡过渡到自动态平衡,再训练其动态的平衡。在照护者的辅助指导下,逐步由助力过渡到主动完成,进一步应用到日常生活活动中。

4. 站立训练 站立训练是为步行做充分的准备。开始训练时应由照护者在老人患侧给予髋、膝部的支持,酌情逐步减少支持。患者可先扶持站立或平行杠内站立,逐渐脱离支撑,重心移向患侧,训练患侧的负重能力。能独自站立后,再进行站立三级平衡训练。具体如下。

(1)正确站立姿势 站立时保持颈部直立、面向正前方,躯干端正,双肩水平放置,骨盆左右水平,伸髋、伸膝、足跟着地,使重心均匀分布于双侧下肢。

(2)双下肢负重站立训练 照护者应站在患者的患侧,给予一定的帮助或辅助。要求患者站立姿势同上,照护者给予患膝一定帮助,防止膝关节屈曲或膝过伸,要求双侧下肢同时负重或患侧为主,防止重心偏向健侧。

（3）患侧下肢负重　健腿屈髋屈膝,足离地面,患腿伸直负重,其髋膝部从有支持逐步过渡到无支持。

（4）健腿支撑患腿活动训练　主动抬起患肢,分别做屈髋屈膝踝中立上抬、屈髋伸膝背屈踝关节、伸髋屈膝踝跖屈抬起等下肢训练。照护者位于患者患侧,帮助控制髋关节防止外旋、保持膝关节中立位、防止足内翻。

（5）站立平衡训练　患肢能单腿完全负重后即可进行站立平衡训练。重心分别做前、后、左、右向移动,移动幅度由小逐渐增大,照护者位于患侧给以适当的辅助,使患者逐渐达到三级平衡。

5. 步行

（1）扶持步行　口诀:站在患侧→手扶腋窝、胸和手→左、右、左、右往前走。照护者站于患者的患侧→一上肢穿过腋窝下,手放于患者胸前,另一手拉患手,帮助减少患侧肢体负重→扶持患者慢慢行走。

（2）拄拐步行　口诀:拐→患腿→健腿。患者健侧手持拐杖→按照拐杖→患侧腿→健侧腿的顺序步行。

6. 上下楼梯　口诀:好腿上天堂,坏腿下地狱。偏瘫患者上下楼梯应该健腿先上→患腿跟上;患腿先下→健腿跟下。

榜样力量

身残志坚　笔耕不辍

张海迪,女,汉族,1955年9月出生,山东文登人,1981年8月参加工作,1982年12月加入中国共产党,吉林大学哲学系哲学专业毕业,在职研究生学历,哲学硕士学位,德国巴伐利亚州班贝格国际艺术家之家访问学者,英国约克大学荣誉博士。肢体残疾。历任山东省作家协会文学创作室一级作家,山东省青年联合会副主席,山东省残联主席团副主席,山东省作家协会副主席;中国残联第一届、二届、三届主席团委员,中国肢残人协会第三届、四届委员会主席,中国残联第四届主席团副主席,中国残联第五届、六届、七届主席团主席。中共第十八次、十九次全国代表大会代表,第九届、十届全国政协委员,第十一届全国政协常委,中国作家协会全国委员会委员。张海迪5岁时因患血管瘤导致高位截瘫。15岁时,张海迪跟随父母,下放(山东)莘县,给孩子当起了老师。她还自学针灸医术,为乡亲们无偿治疗。她虽然没有机会走进校园,却发奋学习,学完了小学、中学的全部课程,自学了大学英语、日语、德语等,并攻读了大学和硕士研究生的课程。1983年张海迪开始从事文学创作,先后翻译了数十万字的英语小说,编著了《生命的追问》《轮椅上的梦》等书籍。2002年,一部长达30万字的长篇小说《绝顶》问世。从1983年开始,张海迪创作和翻译的作品超过100万字。邓小平亲笔题词:"学习张海迪,做有理想、有道德、有文化、守纪律的共产主义新人!"

四、视力残疾人视功能评估及训练

(一)视力残疾标准

1. 视力残疾的定义　视力残疾,是指由于各种原因导致双眼视力低下并且不能矫正或视野缩小,以致影响其日常生活和社会参与。视力残疾包括盲及低视力。

2. 视力残疾分级　按视力和视野状态分级,其中盲为视力残疾一级和二级,低视力为视力残疾三级和四级。盲或低视力均指双眼而言,若双眼视力不同,则以视力较好的一眼为准。如仅有单眼为盲或低视力,而另一眼的视力达到或优于0.3,则不属于视力残疾范畴。最佳矫正视力是指以适当镜片矫正所能达到的最好视力,或以针孔镜所测得的视力。视野半径<10°者,不论其视力如何均属于盲。视力残分级详见表9-4。

表9-4　视力残疾分级

类别	级别	视力、视野
盲	一级	无光感 ~ < 0.02;或视野半径<5°
	二级	0.02 ~ < 0.05;或视野半径<10°
低视力	三级	0.05 ~ < 0.1
	四级	0.1 ~ < 0.3

(二)视力残疾的检查方法

1. 婴幼儿早期检查方法　儿童视力表,如6个月大的小儿不能转动头和移动眼球注视活动的有趣玩具,主动伸手抓握玩具,家长要高度警惕,马上到医院检查,是否有视觉问题。

2. 视力检查方法　包括中心视力检查和周围视野检查,反应眼底视神经功能的优劣。

(1)中心视力检查　一般用通用视力检查表,检查先查右眼视力,再查左眼视力。视力表照明充分:受检者平视视力表。凡视力仅有手动或光感还需要进一步检查光感距离和光定位,一般测量由近而远的测光感距离,然后再测1 m远上下、左右及中央的光定位。

(2)视野检查　一般到医院眼科应用视野计进行专科检查,专科性强这里不作详细介绍。

3. 其他　还有眼睑、结膜、角膜、晶状体、眼压和眼底等专科检查,这些也都需要到医院眼科检查。

(三)助视器的类型

1. 光学助视器　有远用的(如眼镜式助视器、单筒式望远镜、戒指式望远镜等),有近用的(眼镜式助视器、手持式助视器、立式放大镜)等。

2.非光学助视器 如照明灯、阅读裂口器、大字印刷品、太阳帽、护目镜、签名和书写定行器等。

3.电子助视器 电子助视器包括实物投影仪和普通投影仪(例如,幻灯片投影仪、缩微胶片投影仪)以及闭路电视等。这类助视器复杂而且昂贵,但是它能够使独立阅读更简单可行。

（四）低视力康复的方法视功能训练

训练分视觉的基本能力和视觉基本技能两方面。

1.视觉的基本能力的训练 视功能训练是指视觉所能发挥的作用。通常指视觉发挥的有效作用,又称作有效视力或功能性视力。

2.视觉基本技能的训练 视觉基本技能有固定注视、视觉追踪、视觉搜寻等项。这些视觉技能对低视力患者来说都因为视觉障碍而不能自然获得,因此必须训练。包括近距离视功能训练和远距离视功能训练两部分。

（1）近距离功能性视力训练 是指近距离阅看的能力。训练的内容包括注视训练、视觉认识训练、视觉追踪训练、视觉辨认训练、视觉搜寻训练、视觉记忆训练等。

（2）远距离功能性视力训练 是训练个体远距离视物的能力。训练内容包括注视、追踪、搜寻等视觉技巧。遵循近距离功能性视力训练准则外,还要注意两点:一是由静而动;二在可能的情况下,尽量使用低倍远用助视器,以便低视力者适应。

五、听力残疾人听觉功能评估及训练

（一）听力残疾的定义

听力残疾,是指人由于各种原因导致双耳不同程度的永久性听力障碍,听不到或听不清周围环境声及言语声,以致影响日常生活和社会参与。

（二）听力残疾的分级

1.听力残疾一级 听觉系统的结构和功能方面极重度损伤,较好耳平均听力损失≥91 dB,在无助听设备帮助下,不能依靠听觉进行言语交流,在理解和交流等活动上极度受限,在参与社会生活方面存在极严重障碍。

2.听力残疾二级 听觉系统的结构和功能重度损伤,较好耳平均听力损失在81~90 dB,在无助听设备帮助下,在理解和交流等活动上重度受限,在参与社会生活方面存在严重障碍。

3.听力残疾三级 听觉系统的结构和功能中重度损伤,较好耳平均听力损失在61~80 dB,在无助听设备帮助下,在理解和交流等活动上中度受限,在参与社会生活方面存在中度障碍。

4.听力残疾四级 听觉系统的结构和功能中度损伤,较好耳平均听力损失在41~60 dB,在无助听设备帮助下,在理解和交流等活动上轻度受限,在参与社会生活方面存在轻度障碍。

(三)听力障碍评定技术

1. 主观测听

(1)定义　根据受检者对刺激声信号做出的主观判断,评定其听力水平。

(2)适应证与禁忌证

适应证:听觉障碍人群,多见于聋儿。

禁忌证:严重精神行为异常、不能配合完成检查的患者。

(3)设备与用具　各种声响玩具(如响板、摇铃、铃鼓等)、图片、听力评定筛查软件、听处理评定与训练系统。

(4)操作方法及步骤

1)行为测听法　选择复合声源(如玩具小鼓、哨子、小喇叭等),观察受检者对声音刺激的反应。对配合者可使用秒表试验进行行为测听。

2)条件探索听力反应检查　检查时利用扬声器给声,选择不同频率的啭音作为刺激声源,每次给声时都附加一个可发光活动的玩具(如会闪光打鼓的小熊等),利用视觉刺激强化患儿的转头反应。当患儿对声音的定位反应被强化固定后,可逐渐降低声音强度以测量患儿对声音的听觉反应阈值。

3)听力计检查法　利用不同频率、不同强度的纯音作为测试声源,分别测试受检者的骨导听阈和气导听阈,描记听力曲线和评定听力水平。若无听力计可用音叉试验粗略检查。

4)言语测听　将标准词汇录入磁带或唱片,通过耳机和自由声场测试受检者的言语接受阈和言语识别率。

5)听力评定筛查软件　听力筛查软件可以提供纯音、啭音和滤波复合音。纯音测听可用于裸耳听阈的检测,啭音可用于助听听阈的检测,滤波复合音包括蛙鸣、钟声、鸟鸣,可用于声音觉察的检测。该软件界面操作简单,便于非听力学专业人员使用。

6)听处理评定与训练系统　听处理评定模块中包含听辨声、目标匹配、听辨音、听名词、听动名词、双指令、听主动句和听被动句等听觉处理的评定。

(5)评定标准

1)行为测听法　给声后根据患儿的反应进行观察,6个月以下的婴儿会出现惊吓反应、听睑反射(又称瞬目反射)及唤醒反应,6个月到1岁的婴儿会出现声定位反应,即头转向声源一侧。由此可以粗略判断患儿对声音的敏感性,是一种粗略筛查听力异常的方法。

2)言语测听检查时,言语接受阈以声强级(dB)表示,言语识别率是指受试耳能够听懂所测词汇的百分率。正常受检者能够听懂50%以上的词汇。

3)听力评定筛查软件和听处理评定与训练系统根据系统设定的评定标准。

(6)注意事项

1)主观测听经常会受到受检者主观意识、情绪、智力水平、年龄、文化程度和行为能力配合的影响,所以在一些情况下(如伪聋、智力迟滞、婴幼儿失语症、肢体瘫痪等),检测结果应结合其他检查。

2)行为测听法测试时应避免受检者接触或看见声源物品。

3）条件探索听力反应是检查儿童健耳的听觉能力,适合于双侧耳听力异常的筛查,另外也可作为评测儿童注意力以及声定位能力的工具,适用于脑瘫、语言或精神发育迟缓的患儿。

4）听力计检查法适合 3 岁以上儿童以及成人的听力检查,用来判断听力障碍的类型、估计病变部位以及评价助听器的验配。

5）听力筛查评定系统可提供纯音、啭音、滤波复合音等进行裸耳听阈、助听听阈等的评定。

6）言语测听法目前主要应用于助听器的验配、人工耳蜗术后康复评定和训练。

2. 客观测听

（1）定义　采用脑干听觉诱发电位仪、耳声发射测听仪等客观测听设备进行检查。

（2）适应证与禁忌证

适应证:听力障碍人群,多见于聋儿。

禁忌证:严重精神行为异常的患者。

（3）设备与用具　脑干听觉诱发电位仪、耳声发射测听仪。

（4）操作方法及步骤

1）脑干听觉诱发电位仪　记录听刺激下诱发的电位改变,测试时采用每秒 20 ~ 30 次短声刺激。

2）耳声发射测听　利用高敏度特殊的仪器对产生于耳蜗,并经听骨链及鼓膜传导释放入外耳道的音频能量进行探测并记录的方法。耳声发射测听具有客观、简便、无创、灵敏、省时的特点,目前已经用于婴幼儿听力筛查的首选方法。听力筛查时未通过耳声发射检查的新生儿要进一步进行脑干听觉诱发电位检查,以便对耳聋早发现和早治疗。

（5）评定标准　耳声发射测听作为婴幼儿听力筛查判断。脑干听觉诱发电位测试中 Ⅰ ~ Ⅴ波较为重要,听力正常者 Ⅰ、Ⅲ、Ⅴ 3 个波较稳定,且Ⅴ波的反应阈值与主观听阈较接近,一般为主观听阈上 0 ~ 20 dB,故临床上常以Ⅴ波作为听阈的检测波。

（6）注意事项　如受检者不能配合检测,可口服催眠镇静类药物,使其在检测过程中保持安静。

（四）助听器

一般来说,经过医治或手术无效,病变已定型不再恶化的双耳听力障碍患者,只要有残余听力者就可以考虑使用助听器。一耳听力正常、一耳听力障碍的患者,一般不必佩戴助听器。

以下情况推荐验配助听器:学语期儿童平均听力损失 26 ~ 40 dB 者,平均听力损失 41 ~ 90 dB 者,听力损失>90 dB,暂时不具备人工耳蜗植入条件者或人工耳蜗植入前的试配。助听器的选配方法如下。

1. 医学评估:在选配前应做听力测验,包括纯音测听、言语测听等。还应对患者听力障碍病史、耳及相邻器官体检情况等进行综合评估。

2. 选择助听器类型:助听器的选择受患者听力损失的程度和类型、患者年龄、经济状况、个人喜好等综合因素的影响。从助听器性能上来说,如果能获得较为准确的听力图,首选数码编程助听器或全数字助听器。从听力损失的程度来说,要根据耳聋程度选择不同功率的助听器。外观一般选择耳内式或耳道式助听器,可满足掩盖听力缺陷的心理要求。听力障碍较重者有时需选择耳背式助听器。小儿一般选用耳背式助听器,身体发育只需定期更换耳膜即可。

3. 重度外耳炎、化脓性中耳炎活动期、外耳畸形、鼓室结构破坏等,可考虑用骨导式助听器。

4. 选择助听器佩戴耳:近年来比较提倡双耳使用助听器,特别是严重耳聋的婴幼儿,应尽早(出生后 40 d)使用双耳助听器。如单耳佩戴,一般原则为:轻至中度耳聋配差耳,中至重度耳聋配好耳,双耳听力损失相差不大,配语言分辨率较好或听力损失较小侧、配利手侧或由患者自选。

5. 在选择助听器的功率时,兼顾听觉改善和个体耐受 2 个方面。

(五)电子耳蜗植入

人工电子耳蜗是将声音转换成编码的电信号,刺激内耳的感音结构,使大脑产生听觉的一种电子装置。

1. 人工电子耳蜗的适应证 双耳重度或极重度感音神经性聋,配助听器无效,诊断病变位于耳蜗者,可考虑施行电子耳蜗植入手术。平均听力损失大于 90 dB 的听力障碍者,应首选人工耳蜗植入。

2. 术后人工耳蜗设备调试和语言训练

(1)调试时间安排 一般术后 1 个月左右进行第一次开机调试。开机后最初 1 个月每周调试 1 次,其后根据患者情况改为每两周或每月 1 次。开机半年后,改为每季度 1 次,调试 2~3 次。患者情况稳定后,可每半年至 1 年随诊 1 次。如发现听声障碍、头部外伤等问题,怀疑植入部件程序发生变化者,随时进行调试。

(2)听力语言康复训练 电子耳蜗植入术后必须进行听力语言康复训练。可采取专业康复机构、社区与家庭训练相结合的方式进行相应训练。语前聋患儿的训练从声音的辨识开始,一般从自然声、环境声、人声、乐曲声等的辨识,最后到对话语声的辨识。

六、言语残疾人言语功能评估及训练

(一)言语残疾的定义

言语残疾,是指由于各种原因导致的不同程度的言语障碍(经治疗 1 年以上不愈或病程超过 2 年者),不能或难以进行正常的言语交往活动(3 岁以前不定残)。

言语残疾包括以下几种。

1. 失语 指由于大脑言语区域以及相关部位损伤所导致的获得性言语功能丧失或受损。

2. 运动性构音障碍 指由于神经肌肉病变导致构音器官的运动障碍,主要表现为不会说话、说话费力、发声和发音不清等。

3. 器官结构异常所致的构音障碍 指构音器官形态结构异常所致的构音障碍。其代表为腭裂以及舌或颌面部术后。主要表现为不能说话、鼻音过重、发音不清等。

4. 发声障碍(嗓音障碍) 指由于呼吸道及喉存在器质性病变导致的失声、发声困难、声音嘶哑等。

5.儿童言语发育迟滞　指儿童在生长发育过程中其言语发育落后于实际年龄的状态。主要表现不会说话、说话晚、发音不清等。

6.听力障碍所致的言语障碍　指由于听觉障碍所致的言语障碍。主要表现为不会说话或者发音不清。

7.口吃　指言语的流畅性障碍,常表现为在说话的过程中拖长音、重复、语塞并伴有面部及其他行为变化等。

(二)言语残疾的分级

1.言语残疾一级　无任何言语功能或语音清晰度≤10%,言语表达能力等级测试未达到一级测试水平,不能进行任何言语交流。

2.言语残疾二级　具有一定的发声及言语能力。语音清晰度在11%~25%,言语表达能力未达到二级测试水平。

3.言语残疾三级　可以进行部分言语交流。语音清晰度在26%~45%,言语表达能力等级测试未达到三级测试水平。

4.言语残疾四级　能进行简单会话,但用较长句或长篇表达困难。语音清晰度在46%~65%,言语表达能力等级未达到四级测试水平。

(三)言语残疾筛查方法

1.筛查工作要求　①筛查人员要在自然的状态下向家长、监护人或者本人提出问题(7岁以上筛查对象)。②如果筛查对象是3~6岁儿童,最好让家长带孩子一起来,在提问的同时观察孩子的语言表现。③调查时房间内应该安静,避免听觉和视觉的干扰。如关掉电视机,其他人不要走来走去。④对不好确定的对象可以录音,以备参考。

2.筛查对象　3~6岁儿童,①筛查方法:采用集中设站、儿童健康检查的形式,由专科医生进行筛查和诊断,填写0~6岁儿童健康检查表,筛查阳性者按疑似残疾人进行临床诊断。②筛查工具:此年龄段使用下列问题作为筛查工具。孩子会说话吗? 孩子说话费力吗? 孩子说的话别人能听懂吗? 由专科医生向孩子的父母或者监护人按顺序提出以上问题,如果回答符合上面问题中的任何一项,即:不会说话、说话费力、说的话别人听不懂。便可作为需要做言语残疾诊断的对象进行登记。如果孩子说话非常不流畅应视为说话费力。如果孩子出生以后多次到不同国家或者国内不同地区生活应作为进一步诊断的对象。③筛查所需的辅助工具:玩具套包和笔式录音机。

3.筛查对象　7岁以上人群,筛查方法采取入户分散筛查的形式,由调查员入户,使用《7岁以上人群残疾筛查问卷》筛查,如发现阳性者(疑似残疾人),填写筛查交接单,转专科医生进行临床诊断。使用《7岁以上人群残疾筛查问卷》中的涉及言语方面的问题进行评价。

(四)言语残疾诊断的工具

1.辅助工具　笔式录音机、玩具套包。

2.语音清晰度测试工具　语音清晰度测试图片,用于 3 岁以上受试人群。

3.言语表达能力测试工具　看图说话图片用于 3 ~ 14 岁人群。情景描述图片用于 15 岁以上人群。

(五)言语残疾人康复训练

1.失语症的康复训练

(1)听理解训练

1)单词认知(听词指图)　治疗师将若干张图片摆放在桌面上,说出一物品的名称,让患者指出相应的图片(一般从 3 选 1 逐渐进展到 6 选 1)。

2)听与记忆广度扩展　用与 1)相似的方法(从 6 选 1 到 6 选 2、6 选 3、最后到 6 选 5)或用情景画(治疗师逐渐增加说出的物品、人物和事件的数量,让患者在图上指出等。

3)句子及短文的理解　治疗师以语句或短文叙述情景的内容,令患者指出对应画面;或患者听一段小故事后,以"是"或"不是"回答相关问题。

4)执行口头指令　先给一些比较简单的口头命令,让患者执行,例如"闭眼""摸左耳"等,如能顺利执行可逐渐增加难度,例如"先把勺子拿出来,再把杯子给我""如果桌子上没有橡皮,就把铅笔放到练习本的上面"等。

(2)口语表达训练

1)语音训练　在语音辨识训练基础上,运用功能重组法训练。

2)自动语训练　利用序列语(如 1、2、3…)、自己姓名等诱导出有意义的言语。

3)复述练习　轻症患者可直接跟着治疗师复述单音节、单词、短句、长句、无意义音节串。重症患者一边看着实物或图片一边跟着治疗师说单词。如能自然正确的复述,可调整操作,如治疗师说一遍,患者复述两遍;或治疗师说完数秒后再试着复述。

4)命名训练(看图说名)　可逐张向患者出示图片,令其说出图中事物;直接呼出较困难者,可先行复述训练,再进一步用容易成功复述的单词,指着对应的图或物提问"这是什么?"如有困难可给予音、意、口形的提示。还可利用关联词(反义词、关联词、成语、警句等)设计诱导。

5)叙述训练　利用有动作或情节的图画进行口语叙述训练,也可提出一个主题,例如"关于天气""昨天你做了什么?"等。注意,患者叙述时不要强制性打断或刻意纠正,治疗师仅在患者停顿时利用插话引导其继续,并掌握其不偏离主题。

(3)阅读和朗读训练

1)单词阅读(字图匹配)　视觉认知——开始可摆出 3 张图片于桌上,再出示一张字卡片,让患者选出对应的图片进行配对组合。如患者 3 选 1 能顺利完成,可将同时摆出的图片数逐渐增加。听觉理解——开始可摆出 3 张字卡片于桌上,治疗师读出一字,让患者选出对应的字卡。

2)单词朗读　出示字词卡片,开始由治疗师反复读给患者听,然后鼓励患者一起朗读,最后治疗师适时撤出,让患者独自朗读。

(4)书写训练

1)数词书写　试行阿拉伯数字的序列书写,例如 1 ~ 10;再试行中文小写数字的序列书写,例如一至十。如能成功或部分成功,可以进行书写训练。

2)命名书写　试行患者自己、家人和亲友的姓名书写,如能成功或部分成功,也可以进行书写训练。

3)单字补遗　选择熟悉的单字,故意缺少一笔画,让患者试行补遗,如一笔画对患者来说较容易,可增加缺漏笔画。

4)词词匹配　包括一是看图书写;二是听写训练;三是语句与篇章的书写训练。

(5)实用交流能力训练

1)促进交流效果法　将一叠图片正面向下扣置于桌上,治疗师与患者交替摸取,但不让对方看见图片的内容,然后运用各种表达方式(如呼名、手势、书写、画图等)将信息传递给对方,接受者通过重复确认、猜测、反复质问等方式进行适当反馈。治疗师可根据患者的实际能力提供适当的示范。

2)代偿手段的应用　①手势训练:开始时,治疗师说手势名称(如再见),然后以如下顺序进行训练:与患者同时做手势—患者模仿手势—听手势名称后做手势—阅读指令后做手势—做手势回答相应问题。②交流板或交流册的应用:适用于口语表达严重障碍,但尚能运用手势(指点)的患者。方法为:交流板可设计为 45 cm×45 cm 左右,根据患者的日常活动、需求、喜好等设计若干个内容的字图及亲友的照片。交流册可收集患者的日常用语、常用信息(如地址、电话号码等)以及亲友的照片等。交流板或交流册制作完成后,训练患者建立运用交流板或交流册的意识,以及会话中应用交流板或交流册的技巧等。③其他:如画图表达及电脑说话器的应用等。

2.构音障碍的康复训练

(1)构音器官运动功能训练

1)训练前准备　①调整坐姿:尽可能取端坐位。②松弛训练:颈肌放松;全身放松。

2)呼吸训练　①坐位:治疗师站在患者身后,双手置于患者第 11、12 肋部,令自然呼吸,在呼气终了时治疗师予以适当挤压,将残留呼气挤压出。②仰卧位:治疗师站在患者的一刻,方法基本同坐位,挤压时要向上推、向内收。

3)下颌运动功能训练　①被动训练:下颌关节被动上抬、下拉的运动训练。②主动训练。

4)口唇运动功能训练　①口唇闭合:双唇夹住吸管或压舌板,逐渐延长保持时间。②噘嘴-呲牙:双唇尽量向前噘起,然后尽量外展唇角做呲牙状,反复交替运动。③鼓腮:鼓腮数秒,然后突然呼出。

5)舌运动功能训练　各项均可根据患者水平进行被动(压舌板)、主动或抗阻(压舌板)训练。①舌伸缩:先做舌外伸训练,然后做舌伸缩交替训练。②尖上-下拉:在舌外伸的基础上,进行舌尖向上、向下的反复交替运动。③否左右运动:在舌外伸的基础上,进行香尖向左、向的反复交替运动。④舌环行运动:舌尖沿上下齿龈做环行运动。

6)鼻咽腔闭锁功能训练(软腭训练)　①鼻吸气-呼气:由鼻深吸气,鼓腮维持数秒,然后从口呼出。②吹气。③发声:重复发" a-a-a "音,每次发音后停顿 3～5 s;辅音 - 元音组合练习,如重复"pa-da"或" ci-chi ";鼻音—非鼻音组合练习,如"ma-ni"。④软腭抬高:用力叹气;用冰块或细软毛刷直接刺激软腭;用压舌板辅助软腭抬高。

(2)发音训练 ①构音点不同音的组合训练,如"pa-da-ka"。②构音点相同音的组合训练,如"ba-ma-pa"。③无意义音节组合训练,如"ha-hu""mi-ki"等。④有意义音节组合训练,将患者有问题的音组合入有意义音节(单词)中,如"m"音有问题时,用"妈妈、棉帽、千里马、开门红"等组合练习。⑤句子水平的组合训练,利用诗歌、儿歌、短文、会话等练习。

七、智力残疾人智力评估及训练

(一)智力残疾的定义

智力残疾,是指智力显著低于一般人水平,并伴有适应行为的障碍。此类残疾是由于神经系统结构、功能障碍,使个体活动和参与受到限制,需要环境提供全面、广泛、有限和间歇的支持。智力残疾包括:在智力发育期间(18 岁之前),由于各种有害因素导致的精神发育不全或智力迟滞;或者智力发育成熟以后,由于各种有害因素导致有智力损害或智力明显衰退。

(二)智力残疾的分级

按 0 ~ 6 岁和 7 岁及以上两个年龄段发育商(developmental quotient,DQ)、智商(intelligence quotient,IQ)和适应行为(adaptive behavior,AB)分级。0 ~ 6 岁儿童发育商小于 72 的直接按发育商分级,发育商在 72 ~ 75 的按适应行为分级。7 岁及以上按智商、适应行为分级;当两者的分值不在同一级时,按适应行为分级。世界卫生组织残疾评定量表Ⅱ(WHO-DASⅡ)分值反映的是 18 岁及以上各级智力残疾的活动与参与情况。智力残疾分级见表9-5。

表 9-5 智力残疾分级

级别	智力发育水平		社会适应能力	
	DQ 0 ~ 6 岁	IQ 7 岁及以上	AB	WHO-DASⅡ分值 18 岁及以上
一级	≤25	< 20	极重度	≥116 分
二级	26 ~ 39	20 ~ 34	重度	106 ~ 115 分
三级	40 ~ 54	35 ~ 49	中度	96 ~ 105 分
四级	55 ~ 75	50 ~ 69	轻度	52 ~ 95 分

注:适应行为表现,极重度——不能与人交流、不能自理、不能参与任何活动、身体移动能力很差;需要环境提供全面的支持,全部生活由他人照料。重度——与人交往能力差、生活方面很难达到自理、运动能力发展较差;需要环境提供广泛的支持,大部分生活由他人照料。中度——能以简单的方式与人交流、生活能部分自理、能做简单的家务劳动、能参与一些简单的社会活动;需要环境提供有限的支持,部分生活由他人照料。轻度——能生活自理、能承担一般的家务劳动或工作,对周围环境有较好的辨别能力、能与人交流和交往、能比较正常地参与社会活动;需要环境提供间歇的支持,一般情况下生活不需要由他人照料。

（三）智力残疾人康复训练

1.感知能力训练 借着感觉能力，了解事物的外形，分辨声音和颜色，然后作出反应，并能将对外界的体验应用于日常生活中，以便更能适应环境。进行视觉、听觉、触觉、嗅觉和味觉等范围的训练。

2.运动能力训练 包括大运动训练和精细动作训练。大运动是指身体姿势或全身的动作而言，如俯卧、抬头、竖颈、翻身、仰卧、爬行、独坐、独站、行走、跑步、跳跃等训练（弱智儿童也按这个顺序发）。并在一定的月龄范围儿童的发展来看，有很明显的顺序展出性出现（弱智儿童就不一定按同龄正常儿童同样的月龄范围出现），这是因为运动的发展与生理成熟有密切关系。要求：能逐渐做到感官与功能配合，动作协调，适当地控制动作的力度和速度，操纵物件和运用工具。精细动作是指手和手指的动作，如大把抓、手指捏、穿珠、写字等训练，这些动作较小，也较精巧，精细动作训练是康复训练中必要的训练领域。要求：能逐渐做到依据视觉指示做精细而准确的动作。精细技巧训练时必须由大到小，由易到难逐步加深。

3.语言与交往能力训练 语言是思维的手段，是与人交往的工具，对于一个生活在社会中智力残疾儿童绝大多数都有言语障碍，因此康复训练中言语训练占很重要的位置。要求：能逐渐做到会用目视、点头、摇头、微笑、动作等表示理解他人的说话，并能用别人能理解的声音、单词、句子、问题来表达自己的愿望和要求。

4.认知能力训练 认知能力主要是指认识事物的能力，智力残疾儿童这方面的能力很差，主要原因是认知能力建立在概念上。而概念要用语言来表达，智力残疾儿童言语差，不能用语言表达概念，因而认知能力就很差。要求：能逐渐做到利用视和听认知外界事物，懂得生活常识、自然常识等，并做出正确反应（语言或动作均可）。学习的范围有：身体主要部位名称；衣物、日常用品的名称及用途，室内物品，小家电的名称及用途；认识周围环境，包括通道、楼梯、街道、公厕（男、女标志）、公共场所、交通标志等；自然环境的知识，包括天气、温度、动、植物名称、习性等；方位、时间、颜色、形状、数量、是非好坏等。

5.生活自理能力训练 每日必须进行的最生活自理能力是指小孩在不依赖他人的帮助下，基本动作，主要包括穿衣、进食、个人清洁、如厕等自理能力。自理训练和认知、体能有着极其密切的关系，是相互影响的，因而应根据每个孩子的实际发育水平选择时机，训练越及时，效果越明显。要求：能逐渐做到会运用基本的生活自理技巧和步骤。照料个人每日的起居饮食及个人卫生；并能配合环境，运用已有的自理常识，应付生活上的需要。

6.社会适应能力训练 社会适应能力是指与他人（包括儿童与成人）交往的能力，作为社会的一名成员，儿童必须适应他所处社会的文化背景或要求，因此必须结合年龄教会儿童一些生活常识，以便被社会所接受。主要掌握礼貌用语、与人交往的称呼、交通规则、公共场所规则、与同伴应友好相处等。要求：能逐渐做到与别人友善合作，建立和维系良好的关系，掌握一般社会认可的行为，以便适应社会。

7.通过游戏进行训练和学习 儿童之需要游戏，犹如成人之需要工作，儿童从游戏中学习，"游戏"就成为儿童学习的媒介，是儿童生活中不可或缺的成长伴侣。

第三节　残疾人社区康复护理适宜技术

一、残疾人社区康复辅助工具

(一)残疾人辅助器具的基本概念

残疾人辅助器具是指能够有效地防止、弥补、减轻或替代因残疾造成身体功能减弱或丧失的产品、器械或技术系统。

(二)社区常用的残疾人辅助用具

1. 轮椅　轮椅的基本结构包括坐垫、靠背、脚踏板、车轮和刹车、扶手和手柄。轮椅可分为普通轮椅、电动轮椅和竞技用轮椅等。轮椅不仅是肢体伤残者的代步工具. 而且可以增加日常生活活动的独立性,更重要的是能够使他们借助轮椅参加各种社会活动及娱乐活动,真正地回归社会。

轮椅适用于行动能力减退和丧失者,如截瘫、偏瘫、截肢、骨折、下肢麻痹、严重的下肢关节炎等肢体功能障碍者;重症疾病引起的身体衰竭;痴呆、脑血管疾病、严重帕金森病等中枢神经疾病导致的独立行动有危险者;老年人、身体虚弱等行动困难者。这些患者可以用轮椅代替步行,进行身体训练,参加社会活动和提高独立生活能力。

2. 假肢　假肢是用于弥补人体肢体缺损和代偿其所缺失肢体的功能和外观而制造、装配的人工肢体。适用于截肢后肢体缺损或失去肢体功能者。

(1)上肢假肢　按手部的功能分类有机械假手、外部动力假手、工具手、装饰手等;按截肢部位分类有假手指、掌部假肢、腕离断假肢、前臂假肢、肘离断假肢、上臂假肢,肩离断假肢等。

(2)下肢假肢　按使用目的分类有训练用假肢、常用假肢、作业用假肢等;按截肢平面分类有踝部假肢、小腿假肢、大腿假肢、膝部假肢、髋部假肢等。

2. 矫形器　矫形器是装配于人体外部,通过力的作用,以预防、矫正畸形,补偿功能和辅助治疗骨关节及神经肌肉的总称。矫形器的基本作用有稳定和支持作用,固定和矫正作用,保护和负荷作用,代偿和助动作用。

(1)上肢矫形器　包括手矫形器、腕手矫形器、肘腕手矫形器、肩肘腕手矫形器等。

(2)下肢矫形器　包括足部矫形器、踝足矫形器、膝踝足矫形器、髋膝踝足矫形器、膝关节矫形器等。

(3)脊柱矫形器　包括颈矫形器、胸腰骶矫形器、腰骶矫形器、腰围等。

3. 助行器　辅助人体支撑体重、保持平衡和行走的工具称为助行器。

(1)杖

1）手杖 为单侧手扶持以助行走的工具,适用于上肢和肩部肌力正常的偏瘫患者和单侧下肢瘫痪患者。

单足手杖:适用于握力好、上肢支撑力强的患者,如偏瘫患者的健侧、老年人等。

多足手杖:由于有3足或4足,支撑面广且稳定,多用于平衡能力欠佳、用单足手杖不够安全的患者。当患侧下肢支撑力<55%时,不宜使用单足或多足手杖。

2）肘拐 可减轻患肢负重的40%,具有支撑前臂的固定托架或活动的臂套,使用时拐的主要着力点是腕关节。适用于握力差、前臂力较弱但不必用腋杖者。

3）腋拐 可减轻下肢负重的70%,使用腋拐的主要着力点是腕关节,靠近腋下的腋托主要作用是把握方向。使用腋拐能够提高身体的平衡性和侧向稳定性,以较大限度地减轻下肢的负荷,即使双下肢都不能负重者,也能借助双腋拐达到行走的目的。当患侧下肢支撑力<50%时,不宜使用单腋拐。

4）前臂支撑拐 有一水平的前臂支撑架,当伤残者关节炎、骨折、挛缩,无法用腕关节承重时,则需要使用可将前臂固定于支撑架前的前臂支撑拐。

选择适合长度的拐杖是保证患者安全,最大限度发挥拐杖功能的关键。选择腋杖长度时,身长减去41 cm,站立时大转子的高度即为把手的位置,也是手杖的长度及把手的位置。

（2）步行器 是一种三边形(前面和左右两侧)的金属框架,一般用铝合金材料制成,自身很轻,可将患者保护在其中。有些带有脚轮。步行器可支持体重便于站立或步行,其支撑面积大,故稳定性好。

1）普通框式助行器 为框架结构,具有很高的稳定性能,分为固定式和折叠式。常用来减轻一侧下肢的负荷,如下肢损伤或骨折不允许负重时等。使用时双手提起两侧扶手同时向前放于地面代替一足,然后健腿迈上。

2）差动框式助行器 体积较小,无脚轮,可调节高度。使用时先向前移动一侧,后再向前移动另一侧,如此来回交替移动前进。适用于立位平衡差,下肢肌力差的患者或老年人。

3）两轮助行器 用于上肢肌力差,单侧或整个提起助行器有困难者,此时前轮着地,提起步行器后脚向前推即可。

4）四轮助行器 由于有四个轮,移动容易且不用手握操纵,使用时将前臂平放于垫圈上前进。适用于步行不稳的老年人,但使用时要注意身体保持与地面垂直,否则易滑倒。

3.自助具 自助具是提供给有能力障碍的患者使用的生活辅助具,用于辅助患者独立或部分独立完成自理、工作或休闲娱乐等活动。适用于生活自理和日常生活活动有一定困难,但改良用品、用具后尚能克服的患者。

（1）进食、饮水自助具 包括餐饮辅助器具、饮水辅助器具等。

（2）穿戴自助具 包括系扣自助具、穿裤器、鞋拔子、拉链辅助具等。

（3）梳洗自助具 包括长柄刷、长柄梳、带吸附盘的刷子、专用牙膏、牙膏固定器、台式指甲钳、剃须刀夹持器、长柄口红、简易洗发器等。

（4）如厕自助具 包括可调节便器、助起式坐圈、使用卫生纸的自助具等。

(5)家务活动自助具　包括开瓶盖器、固定器、多功能手柄、阀门扳手、门把手、钥匙扳手、拾物器等。

(6)书写辅助类自助具　包括加粗笔、免握笔、电子交流辅助设备等。

二、残疾人社区及居家环境管理

(一)居家环境

1. 居家环境　指居民在社区(指除医疗机构以外的所有场所,包括家庭、工作、休闲和宗教场所等)生活过程中所感知到的各种物理、社会和态度环境总和。物理环境指社区中人类创造或改造的房屋、街道空间和辅助设备等组成的一个复杂系统;社会环境指建立在社会网络机构上的各种社会关系对个体的主观和/或客观的影响力;态度(接受度)环境指社区成员具有的可促进或阻碍参与有价值的活动的意愿、态度、价值观和知识等。

2. 居家环境的重要性　2019年7月9日,健康中国行动推进委员会印发《健康中国行动(2019—2030年)》,强调健康环境是人民群众健康的重要保障,影响健康的环境因素不仅包括物理、化学和生物等自然环境因素,还包括社会环境因素,创建健康环境是促进行动的重要举措。这表明环境因素与个体(尤其是患者)健康结局密切相关,不可忽视。

(二)居家环境评估

1. 物理环境评估　物理环境评估的目的是根据评估结果采取相应的措施降低残疾人跌倒发生率,促进残疾人参与活动和锻炼。

(1)重点评估场所　地板、灯、楼梯、卫生间、厨房、客厅、卧室、阳台等。

(2)评估工具　主要采用居家跌倒危险评估量表(home fall hazards assessments, HFHA),包括对居室内的灯光、地面(板)、厨房、卫生间、客厅、卧室、楼梯与梯子、衣服与鞋子、住房外环境等9个方面共计53个危险因素条目的评估。

(3)评估者　评估者可以是社区护士、全科医生、残疾人本人或其照顾者。

2. 社会环境评估　社会环境评估的目的是了解残疾人的人际交往关系及可利用的资源等,找出促进或阻碍患者参与活动的社会因素。

(1)评估工具　主要采用肖水源于1986年研制的社会支持水平评定量表,包括客观支持、主观支持和对社会支持的利用度3个维度,共10个条目。

(2)评估者　残疾人本人。

(三)居家环境改造

1. 物理环境改造　残疾人居家环境改造,应充分让残疾人在房间中生活便利。由中华人民共和国住房和城乡建设部2012年颁布的《住宅设计规范》,对住宅无障碍建设制定了相应的标准。无障碍家居环境改造包括建筑物出入口、室内地面平整及坡化、房门改造、厨房低位灶台、卫生间改造及安装,改善残疾人家居生活条件的其他设施等。房间设置应做到简洁有序,且缩短走动路线距离,特别是卧室、浴室、走廊和厕所入口的宽度设计应留有余地。同时注意结合残疾人的自身情况及其生活方式,还应注意让照顾者或护理人员随时随地可观察到残疾人的活动状态。具体如下。

(1)出入口

1)在住宅楼首层出入口修建无障碍坡道,以坡度 1/15 至 1/12 为宜,为了防止轮椅在升降中脱轮,可以在坡道(板)两侧加上护板;加装走廊、楼道扶手,楼梯扶手材料宜用木料、塑料等导热系数小的材料;楼梯口、门口铺设盲道;安装语音对讲门铃、闪光铃或可视门铃;单元楼内电梯加装语音系统。

2)带院落的家庭对外户门无障碍设施改造,家庭院内至户外通道地面平整硬化;出入口上部应设置雨篷,深度不宜小于 1.20 m,应做有组织排水。内外应设置安全照明。所有户型均应消除从门周围的道路到玄关的高差,如出入口应采用缓步台阶或坡道过渡、高差升降台、楼梯等方法;户内外应设置安全照明;户内应实现无障碍通行,房门应便于轮椅通过。

3)消除门槛高差:门窗隔断的下端(槛)的高差如大于 1.5 cm,很容易导致残疾人绊倒事故或造成轮椅与淋浴轮椅在移动时的不稳定,已发生倾覆危险。因此,完全消除地面与门槛的高差是最佳选择。为了达到以上目的,消除门槛处的高差,可以通过设置成品微型坡道板的方式快捷完成。供轮椅通行的门净宽不应小于 0.80 m,门内外高差不应大于 15 mm 并以斜面过渡。

(2)起居室(厅)

1)残疾人的起居室或大厅有良好的朝向及视野,墙面、门宽及家具位置,应符合轮椅通行,停留及回转的使用要求。室内地板不应打蜡,地毯应尽量去除。在选择地板材料时需要考虑防滑性和缓冲弹性,防止或减缓残疾人摔倒导致伤残的风险。室内墙体阳角部位应做小圆角或切角,地面装饰材料应平整、防滑。沿墙脚宜设 350 mm 高防撞踢脚。

2)由于残疾人行动不便或身体功能衰退,需要考虑更换家具。家具不宜过多,室内家具、装饰的棱角需要防撞设计,外露部分应尽量经过圆弧处理。同时要布局合理,有方便的活动空间。阳台上安装升降晾衣杆及伸缩衣架,方便晾晒衣物。家具材质最好选择皮革、布艺类的软性材质,少用玻璃类易碎、尖锐的装修材料和家具,尽量降低残疾人摔倒磕碰后受到的伤害。沙发最好稍硬,不宜过软、过深和过矮,方便残疾人起坐。橱柜的高度应≤120 cm,深度≤40 cm。椅子也要以是否容易起坐、是否舒适、是否容易清扫为中心来考虑。在考虑易起坐时,需要通过椅子的形状、坐面的高度、坐面的硬度、有无扶手以及稳定性等因素综合判断;坐姿是否舒适需要通过使用目的及桌子情况判断。桌子不仅要考虑到高度,还要考虑桌板的厚度是否会挡住椅子及轮椅的扶手,需要确认桌脚是否会挡住椅子与轮椅。

3)室内灯光照明应有强有弱,夜间最好有低度照明,便于起夜如厕;视力较弱的人,写字看书灯光应强一些;室内电灯开关安装部位,要方便夜间使用,电源开关的高度应为 90 cm,起居室、卧室插座高度应为 40 cm。室内应能进行温度调节,如脊髓损伤者特别是颈髓损伤者存在体温调节障碍。

4)室内的走廊、楼梯等,移动身体的位置时使用的扶手。扶手的适宜直径为 32 ～

36 mm。考虑在行走路线上反复移动,应在两侧都安装扶手。

5)智能家居产品的使用。首先残疾人起居室应设置紧急求助报警系统。盲人可选用多功能语言报时钟,语言电子盲表、盲人专用电话或其他配置有盲文标志的产品;对于聋哑人来说,可通过增加光的强度、振动仪器等来提醒通知,安装闪光门铃、配备闪光开水壶和振动闹钟;行动不便者轻按通控器,窗帘自动拉开等智能家居产品的使用,极大方便残疾人的日常生活,提高其自理能力。

(3)卧室

1)残疾人卧室应设置在不易被他人活动干扰的区域,床头应靠墙或墙角,床腿底部应采取固定装置,床前应有充足的轮椅回转空间供残疾人转移。

2)卧室里还应配备适老功能护理床铺,使生活起居更方便,护理操作更便利。床的高度应利于残疾人进行床与轮椅之间转移。对于非轮椅使用者,床的高度应该是残疾人坐在床边时,髋、膝、踝关节保持约90°,双足能平放在地面上为宜。

3)床边应放置一张床头柜用于摆放床头灯,电话药品或救助呼叫器等。残疾人在可以触及床头灯及呼叫接钮的开关。

4)衣柜内挂衣横杆的高度距地面≤120 cm,深度≤60 cm,使坐轮椅者可以自如取挂衣物,衣柜内的横隔板距地面最高不能高于130 cm。

(4)厨房

1)将厨房兼餐厅进行设计改造,能为残疾人提供更加便利的生活空间,特别是与起居卧室连通起来则将更加方便。设计改造时,考虑轮椅使用者,厨房的门要能使轮椅通过,操作空间应足够轮椅转动。厨房操作台板的高度应适合轮椅的出入,距地面的理想高度应在75～80 cm,或设置可升降的操作台;台面深度50～55 cm,操作台下面的容量空间净宽度≥60 cm,高度≥60 cm,深度≥25 cm。操作台面要光滑以便必要时可以将重物从一边滑送到另一边,既省力又达到搬运的目的。厨具需放置在方便易取的地方,便于在烹饪和备餐过程中使用。

2)洗菜池下方以及灶炉下方均应留有放入双膝和小腿的空间。洗菜池边缘需下凹,下面的管道最好进行包裹或遮挡,以免对轮椅使用者形成障碍。

3)厨房吊柜底部离地面的高度应<120 cm,吊柜的深度≤25 cm,最好能自动升降,把手最好是长条形,橱柜内的储物架采用拉框式或轨道式以便于使用者拿取。

4)厨房内的热水管给予隔热处理,以免发生烫伤;燃气灶具的控制开关设在前端,便于残疾人使用时调节火候;燃气管道宜用明管且有保护措施,万一泄露,易于及时发现和修理;厨电使用要安全,最好能够选用智能型产品,如有自动保温功能的电锅、电水壶等。可以为视力残疾人家庭配置专用电磁炉、电压力锅和电饭煲。

(5)卫生间

1)卫生间应设在从卧室直接到达的位置或与卧室毗邻的位置,如将洗脸、如厕和浴室整合为一体,以便节约出尽可能多的收纳空间;设置外开平开门或推拉门及安装观察窗,安装便于施救的插销;卫生间的空闲面积最好足够轮椅在里面360°旋转,门口能让轮椅顺利通过。地面更换防滑、缓冲材料,或安装防滑垫;地面平整无高度差,地漏排水顺畅,地面不积水。

2）浴室里安装不需要大范围移动身体地方的扶手,主要辅助身体重心上下移动,做坐立动作和移乘动作时使用安全抓杆,安全抓杆扶手的直径适宜在 28～32 mm,比走廊使用的扶手要小一圈,更容易抓握。浴室里最好安装紧急呼叫装置并教会老人使用。

3）调整洗手盆的高度,洗手盆底最低处不应低于 60 cm,供轮椅出入,建议使用挂墙式或立柱式。

4）卫浴装修最好选用功能齐全的智能型马桶。在选用坐便器时,最好选择挂墙式的坐便器,可以节省空间面积,易于清洁,给使用轮椅的老人留出更多移动空间。

2. 良好社会环境的营造　残疾人群体在面临身体状况改变时,大多自责因自己的失能而给家庭、子女带来的沉重的负担和拖累,情绪上易产生自卑和无助的心理;而残疾程度愈高,安全感越低,外出参与社会活动、与邻居交流的机会减少,对旧事物依赖渐强,对新事物的变化难以适应,自尊心易受到打击的同时,情绪也更为敏感,也更易患抑郁症。因此,通过构建康复及疗愈景观,安抚残疾人消极情绪,调动其积极健康的心理及精神,是缓解残疾人心理失衡的重要方法。康复景观所具有的良好心理治愈功效,可作为残疾人疗愈环境构建时的重要参照。社会支持是指一个人的社会网络给他带来的维护,情绪性保证的其他资源。患者和照顾者都应深切地认识到社会环境对患者的重要性,自发地或主动寻求亲朋好友、社区医务人员等的支持为患者营造良好的社会环境氛围,使患者感受到尊重和爱护。

（1）自身层面　残疾人应适应自己的角色,做好自身内心调适,当自己不能够适应目前社会环境时应主动与家人、朋友等沟通,表达自己的诉求,在他人的配合和帮助下适应社会环境。

（2）照顾者层面　照顾者应调适自己的心理,理性面对现实,与加强沟通和交流,及时了解其需求和问题,避免患者出现自卑、敏感等心理缺失,但应注意不能溺爱和盲目帮助;照顾者应该与残疾人一起锻炼,并鼓励患者外出活动、做家务,提高患者的自我效能,减少残疾人的担心和顾虑。

（3）其他家庭成员和亲朋好友层面　照顾者应注意与其他家庭成员及亲朋好友合作,共同为患者带来支持和帮助,满足残疾人内心想要与外界融合的需要,并鼓励其他家庭成员和亲戚朋友参与残疾人的锻炼,使残疾人感受到亲情的温馨,增加正性情感,消除不良情绪。

（4）其他层面　除家庭关怀以外,照顾者还要替患者努力争取单位和社会的帮助和支持,应主动与社区、街道、残联等保持联系,积极参与社区的康复知识普及以及亲友培训活动,了解帮扶残疾人的知识和技巧,使残疾人充分利用社会资源,协助自我心理调节,最大限度地消除病态心理,积极地配合康复功能训练和治疗,最大限度地保证生活自理。

提高思想认识　无障碍环境彰显祖国温度

无障碍环境建设"十四五"实施方案

为进一步推进无障碍环境建设,依据《中华人民共和国国民经济和社会发展第十四个五年规划和 2035 年远景目标纲要》和《国务院关于印发"十四五"残疾人保障和发展规划的通知》(国发〔2021〕10 号),中国残疾人联合会、住房和城乡建设部、中央网信办、教育部、工业和信息化部、公安部、民政部、交通运输部、文化和旅游部、国家卫生健康委、国家广播电视总局、中国民用航空局、中国国家铁路集团有限公司联合制定了《无障碍环境建设"十四五"实施方案》。到 2025 年,无障碍环境建设法律保障机制更加健全,无障碍基本公共服务体系更加完备,信息无障碍服务深度应用,无障碍人文环境不断优化,城乡无障碍设施的系统性、完整性和包容性水平明显提升,支持 110 万户困难重度残疾人家庭进行无障碍改造,加快形成设施齐备、功能完善、信息通畅、体验舒适的无障碍环境,方便残疾人、老年人生产生活,增强人民群众获得感、幸福感、安全感,为 2035 年实现安全便捷、健康舒适、多元包容的无障碍环境奠定基础。

三、残疾人中医适宜技术

中医适宜护理技术概念:是指在中医学理论指导下对患者进行康复护理的方法,主要技术包括针灸、中药、推拿、拔罐、艾灸等。早在 2000 多年前,我国就开始采用针灸、按摩、气功等方法对瘫痪、麻木、肌肉萎缩等病症进行功能的康复。在现在康复中,配合其他康复治疗方法共同促进疾病的康复已取得显著疗效,下面重点介绍推拿手法和艾灸疗法。

(一)推拿手法

推拿手法指通过手、肘、膝、足或器械等在人体体表的特定部位或穴位进行各种手法来预防疾病的一种治疗方法,具有活血化瘀、舒筋通络、理筋整复、调整气血及内脏功能的作用,分为擦法、按法、摩法、拿捏法、拍法、敲法、揉法。

1.擦法　擦法是用手指螺纹面或手掌面在皮肤表面来回摩擦,动作要缓慢、柔和,均匀有节律,用力要适度和均匀。擦法适用于缓解脑卒中患者肌肉皮肤的紧张感或疼痛感,增强皮肤弹性,也可用于脑卒中伴有头晕、乏力症状的患者,操作时 4 指在两耳上方的两颞部使用擦法,可缓解症状,安抚患者情绪。

2.按法　按法是用全掌、掌根或者拇指指腹在相应的穴位又规律地、一起一落地按压。使用手臂力量来带动所操作部位或穴位,配合被操作者的呼吸,有规律地平稳操作,按压力度需由轻到重,根据不同部位施加不同压力,也需考虑被操作者的承受能力。按法适用于脑卒中患者因主动活动而产生的肌肉酸胀疼痛的不适感。操作时用手掌、指腹或掌根在相应的穴位上或不适的部位进行由轻到重的按压,可有效地放松患者肌肉紧张,改善肢体酸痛不适、麻木等症状。

3.摩法　摩法是用全掌或手指螺纹面在所选穴位或皮肤表面的相应部位上做和皮肤表面相平行的柔和、轻缓地来回移动,摩法强调均匀、柔和和持久,适用于缓解脑卒中患者肌肉皮肤的紧张感或疼痛感,增强皮肤弹性,安抚患者情绪。操作时用手掌在相应的穴位上或不适的部位进行柔和、轻缓地来回移动,可有效放松患者肌肉紧张,改善肢体酸痛不适、水肿等症状。

4.拿捏法　拿捏法是将拇指和其余4指或用拇指和示指、中指卷曲成弧形,然后再所选肌肉较丰满部位或穴位,一提一放地用力握拿,常用于斜方肌或者三角肌等部位的推拿。拿捏法适用于脑卒中患者患侧肢体水肿、肌肉疼痛、关节粘连等症状,可作用于患者颈肩部、腰背部及四肢。在患者萎缩的肌肉上进行拿捏可防止进一步萎缩,若患肢水肿,从患肢远端向近端拿捏,可促进血液循环和淋巴回流,改善水肿症状。

5.拍法　拍法是用单手的手掌或者双手附于皮肤表面,上下来回交替,有节律地拍打所选学位或者某一部位。注意节奏,不可重拍,要使用腕力,不可使用臂力。拍法适用于脑卒中患者患侧肌肉疼痛、肌张力障碍等症状,可作用于患者颈肩部、腰背部及四肢。对于脑卒中后肌张力低下的患者,用空心掌快速而有力地拍打四肢,可促进肌张力增加;对于脑卒中后肌张力高的患者,用空心掌缓慢而轻柔地拍打,可降低肌张力(手掌侧和大腿的前面、小腿的后面禁止拍打,因拍打这些部位的肌肉会使肌张力增加,痉挛加重)。

6.敲法　敲法是用掌和两手上下做有节奏的拍击。使腕关节处于放松状态,手指需有反弹力,操作时速度可快可慢,使被拍击的部位感觉舒服。敲法适用于脑卒中患者因主动活动而产生的肌肉酸胀疼痛的不适感,可作用于颈肩部、腰背部及其他肌肉丰厚处。操作时在相应的部位进行均匀、有力的敲击,可有效改善患者肌肉疲劳、肢体酸痛不适、麻木等症状。

7.揉法　揉法是以手掌、掌根、鱼际或拇指指腹轻轻按压住选定的皮肤部位或穴位,做柔和的小幅度的环形按揉。揉动幅度大小根据按摩部位的大小范围而定,按揉时手指或手掌不能离开皮肤表面,带动皮肤及皮下组织做轻柔、缓和的回旋运动,以被操作者感觉舒适、平和、有力、渗透为宜。揉法适用于脑卒中患者肢体水肿、疼痛、痉挛、疲劳等症状。鱼际揉可作用于患者头面部、胸腹部等;全掌揉可作用于患者腰背部、臀部、四肢等;指揉法可作用域相应的穴位或按压痛点。

(二)艾灸疗法

艾灸疗法是以艾为主要施灸材料,点燃后在体表穴位或病变部位烧灼、温熨,借其温热、药物的刺激作用,以治疗疾病的一种方法。

1.艾柱灸　艾柱灸是将艾柱放在穴位上施灸,可分为直接灸和间接灸。直接灸是将艾柱放在穴位上施灸,其方法是先将施灸部位涂少量凡士林,然后将小艾柱放于穴位上点燃。艾火未烧及皮肤但患者有灼痛感时,即用镊子夹去,更换艾柱再灸,连灸3~7壮,以局部皮肤出现轻度红晕为度。因不留痕迹,易为患者接受,适用于虚寒轻症。间接灸又称为间隔灸或隔物灸,即再艾柱霞垫一衬隔物施灸的方法,因衬隔物不同,可分为隔姜灸、隔蒜灸、隔盐灸等,因火力温和,具有艾灸和药物的双重作用,患者易于接受,适用于慢性疾病和疮疡等。如隔姜灸是将新鲜生姜切成约 0.5 cm 厚的薄片,中心用针穿刺数孔,上置艾柱,放在穴位上施灸。当患者感到灼痛时,可将姜片稍许上提,离开皮肤片刻,旋即放下再行灸治,反复进行。或在姜片下衬些纸片再灸,至局部皮肤潮红为止。生姜味辛,性微温,具有解表散寒、温中止呕的作用,故此法多用于治疗外感表证和虚寒性疾病,如感冒、呕吐、腹痛、泄泻等。

2.艾条灸 艾条灸是用特制的艾条在穴位上熏灸或灼烫,有悬起灸和实按灸 2 种。悬起灸是将点燃的艾条悬于施灸部位之上的灸法,一般艾火距皮肤约 3 cm,灸 10 ~ 20 min,以灸至皮肤温热红晕,而又不致烧伤皮肤为度。操作方法有 3 种:一是将艾卷一端点燃,对准灸腧穴部位或患处,距离皮肤 2 ~ 3 cm 熏烤,使局部有温热感而无灼痛为宜;二是艾卷点燃端与施灸部位的皮肤并不固定在一定的距离,而是如鸟雀啄食一样,一上一下地移动实施灸;三是艾卷点燃的一段与施灸皮肤虽保持一定的距离,但位置不固定,而是均匀地向左右方向移动或反复的旋转施灸。实按灸是先在施灸部位垫上布或纸数层,点燃药物艾卷,趁热按到施穴部位使热力透达深部。

四、残疾人中医食疗

(一)中医食疗概念

中医食疗是利用食物性味方面的偏颇特性,有针对性地用于某些病症的治疗或辅助治疗,调整阴阳,使之趋于平衡,有助于疾病的治疗和身心的康复,最显著的特点是"有病治病,无病强身"。

(二)中医食疗的基本原则

(1)饮食有节,适时定量 饮食要适时、定量,不可过饥过饱,更不能暴饮暴食造成机体营养来源不足,影响健康。过饱会加重胃肠功能负担,影响消化和吸收。食无定时,或忍饥不食,会扰乱胃肠消化的正常规律,使脾胃功能失调,消化能力减弱,影响营养的吸收和输送。

(2)合理膳食,不可偏嗜 食物有四气五味,各有归经,若饮食偏嗜则可导致人体脏阴阳失调而发生多种疾病。如过食肥甘厚味可助湿生痰、化热,或生疮疡等症;过食生冷会损伤脾胃之阳气,致湿内生,发生腹痛、泄泻等脾胃寒证;偏食辛辣,可使胃肠积热,在上则口腔破溃,牙龈出血,在下则大便干燥或有痔核。因此,患者的饮食应清淡,多样化,粗细相宜,寒热相适,质量兼顾,素荤搭配比例适当,营养全面。忌肥甘厚味,嗜食偏好。

(3)重视脾胃,注意卫生 在饮食护理中,要重视脾胃功能的调理,不能片面追求营养摄入,强进腥油腻之品,以免加重脾胃负担,导致病邪滞留,加重病势。还应注意食物宜新鲜,忌生冷,不洁的食物,进食环境要整洁宁静,指导患者饭前要洗手饭后应口,不能食后即睡,饭后要避免做剧烈运动,养成良好的饮食卫生习惯。

(4)辨证施食,相因相宜 在饮食护理中应根据病因、病位、病性及患者的年龄、体质、气候及地域等诸因素,结合食物的性味归经选择食物,遵循"寒者热之热者寒之,虚则补之,实则之"的调护原则,注意不同疾病的饮食宜忌,做到因证、因时、因地和因人施食。如体胖者多痰湿,饮食宜清淡,多食蔬菜、瓜果,忌食肥甘厚腻、助湿生痰之品;老年人脾胃功能虚弱,运化无力,宜食清淡、温热熟软之品,忌食生冷、黏硬、不易消化之品。

(三)饮食宜忌

饮食宜忌,俗称忌口、食忌。临床上许多疾病难愈或愈而复发,往往与不注意饮食宜忌有关。《金匮要略》指出："所食之味，有与病相宜有与身为害，若得宜则益体，害则成疾。"因此，饮食调护中强调饮食宜忌是十分必要的。

1. 疾病饮食宜忌 病症的饮食宜忌是根据病症的寒热虚实、阴阳偏盛，结合食物的四气、五味、升降浮沉及归经等特性来确定的。食物的性味、功效等应与疾病的属性相适应，否则会影响治疗结果。如热症患者忌辛辣、醇酒、炙烤等热性食物；阳虚者忌寒凉，宜温补类食物；阳虚者忌温热，宜淡薄滋润类食物。另外，中医学将能引起旧疾复发，新病加重的食物称为"发物"。如腥、辛辣等食物，为风热证、痰热证、斑疹疮疡患者所忌。

2. 服药饮食宜忌 《调疾饮食辨》中说："患者饮食，藉以滋养胃气，宣行药力，故饮食得宜足为药饵之助，失宜则反与药饵为仇。"服药期间有些食物对所服之药有不良的影响，应忌服。

（1）一般忌食 服药期间，忌食生冷、黏腻、肉酒、酪、腥臭等不易消化及有特殊刺激性的食物。

（2）特殊忌口 某些药物有特殊忌口，如人参忌萝卜、茶叶，土茯苓忌茶，半夏忌羊肉、羊血，厚朴忌豆类，牡丹皮忌蒜等。

3. 食物搭配宜忌

（1）有些食物搭配有利健康根据中医五行学说，有些食物相宜，可以搭配一起进食，如"当归生姜羊肉汤"中，温补气血的羊肉与补血止痛的当归和温中散寒的姜配伍，可增强补虚散寒止痛之功，同时还可以去掉羊肉的腥味；粥中添加红枣，可防止薏苡仁清热利湿过偏之性。

（2）有些食物搭配削弱食疗效果某些食物搭配不当会削弱食疗效果，安尽量避免。如吃羊肉、狗肉之类温补气血的食物，不应同时吃绿豆、鲜萝卜、西瓜等，否则会减弱前者的温补作用。

饮食宜忌不是绝对的，要针对具体病情具体分析，还要注意个体差异，有些饮食经调制或配制后是可以改变其性质而改变其宜忌的，应灵活掌握。

五、残疾人职业技能培训

（一）职业社会康复

职业康复一词是两个英文词语的中文翻译，一个是 occupational rehabilitation，另一个 vocational rehabilitation，两都泛指帮助工伤患者提高工作和生活能力，促进重返工作和重新回归家庭、社区生活的一种系统性康复服务。职业康复的服务宗旨是提升职工的体能、自信心和人际沟通技巧，改善心态，正视伤残，协调工作单位与受伤职工的关系，帮助职工重返工作岗位，促进再就业。

Occupational rehabilitation 可理解为医疗性的职业康复，由综合医院康复科、康复专科医院或工伤康复中心提供，服务人员多为具备医疗及康复专业背景的医生和治疗师服务对象主要是完成医疗康复后，具备了一定工作能力，但仍存在部分心理问题或肢体障碍不能返岗的职工。服务内容包括工作能力评估（含能力评估、工作需求分析以及两者的比较）、工作能力强化训练、残疾适应训练（残疾自我管理）、复工准备及计划、工作安置协调及复工后跟进等。

Vocational rehabilitation可理解为社会性的职业康复,多由劳动就业和社会保障服务机构(残联、民政、街道等)提供,服务人员多以职业技能培训专业人员和社会工作者为主,医疗专业人员较少。服务对象主要是社会残疾人士(包括工伤导致的残疾),在他们适应居家及社区生活后,又有就业意愿时。服务内容包括就业辅导(分析学员能力、学历、兴趣、工作经验及就业市场情况)、简单工作能力评估(含体能、工作行为及基本职业技能评估)、职业技能再培训、求职面试和沟通技巧训练、工作安置协调及跟进服务等。

职业社会康复服务可分3个部分同步进行。

(1)工作能力训练:工作能力调适训练、工作能力强化训练及工作模拟训练。

(2)残疾适应训练:社会生活技巧训练、残疾心理社会适应训练(残疾自我管理训练)、生活内容重整及复工计划和准备。

(3)工作安置协调:协调患者与工作单位良性沟通、工作安置或工作职务重整协调及出院后跟进工作和生活状况。

职业社会康复采用生物-心理-社交-职业模型,要求结合伤者相关的躯体残疾程度、社交心理反应、工作需求和雇主态度4个方面,准确进行评估,找出个人和工作因素所产生的复工障碍原因,设计个性化的康复治疗方案,实施克服障碍的相关介入方法及程度,从而实现返岗再就业。

(二)复工能力评估

复工能力评估是香港职业治疗学院与上海市养志康复医院(上海市阳光康复中心)共同研发的一套二级评估方法。复工能力评估是模拟有丰富经验治疗师的临床思维及逻辑,分析多方面的因素,找出影响复工的障碍,对工伤患者重返工作的潜力或机会做综合判断,把零散的数据汇集成有用的结论,协助工伤康复服务团队决策是否介入职业康复,并制订个性化的职业康复训练目标和计划。

1.复工能力评估方法　复工能力评估是阶段性的康复评估手段,可在医疗康复后期,职业康复初、中、末期进行,是职业康复评估的重要组成部分。复工能力评估的初评主要为工伤患者是否介入职业康复做参考;中评主要评估阶段性康复训练效果,及时调整训练计划;末评主要为职业康复治疗效果提供重要参考。诸多因素都会关系到工伤患者能否重返工作,复工能力评估把多种因素归纳为两大方面,即个人因素和工作因素。个人因素包括伤残程度和因伤残引起的心理社交问题;工作因素归纳为原工作强度或复杂程度和雇主/主管对复工的支持态度。治疗师不仅要做好个人因素和工作因素的客观评估,还应结合临床其他标准评估手段分析判断得出复工能力评估结果,以指导职业康复训练计划的实施。

评估方法分2个步骤:第一步,评估个人因素和工作因素,分别得出相应的复工能力等级,分为高、中、低、极低4个等级。第二步,合并个人因素和工作因素的复工能力等级,得出综合复工能力评估结果,也分为4级:高、中、低、极低,详见表9-6。治疗师可根据复工能力评估综合结果,进行相应的康复治疗。

表9-6　复工能力评估应用表

等级	康复治疗计划
高	集中工作能力训练,预防因心理社交障碍与单位产生矛盾,短期强化训练后尽快复工
中	安排全面职业康复,包括工作能力训练、残疾适应训练、工作安置协调,实现重返原工作岗位的目标
低	安排全面职业康复,包括工作能力训练、残疾适应训练、工作安置协调,探讨转岗事宜,根据新岗位工作要求重点加强工作能力强化训练,亦可考虑工作模拟训练协助患者正确面对及接受不能马上复工的现实首先考虑回归家庭,加强生活内容重整方面的残疾适应训练
极低	经一段时间后再评估重返社会工作的可行性,逐步增加工作能力训练内容,以体能,经过一段时间居家安置、社会适应的调整,实现再就业

(三)工作能力强化训练

工作能力强化训练是职业康复训练项目之一,适用于上下肢创伤或骨折、腰背或脊柱损伤引起的功能障碍及后遗痛症,亦可应用于解决因长期失用性或各种内科疾病引起的工作能力及耐力问题工作能力强化训练是一种个性化及就业导向的训练程序,模拟真实的工作任务进行训练,目标是最大限度地强化受训者重返工作的能力。具体目标包括:促进患肢与健肢协调运用,提升全身肌力与耐力,增加痛楚承受能力,培养正确良好的工作体位及习惯,帮助患者了解自己的能力与局限,从而促进患者至工人的角色转换。

工作能力强化训练是工作能力强化计划中的一种主要介入手段,利用多种工作站模拟某工作岗位的工序进行训练,主要是增强工作相关体能,着重信心的重建和角色的转换。

工作能力强化训练区域由多个室内或室外模拟工作站组成,每一个工作站设多个训练项目,模拟各种常见工作任务。工作站尽可能模拟实际工序、设备、工具、物料及工作环境,可分为普适工作站及行业工作站两种。前者模拟一些跨行业适用的工作任务,同时可用于工作调适训练及强化训练;后者针对特定行业或工序实施工作能力强化训练。

工作能力强化训练由作业治疗师完成,在开展系统的工作能力强化训练前,首先应深入了解工伤患者的岗位能力要求,分析并找出可受伤势影响的工序,然后根据其功能情况,选择合适的工作站及工作任务进行训练。职业康复前期,在工伤患者未确定重返工作位时,可参考其受伤前的位要求,以工作能力调适训练为重点,设计训练计划,职业康复中、后期,结合工伤患者前期训练的工作能力情况,以工作能力强化训练和模拟训练为重点,设计训练计划;对明确转行业换岗位者,应该对其新岗位的工作要求进行评估,重新设计对新岗位的训练计划工作能力强化训练与进行 5~6 次,每天 1 次,每次 6~10 项,每项训练 15 min(15 min 为 1 个训练单元),如对耐力的项目,可做 30 min(两个训练单元),之间可按需要稍作休息,以每天训练 2~3 h 为宜,部分涉及推、拉、提、举等发力动作的训练任务,应从最大力量的 50%,逐步增加训练强度及难度。工伤患者在每天受训完毕后会有不同程度的疲劳感觉,甚至会引起肌肉痛楚,这是正常的预期反应。训练强度的极限是经一晚休息后以上症状和体征完全恢复。若疲劳或痛楚持续超过一晚，表示前一天的训练强度太高，第二天应适当调整，以免过度训练，造成损伤。

工作能力强化训练计划要平衡训练强度和训练受伤风险，若训练强度太低，则无法达到训练目的；训练强度太高，则会导致损伤。治疗师应根据训练时的最大力量、最快心率及最高血压等临床观察指标，结合受训者反馈的感受，如主观困难度、主观辛苦度及是否愿意加快训练步伐等，随时调整训练强度训练项目的强度和难度要循序渐进经常训整，以确保达到最佳训练效果。工作能力强化训练比一般的医疗康复训练强度高，训练时存在一定的再受伤风险，精心制订个性化的训练计划外，还要严格执行工作能力强化训练区域安全运作的规章制度，更要有足够的治疗师现场监督、指导训练。

残疾人就业是重返社会成功的标志

"十四五"残疾人职业技能提升计划

以习近平新时代中国特色社会主义思想为指导，全面贯彻党的十九大和十九届历次全会精神，坚持以人民为中心的发展思想，牢固树立新发展理念，以提升残疾人职业技能，促进残疾人就业创业为宗旨，大力开展残疾人职业技能培训，不断提升残疾人职业素质和就业创业能力，巩固拓展残疾人脱贫攻坚成果，促进残疾人就业增收。为进一步提高残疾人职业技能水平，促进残疾人就业创业，保障和改善残疾人民生，依据《"十四五"残疾人保障和发展规划》《"十四五"职业技能培训规划》，制定《"十四五"残疾人职业技能提升计划》。适应残疾人实现就业和稳定就业的需要，大力开展残疾人职业技能培训，建立供给充足、载体多元、形式多样、管理规范的残疾人职业技能培训体系。以就业技能培训、岗位技能提升培训和创业创新培训为主要形式，到2025年，培训供给不断提升，基本满足残疾人各类职业培训需求。

参考文献

[1] 朱天民. 社区康复[M]. 2版. 北京：人民卫生出版社，2018.

[2] 梁国辉，翟华. 残疾人工作能力强化训练图解[M]. 上海：上海科学技术出版社，2017.

[3] 燕铁斌，尹安春. 康复护理学[M]. 4版. 北京：人民卫生出版社，2017.

[4] 张伟宏，许梦雅. 康复护理学综合实践能力训练教程[M]. 郑州：郑州大学出版社，2019.

[5] 张绍岚，王红星. 常见疾病康复[M]. 北京：人民卫生出版社，2019.

[6] 张绍岚，何小花. 疾病康复[M]. 北京：人民卫生出版社，2014.

[7] 李春玉，姜丽萍. 社区护理学[M]. 4版. 北京：人民卫生出版社，2017.

[8] 孙秋华. 中医护理学[M]. 4版. 北京：人民卫生出版社，2019.

[9] 杨丹丽，罗英妹，韩冬，等. 残疾人社区康复现状研究[J]. 护理研究，2014，28（27）：

3329-3331.

[10] 中国老年保健医学研究会老龄健康服务与标准化分会《中国老年保健医学》杂志编辑委员.中国高龄脑卒中患者康复治疗技术专家共识[J].中国老年保健医学,2019,17(1):3-16.

[11] 罗椅民.智能适老功能电动轮椅与失能老人生活重建[J].标准科学,2019(1):108-111.

[12] 黎小崇,林佩容,赖志伟,等.基于PCMH模式下的社区残疾人心理与社会功能状态分析[J].中国社区医师,2022,38(3):127-129.

第十章

农村社区卫生服务与护理实践

学习目标

知识目标

1. 掌握：农村社区、农村社区卫生服务、农村社区护理的概念。
2. 熟悉：我国农村卫生服务体系、农村社区护理服务的内容。
3. 了解：农村重点人群的热点问题。

能力目标

1. 能运用本章所学知识，针对农村社区的现存问题，提出应对策略。
2. 结合农村社区护理的特点，对农村重点人群的问题进行有效健康管理。

思政目标

1. 坚定中国特色社会主义道路自信。
2. 培养严谨求实、不断探索的科学精神，培养服务农村、服务社会的意识。

第一节 概　述

一、农村及农村社区的概念

(一)农村

农村，是相对于城市的称谓，指农业区，有集镇、村落，以农业产业（自然经济和第一产业）为主，包括各种农场（包括畜牧和水产养殖场）、林业（林业生产区）、园艺和蔬菜生产基地等。农村同城市相比有如下特点：①人口稀少，居民点分散在农业生产的环境之中，具有田园风光；②家族聚居的现象较为明显；③工业、商业、金融、文化、教育、卫生事业的发展水平较低。

统筹城乡发展　建设美好乡村

社会主义新农村建设

中国共产党十六届五中全会提出要扎实推进社会主义新农村建设。新农村建设是我国现代化进程中的重大历史任务，是在新的历史条件下解决三农问题的新举措。建设社会主义新农村的目标和内涵可以概括为"生产发展、生活富裕、乡风文明、村容整洁、管理民主"，其核心是从根本上实现农民生产、生活、就业方式的提升。

（二）农村社区

农村社区是以农业生产关系为纽带，由一定数量的人、固定的场所、必要的生产和生活设施、在共同的社区管理机构管理下，以社区居民的认同感连接在一起的社会实体。农村社区以农业生产为主，以自然村或行政村为主要形态，具有人口密度稀疏、血缘关系浓厚、社会结构简单、公共服务水平低等共性特点。随着新型工业化城镇化推动，农村社区与城市社区又出现交叉、过渡、融合的趋势，从而产生了村庄合并型、整体搬迁型、产村融合型等各种新型农村社区，比如具有新型集体主义特征的"苏南模式"，城郊一体化发展的"成渝模式"等。

扶贫帮困　患难相助

新农村社区建设成效

新型农村社区是由若干行政村统一规划、统一建设而形成的不同于传统行政村和城市社区的新型社区。新农村社区建设使农村社会面貌发生重大变化，改变了城乡资源失衡发展的现状和旧村庄原本杂乱无序的发展方式，是农村发展方式转变和土地资源集约化利用的重要形式，为推动城乡资源均衡配置创造条件。通过迁并农村分散聚居点，科学合理地进行社区规划，集中配置公共服务资源，改善农村基础设施建设，提升农村居民的生活品质。

二、我国农村卫生服务体系

我国农村卫生服务体系由县乡村三级卫生服务网、乡村医生队伍和农村合作医疗制度组成。农村三级卫生服务网络是适应我国社会经济发展实情和农村人群需求的产物，以农村人口为主要服务对象，承担着基本医疗、预防保健、健康教育等基本功能的具有中国特色的农村卫生服务体系。

（一）农村卫生服务体系框架

2006 年 8 月颁布的《农村卫生服务体系建设与发展规划》中指出：农村卫生服务体系以公有制为主导、多种所有制形式共同发展和完善，由政府、集体、社会和个人举办的县、乡、村三级医疗卫生机构组成，以县级医疗卫生机构为龙头，乡（镇）卫生院为中心，村卫生室为基础。主要包括县医院、县中医院、民族医院、县疾病预防控制机构、县卫生执法监督机构、县妇幼保健机构、乡（镇）卫生院、村卫生室及其他卫生服务机构等，详见图10-1。

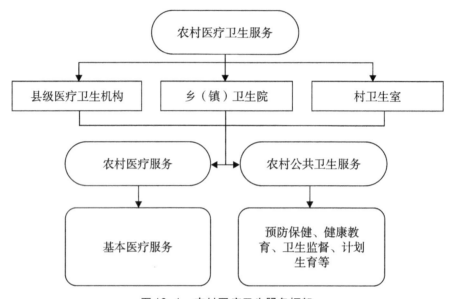

图 10-1　农村医疗卫生服务框架

（二）农村卫生服务机构功能

1. 县医院　是全县的医疗和业务技术指导中心，负责基本医疗及危重急症患者的抢救，接受乡村两级卫生机构的转诊，承担乡村两级卫生技术人员的进修培训以及业务技术指导任务，开展教学科研工作。

2. 县中医医院（民族医院）　是农村中医药（民族医药）医疗、预防、保健中心，承担农村中医药（民族医药）预防保健、基本医疗等任务，接受乡村两级卫生机构的转诊，承担中医药（民族医药）诊疗技术的挖掘整理和适宜技术推广、乡村中医药（民族医药）人员培训及业务指导等任务。

3. 县妇幼保健机构　是全县妇幼保健、生殖保健中心，承担妇幼保健、生殖保健、妇女儿童健康信息监测等任务以及对乡村两级的业务技术指导，受县级卫生行政部门委托承担全县降低孕产妇死亡率、婴儿和 5 岁以下儿童死亡率、提高出生人口素质的综合协调与管理职责。

4. 县疾病预防控制机构　是全县疾病预防控制的技术管理与指导中心，承担疾病预防和控制、计划免疫、卫生检验、公共卫生健康危害因素监测、卫生信息服务和相关业务技术指导与咨询等,负责传染病和各类中毒等突发公共卫生事件的调查、报告和应急处理以及对乡村两级卫生人员的培训、监督指导等。

5. 县卫生执法监督机构　依法承担辖区内公共卫生、健康相关产品、医疗卫生机构和卫生服务人员的卫生监督执法任务,协助卫生行政部门对突发公共卫生事件进行应急处理。

6. 乡(镇)卫生院　是农村三级卫生服务网的中心,按功能分为一般卫生院和中心卫生院。一般卫生院提供预防、康复、保健、健康教育、基本医疗、中医、计划生育技术指导等综合服务,承担辖区内公共卫生管理和突发公共卫生事件的报告任务,负责对村级卫生组织的技术指导和村医的培训等。中心卫生院除具有一般卫生院的功能外,还是一定区域范围内的医疗服务和技术指导中心。

7. 村卫生室　是农村三级卫生服务网的最基层单位,承担传染病疫情报告、计划免疫、妇幼保健、健康教育、常见病、多发病的一般诊治和转诊服务以及一般康复等工作。

8. 社会和个人举办的其他医疗卫生机构　是农村卫生服务网络的组成部分,除提供医疗服务外,也可以承担预防保健任务。

(三)农村卫生服务队伍

农村卫生服务队伍由执业医师、执业助理医师、辅助技术人员和乡村医生、卫生员共同组成。按照《中共中央、国务院关于进一步加强农村卫生工作的决定》要求,全国乡(镇)卫生院临床医疗服务人员要尽快具备执业助理医师及以上执业资格,其他卫生技术人员要具备初级及以上专业技术资格;到 2010 年,全国大多数乡村医生要具备执业助理医师及以上执业资格。加大医学教育和人员培训力度,改革人事、分配制度,制定优惠政策,逐步建立起稳定的以执业助理医师和执业医师为主体的农村卫生服务队伍。

(四)推进乡村卫生服务一体化管理

《关于推进乡村卫生服务一体化管理的意见》中指出:乡村一体化管理是指在县级卫生行政部门统一规划和组织实施下,以乡镇为范围,对乡镇卫生院和村卫生室的行政、业务、药械、财务和绩效考核等方面予以规范的管理体制。在乡村一体化管理中,乡镇卫生院受县级卫生行政部门的委托,负责履行本辖区内卫生管理职责,在向农村居民提供公共卫生服务和常见病、多发病的诊疗等综合服务的同时,承担对村卫生室的管理和指导职能;村卫生室承担行政村的公共卫生服务及一般疾病的初级诊治服务。

三、农村卫生体制的改革和发展的相关制度与政策

为改善农村的健康状况,推进农村卫生体制的改革和发展,我国先后出台了一系列制度与政策。国务院也先后颁发了《乡村医生从业管理条例》《关于巩固完善基本药物制度和基层运行新机制的意见》《关于进一步加强乡村医生队伍建设的实施意见》,对进一步提升农村社区卫生服务能力、稳定和优化乡村医生队伍等方面起到了积极的推动作用。同时,原卫生部、中医药管理局、发展和改革委员会、财政部等部门也先后联合颁布

了《关于建立新型农村合作医疗制度的意见》《关于进一步完善城乡医疗救助制度的意见》《农村卫生服务体系建设与发展规划》《关于推进乡村卫生服务一体化管理的意见》《关于开展提高农村儿童重大疾病医疗保障水平试点工作的意见》《乡镇卫生院管理办法(试行)》《关于开展乡村医生签约服务试点的指导意见》等,由此可见,政府加大了对基层卫生机构的投入,从改善农村卫生状况、促使乡镇卫生院改革运行机制、鼓励农村居民参加新型农村合作医疗、加强乡村医生队伍建设,提升服务能力等方面着手,使我国农村社区卫生服务取得了长远进步。

为进一步推进医疗保障高质量发展,保障人民健康,促进共同富裕,依据《中华人民共和国国民经济和社会发展第十四个五年规划和2035年远景目标纲要》和《中共中央国务院关于深化医疗保障制度改革的意见》,国务院办公厅制定《"十四五"全民医疗保障规划》。规划提出到2025年,医疗保障制度更加成熟定型,基本完成待遇保障、筹资运行、医保支付、基金监管等重要机制和医药服务供给、医保管理服务等关键领域的改革任务,医疗保障政策规范化、管理精细化、服务便捷化、改革协同化程度明显提升。发展目标具体体现在:①建设公平医保;②建设法治医保;③建设安全医保;④建设智慧医保;⑤建设协同医保。展望2035年,基本医疗保障制度更加规范统一,多层次医疗保障体系更加完善,医疗保障公共服务体系更加健全,医保、医疗、医药协同治理格局总体形成,中国特色医疗保障制度优越性充分显现,全民医疗保障向全民健康保障积极迈进。

落实惠民政策　保障群众健康

新医改10年中国农村医疗卫生事业发展成就

新医改10年来,中国农村医疗卫生事业发展成就集中体现在以下几个方面:城乡公共卫生服务均等化水平不断提升,基层医疗卫生服务能力不断提高,基层医疗卫生服务模式持续优化,基本药物支出逐步降低、医疗服务负担得到减轻,农村居民基本医疗保障水平全面提高。2009—2018年,城乡人均基本公共卫生服务经费补助标准从15元逐步提升到55元,服务项目从十大类扩展至十四大类,覆盖了城乡居民生命全过程。

四、我国农村社区卫生服务

农村社区卫生服务(rural community health service)是在政府领导、农村社区参与、县级和乡镇卫生机构指导下,以村卫生室为主体,以乡村医生为骨干,合理使用农村社区卫生资源和适宜技术,以农村居民的健康为中心、家庭为单位、社区为范围和需求为导向,以农村妇女、儿童、老年人、慢性病患者和残疾人等为重点,以解决农村社区主要卫生问题、满足基本卫生服务需求为目的,融基本医疗和公共卫生服务为一体的,有效、经济、方便、综合和连续的农村基层卫生服务。

（一）我国农村社区卫生服务的发展现状

中国卫生健康委网站的"2020 年我国卫生健康事业发展统计公报"结果显示：农村卫生方面，2020 年底，全国共有县级医院 16804 所、县级妇幼保健机构 1887 所、县级疾病预防控制中心 2025 所、县级卫生监督所 1770 所，四类县级卫生机构共有卫生人员 336.4 万人。2020 年底，全国 3.0 万个乡镇共设 3.6 万个乡镇卫生院，床位 139.0 万张，卫生人员 148.1 万人（其中卫生技术人员 126.7 万人）。与上年比较，乡镇卫生院减少 350 个（乡镇撤并后卫生院合并），床位增加 2.0 万张，人员增加 3.6 万人。2020 年，每千农村人口乡镇卫生院床位达 1.52 张，每千农村人口乡镇卫生院人员达 1.62 人。2020 年底，全国 50.9 万个行政村共设 60.9 万个村卫生室。村卫生室人员达 144.2 万人，其中：执业（助理）医师 46.5 万人、注册护士 18.5 万人、乡村医生和卫生员 79.1 万人。平均每村卫生室人员 2.37 人。与上年比较，村卫生室数减少 0.7 万个，人员总数有所减少。

2020 年，全国县级（含县级市）医院诊疗人次达 11.6 亿人次，比上年减少 1.2 亿人次；入院人数 8064.9 万人，比上年减少 1070.1 万人；病床使用率 71.6%，比上年下降 9.1 个百分点。2020 年，乡镇卫生院诊疗人次为 11.0 亿人次，比上年减少 0.7 亿人次；入院人数 3383 万人，比上年减少 526 万人。2020 年村卫生室诊疗量达 14.3 亿人次，比上年减少 1.7 亿人次，平均每个村卫生室年诊疗量 2349 人次。

在县、乡镇、村 3 个层面建立起一套较为完善的公共卫生服务网络体系。①县（市）一级层面：由卫生监督所、疾病预防控制中心、妇幼保健医院、120 急救中心、精神康复医院、爱国卫生办公室、健康教育所等部门负责农村公共卫生业务技术指导和日常管理教育工作。②镇（乡）层面：每个乡镇由政府举办一家卫生院，其主要职能是提供公共卫生和基本医疗服务；并在各乡镇卫生院内设置公共卫生科（防保科）具体负责当地的防疫、卫生监督、精神病防治、妇幼保健、爱国卫生等公共卫生日常工作。③村级层面：除常见病的初步诊治外，还负责村一级传染病疫情、预防接种、食物中毒等公共卫生突发事件的信息报告工作。

（二）我国农村社区卫生服务的功能和特点

1. 农村社区卫生服务的功能　　农村社区卫生服务的功能可概括为预防、基本医疗、保健、康复、健康教育和计划生育技术指导，即通常所说的"六位一体"。

（1）预防　　是指在充分了解农村居民健康状况的基础上运用健康档案、健康普查、健康教育、常规治疗等手段，改变居民的行为，进行慢性病预防和早期治疗，负责辖区内免疫接种和传染病预防与控制工作，从而降低疾病的发病率，提高居民的健康水平；同时，开展社区卫生状况调查，进行社区诊断，向社区管理部门提出改进社区公共卫生的建议及规划，对社区爱国卫生工作予以技术指导。具体工作主要包括：健康促进、生长发育评估、免疫接种、婚育咨询、高危人群保护、职业病预防、定期体检、改善环境卫生等内容。

（2）基本医疗　　是指从方便农村居民的角度出发，在充分掌握居民基本健康状况和需求的基础上，结合农村社区的生产和生活环境，了解可能的致病因素，处理常见的健康问题；运用适宜的中西医药及技术，开展一般常见病、多发病的诊疗和提供急救服务；针对常见病、多发病和已明确诊断疾病,灵活运用候诊、出诊、转诊、会诊、定期访视、部分住院等医疗手段,提供便捷、有效、适宜价格的医疗服务项目;负责社区内法定传染病的诊断、转诊及报告。

(3)保健　是指针对不同人群的生理特点,采取有针对性的防治及保健措施,开展非传染性慢性疾病、地方病与寄生虫病的健康指导、行为干预和筛查以及高危人群监测和规范管理工作;提供家庭出诊、家庭护理、家庭病床等家庭卫生保健服务。以65岁以上老年人、0~6岁儿童、孕产妇、慢性病患者和重性精神疾病患者等为重点服务对象,提供重点人群的保健服务,切实做到早发现、早预防、早治疗,促进农村居民的身心健康。

(4)康复　是指主要针对老年人、慢性病患者和残疾人的康复,包括失能老年人康复指导、残疾人社区康复、院外精神疾病患者访视看护、提供精神卫生服务和心理卫生咨询等服务。也就是对已发病的农村居民,给予康复乃至终末期照顾,最大限度地改善患者的生活质量。

(5)健康教育　是指定期为农村居民讲授卫生知识和提供健康信息,对患者进行营养膳食指导等,促使其采取有益于健康的行为,去除不良的生活方式和行为,加强遵医行为,预防疾病,促进健康。对留守儿童、空巢老人等应提供上门健康咨询和指导服务。同时,利用各种媒介广泛开展健康教育,动员居民积极参与,提高其自我保健意识及自我救助能力,培养农村居民为健康尽义务的意识和社会互助意识。

(6)计划生育技术指导　是指通过开展计划生育咨询、宣传并提供适宜技术服务及生殖健康知识的传播,提高已婚育龄夫妇的优生优育和节育知识水平,提高人口质量。

(7)其他　根据农村社区卫生服务功能和居民的需求,提供其他适宜的基层卫生服务,如负责辖区内社区卫生服务信息资料的收集、整理、统计、分析与上报;协助社区管理部门不断拓展社区服务,繁荣社区文化,美化社区环境,共同营造健康向上、文明和谐的社区氛围等。

2.我国农村社区卫生服务的特点　①农村社区卫生服务的场所在农村社区(行政村或自然村),是以个人为中心、家庭为单位、社区为范畴的健康照顾。②服务的目标必须以农村居民的"需求"为导向,而不是以"需要"为导向,使居民享受到最初接触的第一线服务,通过处理常见病及与健康有关的问题,转诊等,使之得到及时、合理的医疗照顾。③所提供的服务内容不仅仅是对疾病的基本医疗,而应是集预防、基本医疗、保健、康复、健康教育和计划生育技术指导"六位一体"的全方位服务,包括运用行为医学的知识了解农村居民对健康的信念与态度,培养其维护和增进健康的行为和生活方式。④服务必须是农村居民在经济上能够承担,且能够方便地接受。⑤服务应是持续性的,贯穿于人的全生命周期,将基本医疗与公共卫生结合在一起,是一种对特定范围的社区负起健康责任的照顾方式。⑥社区医护人员不仅是治疗者,还是农村社区卫生服务的策划者、协调者、鼓励者和监督者。

(三)国外农村社区卫生服务的发展与现状

1.美国的农村社区卫生服务　美国农村社区卫生服务以全科医生为主体,社区卫生服务中心主要有3种类型:综合性社区卫生服务中心,其人员配备比较全面,能够提供医疗、预防、保健、健康教育等综合性服务；以社区护理和照顾为主的社区卫生服务中心，主要是为社区居民提供家庭护理和生活照顾，由社区护士上门为患者提供专业护理，由助理护士上门为患者提供生活照顾；专科社区卫生服务中心，其中最常见的是社区精神卫生服务中心。美国的农村社区卫生服务特别关注医疗网络的建立以及健康维护组织在农村的推广实施。1991年，美国联邦政府实施了农村医疗外展服务项目和网络发展资助项目，前者通过机构合作和资源整合提高农村社区卫生服务提供能力，后者通过资源共享和风险共担建立正式合作伙伴关系，增强社区卫生服务机构的组织能力。

2.英国的农村社区卫生服务　英国的农村人口稀疏，距城市中心有一定的距离。英国农村卫生服务最大的问题就是各种服务的可及性。针对这一问题，主要解决办法是在农村设立诊疗分所和社区医院。诊疗分所的规模差异很大，在偏僻农村中的诊疗分所有些只有一间小房。虽然规模小，却提供诸如配药服务、意外救护、小手术和即时救护等。社区医院通常是由当地的全科医生经营，同时聘请外来会诊医生。大约有10%的社区医院向社区居民提供所有服务项目，包括急诊、外科手术、临终关怀以及妇幼保健。还有10%的社区医院开展长期护理服务。

目前，英国注重社区卫生服务的整合，强调全科医生、护士和其他人员适应团队工作角色转变，实施"更接近于家庭"的保健模式，同时在医院之间建立网络，开展远程医疗延伸服务，并适当保持居民在全科医生和专科医师保健中获得平衡。其次，社区卫生服务的整合强调适应当地的保健提供，如急诊急救服务、面向残疾人的服务设施提供、跨专业工作、专家患者计划、初级保健机构的一站式服务。通过加强初级保健，开发电子健康系统、建立电话健康热线和远程医疗网络，实施"保健路径"确定何时何地接受专科服务等，以提升农村社区卫生服务质量。此外，还通过实施农村交通计划，为偏远地区社区卫生服务机构配备车辆，建立运输网络系统，方便当地居民就诊。

从社区卫生经费占整个卫生经费的比例、社区卫生人员的数量、社区卫生服务量等方面来看：第一，英国对社区保健及基层卫生服务投入的比例相当大，至少有10%的卫生经费用于社区卫生服务；第二，从服务人次看，社区卫生服务占90%，医院服务占10%，使常见病患者尽量留在社区，有效地节约了卫生资源。此外，英国积极实施农村全科医生激励计划，保障全科医生在服务量不足的情况下获得最低薪水，解决了农村小型社区留住全科医生的难题。事实上，国际卫生界一致认为，英国卫生费用明显低于其他发达国家主要是重视社区卫生服务的结果。我国目前把发展农村社区卫生服务作为农村卫生工作改革的重点，英国社区卫生服务的功能和绩效正是我国社区卫生的发展目标。

3.澳大利亚的农村社区卫生服务　澳大利亚农村社区卫生服务根据地域人口分布、民族等因素采取不同的模式。在人口较多的农村地区，政府鼓励有条件的初级保健机构组成"合伙型"或"合作型"诊所，促进全科团队服务，实时信息、技术等共享保健。在土著人居住区，政府鼓励建立满足当地需求的综合初级保健中心。对于偏远地区，由于人口太少而不支持在当地永久设立服务点，政府则注重"飞进飞出"等服务，如皇家飞行医生服务项目。澳大利亚的社区卫生服务以全科医生为主体，只有他们和急诊室有权推荐患者接受专科医生的服务。尽管有些农村地区授予执业护士处方权，但仍不允许独立工作或开处方。从事社区卫生服务的人员由多学科的卫生专业人员组成，专业化程度高。

澳大利亚农村社区卫生服务内容广泛,充分满足社区和居民的健康需要。除全科医生提供的基本医疗服务外,还提供大量预防、保健、康复和健康教育等服务。不同地区,根据社区需要,还设立不同的社区专项服务,如酒精与毒品服务、家庭照料服务、残疾康复服务、老年人日间照料服务、物理治疗服务、心理咨询服务等,以提高居民的健康水平、满足健康需要。目前,澳大利亚также强调社区卫生服务的整合,鼓励区域内全科医生诊所、农村医院以及其他医疗机构形成网络,建立统一的董事会,由专职管理人员开展服务协调工作,实施分级医疗、双向转诊以及专科延伸服务。在网络中,医疗照顾制度(medicare)明确全科医生作为守门人,促进了他们与社区、上级医院及有关中介组织的协调。与此同时,政府一方面采取措施提升全科医生的教育层次,鼓励专科医生和全科医生一起工作;另一方面通过保险资金向基层倾斜和公共卫生项目补贴,巩固了全科医生的经济地位,保障了全科医生职业稳定和服务能力提升。

4.国外农村社区卫生服务问题与研究重点

(1)农村卫生人力资源的培养、补充和稳定　农村偏远地区的卫生人力资源短缺是一个全球性问题。很多国家通过重视开展农村社区医生的技能培训,提高服务能力。如英国、澳大利亚、新西兰、加拿大等国通过各种继续医学教育培训项目支持农村社区医生的培训与提高。部分国家采取在农村办医学院校或由医学院从农村定向招收医学生为农村培养人才,或增加有农村卫生服务经历的人员来学校接受培训的办法;也有部分国家采取为医学生减免学费的办法引导医学生到农村服务,或者设立专项财政支持医生到农村服务。研究显示能否有效地保持农村卫生工作者的稳定与补充,关键是在卫生资源的地区分配、从业者今后的发展问题等方面做出科学安排。

(2)农村社区的医疗卫生服务利用　通过对农村社区的医疗卫生服务影响因素的研究,发现农村患者对卫生服务机构的选择与其主观感受和判断有很大关系。农村地区医疗机构的设备水平、经营状况、服务能力与范围等都会影响农村患者(特别是老年患者)的医疗保健,并加强农村社区医疗机构与大型医疗中心、医学院校等的合作,是满足农村卫生服务需求的重要途径。

(3)建立以网络整合为主的伙伴关系,注重服务协调和连续　通过明确农村区域内各医疗机构的功能定位,鼓励不同机构/医务人员进行协调和连接,形成多机构网络模式,结成伙伴关系。一是通过发展电子病历系统、远程医疗等,为网络整合提供所需的技术支撑;二是促成多机构在信任和互惠基础上结成合作伙伴关系,明确各自职责,共享保健服务信息,拓展资源利用效率;三是共同开发共享的保健服务指南,为不同层级医务人员的协调互动,减少重复服务提供行为规范。

(四)我国农村社区卫生服务存在的问题与对策

我国的农村社区卫生服务工作尚处在摸索阶段,对照建设社会主义新农村的要求和满足广大农村居民对医疗卫生的需求,还存有一定的差距,也存在许多问题。

1.我国农村社区卫生服务存在的问题

(1)思想认识滞后、观念未更新　目前,我国农村社区医务人员的整体素质和服务能力不高,服务方式是"坐堂应诊",对患者疾患进行"发病"时的治疗,这样的医疗服务方式不符合社区卫生要求的"综合、连续"特征,也不能适应农村居民日益增长的多样化医疗保健服务需求。同时,农村居民文化水平普遍较低,缺乏预防观念,良好的健康意识和行为还没有形成。

(2)社区卫生服务能力建设不足　社区卫生服务领域中绝大部分是公共产品,这决定了政府对社区卫生不回避的财政支持责任。卫生经费投入的不足,直接造成农村卫生服务设施建设落后、医疗设备不足。

(3)社区卫生服务综合功能发挥有限　社区卫生服务包括基本医疗和公共卫生服务。农村社区卫生服务机构为了自身的生存和发展,多数偏向于重医疗而忽略了公共卫生服务,使社区卫生服务的职能没有得到落实。

(4)农村卫生专业人才缺乏、留住人才难　农村地区由于经济落后、交通不便、工资待遇低、福利保障不稳定,人才流失严重。同时,农村培训网络不健全,培训内容的针对性、培训方式的适宜性与农村社区卫生服务人员岗位需求相比还存在较大差距。研究显示,目前乡镇卫生院卫生人才队伍建设中存在的突出问题是整体素质低、用编难度大、向上虹吸力强、留人薪酬低等问题。

(5)管理体制和运行机制不健全　首先,农村社区卫生服务机构设置不合理,村卫生室的设置多为一村一室,没有考虑到人口分布、交通条件等因素,从而导致有些地方医疗资源不足或医疗资源相对过剩。村卫生室与乡镇卫生院的双向转诊制度尚未建立,也导致村卫生室医疗力量不足、病源有限,而乡镇卫生院床位使用率低。目前,在经济欠发达农村地区,由于缺乏服务评价指标体系,缺乏规范服务操作指南,医务人员的服务质量缺乏统一标准,由此也带来了农村卫生服务的安全问题。

2.我国农村社区卫生服务发展的对策

(1)加大政府支持力度、完善补偿机制　政府要进一步加大对农村社区卫生服务机构的经费投入力度,完善稳定长效的多渠道补偿机制,包括农村社区卫生服务机构的专项补助经费,农村社区卫生机构运行的补助政策,保障基本公共卫生服务经费,发挥医保支付的补偿作用,扩大门诊统筹范围,合理扩大医保支付范围和提高支付标准。采取购买服务方式对农村社区卫生服务机构提供的基本医疗服务给予补偿。

(2)健全农村社区卫生服务功能　社区卫生服务机构的服务功能应从单一型医疗服务向疾病预防、健康促进、社区康复等服务转变。必须以人为本,以人的健康为中心。由"坐堂应诊"变为上门服务,了解居民的健康状况,对居民进行健康体检,为居民建立健康档案,对重点对象进行跟踪服务。

(3)提高农村社区卫生服务人员素质　一方面,应对农村社区卫生服务人员进行系统的全科知识教育,开展有针对性、形式多样的培训。同时,要建立起一套完整的考核制度、全科医生和护士的职称序列和评聘制度,制定不同等级的农村社区卫生服务人员的上岗资格以及考核标准,重视基层人员的继续教育,建立长期的业务知识考核指标体系,调动社区卫生服务人员的积极性。另一方面,要深化卫生系统的人事制度改革,保障农村社区卫生服务人员的合理收入,改革激励机制,健全养老和退出政策,建立人才引进和优胜劣汰机制,科学合理的人才交流机制,通过优化重组、合理分流、双向流动等方式,逐步提高农村社区卫生服务人员的素质。乡镇卫生院卫生人才队伍建设中,有研究建议定期核定、备案管理卫生院人员编制,满编聘用,自主聘用;改革现行职称制度,实行按年限考核、到期直接聘任制度;实施"一类保障、二类管理"财政新政,增设卫生院工龄补助和特岗津贴。

(4)加强农村卫生服务机构内涵建设　要建立健全包括良性互动的双向转诊制度、优胜劣汰的人事分配制度、严格规范的医疗服务制度等在内的农村社区卫生服务机构运行机制,坚持以公共卫生服务为主,并鼓励开展签约服务,开设家庭病床,提供居家养老护理等上门服务,使农村社区卫生服务真正走上质量效益型的内涵式发展道路。

服务困境　智能应对

中国农村医疗服务困境及人工智能对策分析

当前农村三级卫生服务网络资源匮乏、卫生人力资源再生性困难、卫生服务能力严重不足等结构性难题仍然存在,要解决这些问题,首先,须充分利用"人工智能诊疗系统",使得"远程诊疗"成为可能,并利用人工智能加强农村居民的自我健康管理;其次,通过"移动医疗"和"人工智能助力医疗模式"为乡村医生提供强有力的智能助手;最后,在人工智能的助力下促进乡村医生职能转型,大力发展转诊服务、电子档案管理和健康教育等农村公共卫生服务。

第二节　农村社区护理

中共中央、国务院于2016年10月印发的《"健康中国2030"规划纲要》提出以农村和基层为重点,通过完善基层医疗卫生系统建设,普遍提高居民健康素养水平,降低非传染性慢性疾病发病率和重大慢性病过早死亡率,减少卫生支出。现阶段,农村社区卫生服务已成为当今农村卫生工作发展的重要任务,农村社区护理作为其中的重要组成部分,也越来越引起人们的重视。

一、农村社区护理的概念

农村社区护理是指将公共卫生学及护理学的知识与技能结合,借助有组织的社会力量,以县、乡(镇)、村等从事农业的居民聚居地区为基础,以该地人群为服务对象,所提供的护理服务。随着社会的进步,农村经济不断发展,农村居民生活水平不断提高,人们对医学服务的需求不断提高。从"有病治病,无病防病"向"健康长寿,提高生命质量"的方向发展,渴望得到更多的预防保健服务。农村社区护理正是适应了农村居民健康需求的新型护理服务模式。

二、我国农村社区护理服务的内容

目前,我国已在农村社区卫生服务领域加大了投入,但护理服务的开展仍相对滞后。大部分农村地区的社区护理工作仍局限在测血压、肌内注射、静脉输液、抽血换药、清洁消毒、协助各种检查等治疗性的护理工作,而预防、保健、康复、健康教育等方面的护理服务内容很少。据调查发现,农村社区卫生服务机构的护理占日工作量的 58.2%,其中各种给药、治疗所花时间占护理时间的 40.1%,而健康宣教工作仅占护理工作量的 5.7%。在《城市社区卫生服务基本工作内容(试行)》规定的 13 项工作任务中,社区护理最主要的 3 项工作任务分别为社区医疗、家庭护理和健康教育。因此,我国农村社区护理应关注下列服务内容的开展。

1. 社区的家庭护理　社区护士进入家庭为农村慢性病患者或日常生活能力障碍的老年人提供服务,主要包括评估服务对象或家庭存在的健康问题,按护理对象的特点即健康问题给予护理、技术指导、帮助,并提供心理支持。

2. 社区的健康教育　护士首先要制订出健康教育计划,明确目的要求、内容与方法,根据不同的对象,采取不同的教育方法,同时注意教育效果,以不断提高社区健康教育的质量。

3. 社区保健服务　社区保健服务应关注社区重点人群开展,包括儿童保健、妇女保健、老年人保健等。儿童保健应推广科学育儿,提倡母乳喂养,普及儿童保健知识。妇女保健应开展农村妇女卫生知识宣传教育,普及优生优育知识,做好农村妇女孕期、产褥期、哺乳期保健服务。农村老年人保健需关注老年人的心理卫生,使老年人保持乐观的情绪,鼓励老年人参加免费健康体检,积极应用中医药方法为老年人提供养生保健、疾病防治等健康指导服务。还应指导老年患者正确使用药物。

4. 社区传染病预防及卫生监督协管服务　社区护士必须熟悉各种传染病的传播途径和方法,及时对农村社区居民进行有关的健康指导,对农村常见的传染病做到早发现、早治疗。社区护士还要着眼于环境的监测报告,开展食品安全、饮用水卫生安全、非法行医和非法采供血等卫生监督协管服务。

有学者对国内基层医疗机构不同职称护士的工作任务展开调查,结果显示基层医疗机构护士工作任务中,"药物治疗相关任务"的执行频率以及综合评价得分最高,"满足患者基本需求"的执行频率以及综合评价得分最低。基层护士工作任务主要以"药物治疗相关活动"为主,且职能分工和岗位设置不明确,社区卫生院护士大部分工作任务的执行频率和重要性评分均高于乡镇卫生院。

三、农村社区护理服务的影响因素

社区护士在开展农村社区护理服务过程中,应关注服务的可获得性、可及性和可接受性。可获得性是指已经具备了服务项目,并且有充足的人力资源来提供这些服务。通常,在农村医生和护士很少,特别是妇产科、儿科、心理治疗和社会服务的专业人员。可及性是指居民能够获得和支付所需服务的能力。在农村,服务的可及性常受到下列因素的影响:距离遥远、缺乏公共交通工具、没有电话、护理人力资源缺乏、医疗保障制度不健全、无法预测的气候因素和无法获得资助等。可接受性是指特定服务的目标人群对服务价值的认同与该服务的一致程度,护理服务的可接受性常受到下列因素的影响。①农村居民通常自己处理个人健康问题,而不是寻求专业支持(如自己去药店买药、运动、休息、祷告等)。②对于发病原因和治疗方法的信仰(如郎中、草药等)。③缺乏对身体、精神等疾病的认识,也缺乏对治疗、护理这些疾病的专业服务的了解。④在有很多熟人、彼此都相互了解的情况下,很难保持隐私和自我。⑤大部分农村社区护士都是在城市接受护理教育,并进行实践。她们往往对农村的方言、文化及风俗等不了解,这将使居民产生误解或不信任感。这些因素在实施服务过程中相互影响,将对护理计划、实施、管理和评价等造成影响。

四、我国农村社区护理的特点

由于农村的隔离与距离、资源的缺乏以及需要护士具备更全面的技能以适应农村地区的社会和经济结构,因此农村社区护理具有其特点,结合国外的农村护理实践和我国农村社区护理的现状,我国农村社区护理具有以下特点。

1. 提供全科护理服务 农村社区护理是非常具有挑战性的。护理服务内容包括妇女和儿童保健、老年人保健、精神护理、康复护理、健康教育与促进、传染病预防、常见非传染性慢性疾病的健康管理等。由于我国广大的农村地区,居民文化程度普遍较低,健康意识差,贫困人口相对集中,医疗资源较少,公共卫生服务网络滞后,居民获得健康知识和技能的能力和机会少等。因此,社区护士要深入到农村开展护理实践,这就要求具备较全面的知识和技能,提供全科护理服务。

2. 提供长期、连续的跟踪护理服务 为了照顾到农村的慢性病患者和弱势群体,如农村老年人,护士要定期带着简易检测仪器入户进行查体,根据老年人的营养及健康状况提出针对性指导意见。并且,因人而异逐步调整和改变不良的生活习惯,在饮食运动指导方面做到具体化、形象化、长期性。例如,因地制宜开展健身活动(如散步、适量田间劳动、庭院劳动、家务活动等),这是农村几乎不花钱的运动,但是要长期、连续地督促执行。

3. 护理工作具有独立性和自主性 医院护士经常是在医嘱下进行工作的,而社区护士,特别是农村社区护士,因社区护理的管理层次少、工作范围广,经常处于独当一面、单独执行任务的情况,许多工作从准备到操作、从实施到结束,都靠自己去把握。因此,农村社区护士要具有较强的"独立性"和"自主性"。

4. 护理服务应结合农村当地的文化 我国地域广阔,由于不同的人口和地理特征,居民通常有着不同的行为模式和风俗习惯,特别是少数民族聚集的农村地区。因此,在进行护理实践中,护士应注重农村当地的风俗文化,要善于和不同文化模式下的农村居民进行沟通,了解他们对健康的观念、求医方法、生活习惯及传统的治疗疾病方法,发现护理服务的异同性,以提供满意的护理服务。同时,由于不同文化群体之间其态度、人生的价值和行为是不同的,因此,还应关注不同文化的态度和信仰对其健康的影响。还应尊重不同地区农村居民的饮食、行为习惯。少数民族居民(如回族、维吾尔族等民族)信仰伊斯兰教,禁食猪肉、血液,每年9月斋戒,斋戒期间从黎明到日落要禁食禁水。

五、我国农村社区护士的工作职责

我国农村社区护士的工作职责有:①严格执行24 h值班制度和院前急救工作制度,学习并掌握常见病、急性病的治疗原则和抢救常规,及时准确地完成各项护理工作,严格遵守无菌操作规程及查对、交接班等各项规章制度,防止差错事故的发生。②协助医师对患者进行检查诊治,按医嘱对患者进行处置,如有疑问,必须询问清楚方可执行,配合医师做好各种诊疗工作。③在医生带领下,参与辖区内社区卫生服务工作,负责收集整理及统计分析责任区内人群护理信息,了解责任区人群健康状况及分布,注意发现社区人群的健康问题和影响因素,参与对影响人群健康不良因素的监测工作。④参与对社区人群的健康教育与咨询、行为干预和筛查、建立健康档案、高危人群监测和规范管理工作。⑤参与社区传染病预防与控制工作,参与传染病的知识培训,提供一般消毒、隔离技术等护理技术指导和咨询服务。⑥参与完成社区儿童规划免疫和0~6岁儿童健康管理任务。⑦参与社区康复、精神卫生、慢性病防治与管理、营养指导,重点对老年人、残疾人、婴幼儿、围生期妇女和慢性病患者提供康复及护理服务。⑧承担诊断明确的家庭患者的访视、护理工作,提供基础或专科护理服务,配合医师进行病情观察与治疗,为患者提供健康教育、护理指导与咨询服务。⑨参与计划生育技术服务的宣传教育与咨询。⑩为临终患者提供临终关怀与护理服务。

职业道德立身　提升思想素质

弘扬南丁格尔精神,树立新世纪护士职业道德新风尚

1.关爱生命,加强职业道德修养。弘扬关爱生命的道德观,是以德兴护的需要。护理事业要兴旺发展,每个护理工作者要注重道德修养,陶冶情操,使自己纯粹,才能倾心投入到事业之中,以爱心为患者服务。

2.用新知识服务于人的健康。随着社会的发展,人民物质生活和文化水平的提高,人们在健康需求中更多注重服务质量,这需要护理工作者具备以人为本的服务意识。

3.应用精湛技术来关爱人的生命。在实践中应用精湛的护理技术救护患者,是关爱生命的具体体现,具备精湛的技术才能最大限度为人服务。

4.用创新提高以人为本的护理服务质量。护理学科要发展,就必须开拓创新,才能适应社会和科学技术的发展。

六、我国农村社区护理发展的问题与对策

(一)我国农村社区护理发展的问题

1.农村社区护理人力资源不足

(1)农村社区护士配备不足　据《2018年中国卫生健康统计年鉴》统计,截至2017年

底,截至 2017 年年底,我国共有注册护士 3804021 人,其中在乡镇卫生院从事护理工作的注册护士人数为 340952 人,占总注册护士人数的 8.96%。提示相对我国农村总人口数,乡镇卫生院的注册护士人力资源明显不足。由于农村社区护士数量过少,慢性病的康复、健康生活方式的指导、家庭访视等内容无法开展或者开展内容较少,这样势必会影响农村社区护理质量。

(2)农村社区护士性别比例悬殊 2017 年乡镇卫生院注册护士以女性为主,女护士占 98.6%,男护士仅占 1.4%。同时期,全国注册护士总数中,女护士占 97.8%,男护士占 2.2%。

(3)农村社区护士学历偏低、职称结构不合理 据《2018 年中国卫生健康统计年鉴》统计,乡镇护士中,高中学历者占 1.5%,中专学历者高达 49.2%,大专学历者占 40.9%,本科学历者占 8.4%,无博士及硕士学历者;护士占 49.8%,护师占 25.0%,中级职称者占 14.3%,副高职称者仅占 1.0%,而无正高职称。远低于 WHO(世界卫生组织)推荐的卫生服务机构服务人员初、中、高级职称的比例(1:3:1)。说明相对于城市社区护士来说,农村护士的护理知识和技能比较缺乏。目前,多数农村社区护士护理教育起点低,没有接受过专业的技能培训,外出学习、进修机会少,知识结构更新慢,导致农村社区实施护理存在一定的局限性。

2. 农村护理经费投入过少 我国大部分卫生资源集中在城市,农村及偏远地区缺医少药的现象较为严重。同时,农村基层对护理工作的重要性缺乏认识,缺乏制定系统的护理相关政策,农村护理经费投入过少。就健康教育而言,有调查显示,健康教育经费按照服务人口计算,我国部分农村人均健康教育经费为 0.03 元,有些农村地区人均健康教育经费仅有 0.01 元。大部分乡村级没有健康教育工作经费,并且农村各社区卫生服务中心未建立健康教育网络,这给开展护理健康教育工作带来了很大的困难。

3. 农村护理服务信息系统不健全 为农村居民建立个人及家庭健康档案是转变服务模式、深入开展社区护理服务的一项基础性工作。通过信息系统的建立,不仅可以掌握辖区内人口的基本信息,还可以掌握社区不同人群的主要健康问题及其变化趋势,为开展社区护理实践提供指导。但目前,国内投入应用的系统大多侧重于社区卫生服务机构人、财、物的管理和一些公共卫生服务信息的记录和上报,信息系统的规划和设计在一定程度上偏离了社区卫生服务的本质,"信息孤岛""死档"问题非常突出,现有系统距离真正基于全生命周期的动态、结构化电子健康档案,实现以个人为中心、以家庭为单位的主动式、全方位服务的社区护理服务系统还存在差距。

4. 农村社区护理组织管理不完善 目前,我国大中城市社区护理机构已经形成,但没有形成独立的社区护理管理体系,没有从根本上摆脱社区的从属地位。虽然国家卫生健康委员会颁发了有关发展社区护理的文件,但尚无具体的规章制度实施计划。大部分农村及偏远地区没有形成社区护理机构或社区护理机构很不完善,不利于农村社区护理的发展。

(二)农村社区护理发展对策

1. 提高认识,转变观念 强化农村社区护士扎根基层热心护理工作的信念。作为卫生保健事业第一线的农村社区护士,要充分认识到开展农村社区护理的重要性和必要性。其次,农村社区护士要从生物-心理-社会医学模式出发,将疾病护理、预防、保健、康复、健康教育等真正纳入到自身工作范畴,承担起照顾者、健康教育者等角色。

2. 合理配置农村社区护士　各级政府重视社区护理,增加社区卫生服务资金投入,尽快出台相关的农村社区护士编制政策,合理配置护士。改善农村社区卫生服务站内环境,增加农村社区护士待遇,吸引更多高学历的护理人才深入到农村社区,从而提高农村社区护士学历层次和增加农村社区护士数量,保证农村社区护理顺利开展。

3. 加强农村社区护士培训　应大力开展农村社区护士培训。①拓宽知识面:社区护理是以多学科知识为基础的,农村社区护士应具备较全面的护理技术和应付能力。同时,还应掌握心理、人际沟通、营养、预防、行为医学等相关知识和技能,并且要掌握农村社区特点,更好地适应农村社区环境。②提高沟通能力:良好的沟通能力与技巧是实施健康教育的关键环节。农村居民沟通能力差,应着重培养农村社区护士主动接近人、关心体贴人、使用体态语言与农村居民良好沟通的能力。用简单的沟通方式,让农村居民更好地理解健康及护理知识。③科学运用社区护理程序及方法:在实施护理措施时,选择适当的方式是确保护理效果的关键。研究显示乡镇卫生院护理人员对接受继续教育持有积极的态度,能充分认识到继续教育的必要性;对继续教育内容的需求还处于较基础的内容,在以后的继续教育中除了护理专业知识和技能培训外,更应注重护理人文、护理科研等知识的培训,提高乡镇护理人员的整体素质和护理质量。

4. 增加经费投入,健全护理服务网络　各级政府要进一步提高对农村社区护理工作重要性的认识,从政策上、经费上、组织上提供必要的保障,确保社区护理工作的正常开展。卫生行政部门要把社区护理服务项目列入目标规划和工作计划,将具体护理服务内容纳入农村社区卫生服务目标责任考核制度,层层签订责任书,落实工作责任,建立健全护理服务网络。形成由社区卫生服务中心牵头的县—乡—农—组4级护理服务网络,对服务区域内农村居民进行有组织、有指导、有联络的护理工作。

5. 完善社区护理内容,明确护理目标　参照国外先进的经验,农村社区要建立制度、规范管理,完善社区护理内容,明确护理目标,使农村社区护理真正起到对于重大传染病以及非传染性慢性疾病的预防作用。针对老年人、残疾人、慢性病患者等,通过开展签约服务,明确服务内容和条款,提供以健康管理为主要内容的个性化服务,提高服务质量和群众满意度。

6. 制定相关政策,完善管理机制　国家卫生健康委员会应督促各级政府和有关部门完善农村社区护理管理制度,尽快出台一些具体措施和相关政策。卫生教育系统应着眼市场需求,培养一定数量的专门社区护士,制定具体的农村社区护理管理制度,使农村社区护理逐步正规化,同时制定农村社区护士奖惩制度,提高农村护士的工作积极性。

7. 与新型农村合作医疗的推行相结合　新型农村合作医疗是有效解决广大农村群众因病致贫、因病返贫问题的社会保障制度。通过宣传新型合作医疗基本政策,鼓励农村居民自愿参加新型农村合作医疗,从而降低农村社区居民的患病率,提高疾病治愈率,使农村居民整体健康素质提高。同时,加快农村社区护理与新型农村合作医疗制度的衔接,为农村社区护理的发展提供更大的空间。

第三节 农村社区卫生服务与护理的热点问题

一、农村社区网格化管理

农村社区网格化管理的定义:为了实现因血缘关系和农业生产而聚集在一起的农村社区管理的系统化、标准化和精细化的目的,将农村地区网格间信息资源进行高度整合,借助计算机、网络技术、信息技术等,将农村社区按一定标准进行科学划分,形成若干个网格单元,并实施全覆盖、全角度、智慧化、动态化的监督管理,以为实现对网格内居民提供更加优质公共服务的一种全新管理模式。

推行农村社区网格化管理,是农村地区经济发展和社会变革的需要,是对农村地区管理方式的完善和补充。学者通过对某县农村社区网格化管理的研究,发现该县以网格化管理为抓手,实现了农村社区管理的 4 项基本原则:一是统筹协调、配套联动;二是强化责任、属地管理;三是重心下移、触角延伸;四是全面覆盖、无缝对接。探索建立起农村社区网格化管理高效服务体系。同时,创造性地提出"网格化+综合执法"基层治理模式,进一步提升了基层政府的执法水平和应急处置能力由此可以看出,该县在推行农村社区网格化管理过程中,对农村基层的管理取得了积极的成效。但是,受到制约因素的影响,管理中还存在部分问题。包括:网格管理功能弱化;信息平台利用不充分;农村网格管理的软硬件薄弱;非政府组织参与积极性不高等。并在对该县农村网格化管理进行调查分析的基础上,提出完善农村网格化管理的对策建议。一是推动传统治理方式进步;二是优化网格信息平台建设;三是完善网格化管理保障机制;四是推动参与主体多元化。通过不断改进,从而利用网格化管理手段实现乡村管理的多元化、法制化、精细化,助推乡村振兴战略的实施。

二、农村重点人群的热点问题

(一)农村妇女保健的热点问题

妇女保健作为社区卫生服务的重要组成部分,是保障妇女健康的重要手段。全国优秀共产党员,点亮乡村女孩人生梦想的优秀人民教师张桂梅曾说:"一个女孩可以影响三代人。"不止教育方面,在卫生健康方面也是如此,妇女的健康直接关系到子代的健康和人口的素质,应受到社会各方面的重视和支持。

1. 我国农村妇女保健存在的主要问题

(1)妇女保健设备落后   目前,农村妇女保健的设备仅是妇科检查、B 超,缺乏宫颈刮片、宫颈活检、X 射线检查、TCT、HPV DNA 检查设备和健康教育设备,缺乏心理、精神卫生等的检测设备。这一现状严重影响了妇女保健工作的开展。

（2）妇女保健队伍素质不高,结构不合理　农村妇幼保健人员大部分由农村妇女担任,虽有利于开展工作,但由于兼职较多,妇幼保健专业知识及业务能力不高,影响了妇幼保健工作的开展。

（3）农村妇女健康教育力量薄弱,健康教育体系不健全　目前,我国只有卫生系统的健康教育机构从事健康教育工作,健康教育机构只延伸到县,乡、镇不设健康教育机构,而且健康教育手段和形式单一。

（4）农村妇女健康教育知识缺乏　主要表现为自我保健意识淡薄、落后的生活习俗和不健康的生活方式。

（5）妇科病严重影响农村妇女健康　很多农村育龄妇女对生殖道感染疾病的认识不够。没有将妇科病当作一种应该及时检查及治疗的疾病,预防措施不力与治疗不及时的现象经常发生,妇科病的患病率居高不下。

2. 农村妇女保健的发展对策

（1）政府增加投入,完善妇女保健基本设备　添置必要的设备,如宫颈刮片、宫颈活检、X 射线检查、TCT、HPV DNA 检查设备,基本的健康教育设备等,以适应农村妇女保健工作的需求,及时筛选出危害妇女健康的因素,给予健康干预,以促进农村妇女的健康。

（2）稳定社区妇女保健人员队伍,提高妇女保健人员素质　对妇女保健队伍进行统一管理、统一考核,制定严格的准入制度和退出机制。要合理解决乡、村两级保健人员的待遇问题,稳定基层保健队伍。要加强医学继续教育,使其掌握新知识、新理论,提高妇女保健服务能力。要创造条件,积极引进高素质的社区妇女保健人员,提高农村妇女保健工作质量。

（3）健全农村妇女保健网络　因地制宜开展形式多样的农村妇女健康教育。一是要健全县、乡（镇）、村妇女健康教育组织三级网络;二是抓住三下乡、计划生育指导、疾病普查普治、产前检查、医院门诊、病房等一切有利时机,对农村妇女进行健康教育;三是经常性健康教育与突击性健康教育相结合,以经常性健康教育为主;四是建议开展农村妇女健康教育,应充分发挥以广播电视为主的大众传播媒介的作用,内容应通俗易懂,贴近当地的风俗习惯和群众的经济水平。同时,还应重视人际传播在开展农村健康教育工作中的作用。

（4）加强对农村妇女卫生健康知识宣教　提高农村妇女整体卫生知识水平,必须加强对这些人群的健康教育,特别是有关碘缺乏病及预防措施、水源保护及个人卫生等方面卫生知识的教育。开展农村妇女健康教育时,应注意结合她们的生产、生活条件,帮助建立适当的卫生行为,如通过改水、改厕帮助她们改掉饭前便后不洗手、食用不洁瓜果等不良习惯。

（5）普及有关妇科疾病发病的高危因素知识　利用挂图、实物、宣传资料等向农村妇女介绍有关妇科疾病的医学常识及定期普查、早期发现、早期治疗的重要性。建议组织30 岁以上妇女每隔 1～2 年进行妇科普查普治一次。

3. 农村地区妇女"两癌筛查"项目实施中的问题与对策　宫颈癌与乳腺癌是我国妇女高发的恶性肿瘤,严重影响妇女健康。为降低宫颈癌与乳腺癌的发病率和死亡率,我国从2009年开始积极实施与推广"两癌筛查"项目,并于2016年全面铺开。"两癌筛查"作为一项免费的癌症筛查项目,对妇女健康意义重大。考虑到"两癌"城乡发病的差异性、各地卫生医疗资源配置的不均衡性及筛查服务的可及性等因素,重点关注农村妇女"两癌筛查"项目的落实情况十分必要。有研究通过对湖南省某市经济发展程度不同的3个代表性县区进行调研,对各地"两癌筛查"项目实施的形式和问题进行梳理,提出农村地区妇女"两癌筛查"项目实施中的问题与对策,如下。

(1)农村地区妇女"两癌筛查"项目实施中主要问题 ①部分农村妇女缺乏"两癌"知识与社会支持,筛查参与率低。②地理交通因素和筛查时间场所安排阻碍妇女参与筛查。③对医疗机构的不信任感影响妇女筛查积极性。④部分地区缺乏浓厚的筛查氛围。

(2)农村地区妇女"两癌筛查"项目实施中政策建议 ①村医参与宣传发动。在"两癌筛查"过程中,村医的建议与发动能够提高妇女的参与率。一方面,农村妇女信赖来源于医生的健康信息,大部分妇女将村卫生室作为健康咨询的机构,村医的宣传更具有信服度。另一方面,村医最为熟悉当地妇女的健康需求和状况,能够识别具备高危因素的妇女,有针对性地动员其参与筛查。②多重手段反复宣传刺激。宣传教育作为"两癌筛查"开展中的关键一环,能够有效地提升妇女的筛查参与率。③当场告知筛查结果和及时汇报后续结果以形成良性口碑。④避免推荐非必要的后续服务。"两癌筛查"为政府主导、多方合作的一项民生工程,在经费管理、人员培训、筛查服务等方面都有着严格的监督机制,透明化、公开化、人性化的管理切实保障广大农村妇女享受到免费筛查的福利,而一些刻意引导妇女就诊、虚报病情、扩大诊疗指标、药物推销等的情况应被积极避免。⑤更灵活的筛查参与方式。允许筛查对象在自身便利的时间和地点接受筛查能更有效地增加项目的覆盖面和普惠性。

(二)农村留守儿童的健康问题

"留守儿童"是指父母双方外出务工或一方外出务工另一方无监护能力、不满16周岁的未成年人。第七次全国人口普查数据,教育部、民政部新闻发布会公开表明截至"十三五"末,全国共有农村留守儿童643.6万名。"父母在远方,身边无爹娘,读书无人管,心里闷得慌,安全无保障,生活没希望。"这一顺口溜形象深刻地反映了许多农村留守儿童较为糟糕的生活现状。留守儿童由于与父母长期分离,亲情缺失,家庭教育弱化,留守儿童的生活质量、生理和心理健康状况、成长环境均劣于受父母监护的儿童。目前,留守儿童主要面临身体发育、心理行为发育等健康问题。

1. 身体发育 主要包括体格生长发育、疾病状况、意外伤害3个方面。

(1)体格生长发育 研究发现非母亲照顾和隔代抚养是5岁以下儿童发生营养不良的重要危险因素,外出务工妇女的1岁以下子女,其生长迟缓率是从事其他职业妇女子女的2.3倍。其原因为:一方面,一部分留守儿童的母亲因产后要外出务工,其母乳喂养率普遍偏低,而这一阶段是儿童发育的关键时期;另一方面,多数留守儿童由祖父母或其他亲属照顾,而这些监护人的精力有限或文化水平偏低,缺乏科学育儿的知识,导致留守儿童的营养较非留守儿童差。

(2)疾病状况 常见疾病(如贫血、肺炎、腹泻和佝偻病)和感染性疾病对儿童正常生长发育都会造成严重的影响。2008 年我国卫生服务调查数据显示,留守儿童的 2 周患病率为 14%,远高于父母均在家里的儿童(10.46%)。母亲外出打工的 6 个月以下儿童的 2 周患病率(呼吸系统疾病、腹泻)明显高于非打工母亲的儿童。此外,留守儿亲的监护人由于工作繁忙或者年纪较高、精力不足,往往不能敏锐地发现儿童身体不适的症状,因没有时间,经济困难等因素没有及时送往就医,从而增加了疾病对儿童的威胁。

留守儿童较非留守儿童更容易受到感染性疾病的威胁。其原因一方面是留守儿童接触传染源的机会增大。留守儿童的父母在外务工,容易接触传染源。在感染后,父母往往回到家中休养,由于不了解治疗和卫生隔离的重要性,容易传播给免疫力低下的留守儿童。另一方面,留守儿童的免疫接种率较低。由于缺乏父母的监督和照顾,留守儿童的预防接种率会较非留守儿童低或者接种不及时。

(3)意外伤害　留守儿童意外伤害的发生率高于非留守儿童。留守儿童由于缺乏照顾,人身安全常被忽视。监护责任得不到落实,监护人防范意识的缺乏加上儿童防护能力弱,农村留守儿童容易受到意外伤害。已有较多的研究表明:照顾者为祖父母以及照顾者文化程度低是儿童意外伤害的危险因素。

2. 心理行为发育

(1)心理问题　①心理健康整体水平较差。与非留守儿童相比,农村留守儿童在焦虑、抑郁、孤独、冲动、躯体化等方面的问题更加突出,且表现出明显的年级和性别差异,还与其留守时间、临时监护情况等特殊因素构成的留守处境密不可分。②学习心理问题更为突出。③情绪更为明显。与非留守儿童相比,农村留守儿童的情绪控制能力更弱。情绪问题包括,孤独感、焦虑、抑郁、冲动、过敏、自责等。④心理弹性差。留守儿童心理问题很多,为了改善留守儿童的心理健康状况,探讨留守儿童心理健康的影响因素有十分重要的意义。

(2)行为问题　留守儿童的行为问题较非留守儿童多,有调查结果显示,留守儿童由于缺乏父母和社会的支持,更容易出现打架、违纪等不良行为,更有甚者被社会不良团伙所利用,进行偷盗、勒索等犯罪行为。国内研究证实,缺少父母关爱和家庭环境因素的变化是导致留守儿童出现行为问题的重要原因。

3. 留守儿童健康问题的对策　留守儿童的问题是一个重要的社会问题。留守儿童的身体发育、心理品格问题都必须依赖政府制定更有力措施。首先,应开展农村留守流动儿童关爱服务体系试点,探索实践留守流动儿童关爱服务的有效模式。如构建社区留守儿童关爱网络,通过关爱网络,组织留守儿童与父母进行群体性或私密性的谈心,鼓励在外务工父母与子女交流,使其更加理解父母外出的动机和对自己的期望。社区可以为留守儿童建立信息卡,信息卡除了要登记留守儿童的个人信息、监护人的个人信息、联系方式外,最重要的是要留有其父母的联系方式,以便留守儿童有了问题及时与父母沟通。社区护士应对留守儿童及其监护人提供必要的指导和培训,包括安全常识、生理卫生知识等,以提高儿童的自我保护能力和意识。同时,应建立农村留守儿童健康安全保护预警与应急机制,确保一旦发生问题,社区医务人员迅速介入并妥善处理。

进一步加强家庭和学校干预。家庭是促进儿童生长发育、保障其身心健康的重要场所,社区护士应关注留守儿童,尤其是婴幼儿的家庭,以家庭为基础开展儿童生长发育监测,心理行为问题的预防与干预。对于学校,应该特别关注留守儿童的教育问题。首先应从感情上拉近与留守儿童的距离。采用多种方法,规范留守儿童日常行为,实现自律与他律的结合,这是留守儿童教育的关键。

(三)农村老年人保健的热点问题

据第七次人口普查数据显示,60岁及以上老年人口占比为18.7%,依据当前趋势,中国处于中度老龄化阶段,老龄化形势严峻,并且60岁以上人口大约有70%居住在农村。由于老年期的延长,因疾病、伤残、衰老而失去生活能力的老年人显著增加,对社会经济将带来更大的负担,特别是在卫生资源相对匮乏的农村地区,情况更为严重。同时,我国现有的医疗保障制度和卫生服务体系与老年人的健康需求不相适应。

1.农村老年人的健康状况及社区护理的发展策略

(1)农村老年人的健康状况　我国农村地区老年人慢性病患病率呈逐年上升的势态,并成为危害其生活质量的主要健康问题。目前,与城市老年人一样,高血压也逐渐成为农村老人最常见的慢性病。此外,其他心脑血管疾病、白内障、呼吸系统疾病、消化系统疾病在农村老年人中患病率也较高,但其中脑卒中、支气管炎及哮喘病、痴呆和糖尿病等患病率低于城镇老年人。就慢性病发展趋势而言,疾病负担较重的脑血管病、心脏病、糖尿病等患病率在农村老年人中增长较快。同时,我国农村老年人躯体功能状况欠佳。调查显示,截至2018年底我国有失能老人、半失能老人约4400万人,完全失能老年人口超1200万人,其中农村完全失能人口数量超800万人,农村失能老人照护问题凸显。同时,农村老年人心理问题较突出,特别是留守老人和空巢老人,主要表现为焦虑、孤独和抑郁。社会环境方面,农村老年人的经济状况及社会支持水平相对较低。由于经济状况是影响老年人社会健康最重要的因素,农村老年人在经济资源缺乏和医疗保健负担重的双重压力下,其社会健康状况不容乐观。家庭方面,多数农村老年人能与家人和谐相处,但受到年轻人进城务工的影响,农村空巢老人的比例逐年增加。目前,我国农村空巢老人占全国空巢老人的70%以上,他们的精神生活、物质生活以及医疗卫生条件都要比城市空巢老人匮乏。

(2)农村老年社区护理的发展策略

1)以需求为导向,针对性地开展社区护理服务　老年人的照护往往需要专业性医疗护理和生活照料为一体的综合服务,而且需要长期、连续的跟踪护理服务,由于农村社区护理人力资源缺乏,且地域广阔、人口比较分散,这些都给社区护理工作带来了困难。社区护士应针对不同能力老年人提供个性化服务。对于能力相对较高、较稳定的人群,以落实预防为主的方针,提高老年人生命质量。对于轻度失能的老年人群,应保持或延缓其能力衰退,并通过康复保健等措施,以促进加强其能力;对于中度和重度失能的老年人群,则应关注管理其严重的慢性病,扩大医疗康复服务能力和范围,强调医养结合,维持和改善失能老人机体状况;同时,应提高精神慰藉服务质量,确保老人有尊严的晚年生活。同时,社区护士可以培养和利用老年人及其家属等非专业人员来提供生活照料服务。社区护士需对这些非专业照护人员进行专业培训,以提高他们的照护技能。同时,对长期承担照顾任务的家属,也应为其提供心理和社会支持,以缓解家属的心理压力和照顾负担。

　　农村空巢老年人往往有抑郁、孤独等心理问题。因此,社区护士应鼓励他们积极参加集体活动,培养他们积极的应对方式,并建立有效的社会支持系统,调动子女和整个社区给予空巢老人更多的关心和支持,从而预防和缓解抑郁的发生。社区护士还可以通过组织健康体检,开展各种形式的心理健康知识讲座,传播心理卫生知识,以及时疏导老年人的心理问题,改善他们的心理健康状况。

　　2)因地制宜地加强健康教育　农村的健康教育具有农村的独特性,老年人由于文化层次较低,生活中比较多地受到传统习惯及观念的影响和束缚。同时,由于经济状况差,对疾病预防与保健等方面投入相对较少。针对这些特点,社区护士可以采用老年人喜闻乐见、通俗易懂的健康教育方式,如宣传板报、传单、画报、广播、讲座等。同时,要注意利用具有地域特色的资源,要与老年人的日常生活活动结合起来(如散步、适量田间劳动、庭院劳动、家务活动等)。由于老年人健忘,还要注意长期、连续的督促,以逐步提高老年人的保健意识,倡导健康的生活方式,增进老年人对常见疾病的认识,增强自我保健能力。

　　3)完善医疗保障制度,提高农村老年人的医疗保障水平　新型农村合作医疗是我国农村居民医疗保障的主要形式,但需要进一步完善农村弱势群体(特别是老年人)的医疗保障政策。目前,我国新型农村合作医疗制度还不完善,加上筹资水平的限制,难以满足老年人医疗及护理服务需求。作为一个特殊年龄的群体,农村老年人经济收入低且不稳定、健康状况差、慢性病患病率高、医疗及护理服务需求强烈,有必要建立一套老年医疗及护理救助制度,政府通过提供资金、政策、动员社会资源,对因患病或日常生活能力障碍而没有经济能力获得治疗及护理的老人实施专项救助。

　　2.我国农村养老模式

　　(1)我国农村养老模式现状

　　1)家庭养老　家庭养老是以家庭为单位,由家庭成员(主要是年轻子女或孙子女)赡养家庭老年成员的养老方式。养老内容主要是经济上供养、生活上照料、精神上慰藉3个方面。中国农村家庭养老的特点:一是绝大多数老年人依托家庭养老;二是老年人绝大多数与子女居住一起,且三代同堂家庭居多;三是"分而不离"家庭多。农村老年人有一部分与成年子女分户居住,由子女提供老人的生活照顾。在农村,老年人对家庭养老的依赖性比较大,养儿防老的思想根深蒂固。我国农村老年人口在不断上升,经济水平却不高,土地是他们生活的主要来源,但随着年龄的增加、身体状况的衰弱,他们不得不放弃土地,依靠子女来赡养。

　　2)社会养老　社会养老就是非家庭成员或组织产生的养老方式,是农村家庭养老方式的补充。社会养老主要包括以下3种形式。①集体养老:在我国,社会对三无人员实行"吃、穿、住、医、葬"的五保制度,这种制度有的采取由村组织和社区邻里来照顾的分散供养,有的采取集中供养;②农村社会养老保险:这是一种完全累积型的个人账户制,每个老人的养老水平完全取决于个人账户积累的数额;③自我养老:自我养老是指那些农村老人,不靠子女和亲属,也不靠退休金或养老保障来养老,主要靠年轻时的积蓄、劳动能力或房屋的租金等其他收入来提供养老。

3)农村互助养老模式 农村是应对人口老龄化的主要阵地,解决中国农村养老问题的重心和突破口都在农村,但是,农村养老面临家庭养老与社会养老有效供给不足的问题。为补齐家庭养老的短板和弥补社会养老的缺陷,探索中国农村互助养老有其可行性。根据组织主体的不同,将中国农村互助养老划分为农民群众自发型、老年协会带动型、政府政策引导型、社会组织支持型、市场参与营利型5种类型。具体如下:①山西省阳泉下站街道官坊街社区的结伴互助形式是农民群众自发的典型案例。借助"结伴养老"活动契机,官坊街社区为独居老人牵线搭桥、撮合结伴、欢度晚年搭建了平台,创造性地开启了"结伴养老"模式。②社会学教授贺雪峰致力于乡土研究,探索老年人协会带动下的互助养老模式。除了由村委会提供活动场地及承担水电费用外,老年人协会独立于村"两委"之外且独立运行。老年协会起到举足轻重的作用:第一,搭建老年活动中心,以配置简易娱乐设施,为老年人提供交流平台;第二,组建腰鼓队、歌唱队、舞蹈队,开展形式多样的文艺活动,激活了文艺资源,丰富了老年人生活;第三,老年协会给过寿老人送贺礼、看望生活困难的老人,增进了老年人福祉;第四,动员老年人为群众排忧解难开发老年人力资源,唤起农村守望相助的传统。③政府政策引导型是指农村互助养老由地方政府发起并推动、投资且引导。在政府主导下,村级干部整合资源优势发展互助养老实践。河北省肥乡区的"互助幸福院"是政府政策支持的典型案例。④社会组织支持型是由慈善机构、公益组织等非政府组织担当互助养老的主要创办者、投资者和推动者。福建"慈善安居楼"是社会组织支持的典型案例。⑤在上海市松江区叶榭镇堰泾村,社会公益人士租借宅基房,在保留民宅原貌基础上,按照养老机构建筑标准进行房屋适老化改造。接收本村村民或者邻村居民,建成了具有互助养老功能的"幸福老人村",创新了机构养老方式,属于市场参与营利型,不仅为有需要的老人提供一站式综合性服务,同时服务辐射周边老年人。

从2008年河北肥乡建立"互助幸福院"以来,国家及地方政府开始推动互助养老发展,山东、湖北、福建、上海、四川、内蒙古等地纷纷探索互助养老形式。在十三五期间,在各级财政加大对农村养老服务倾斜力度的基础上,各地探索"时间银行""积分超市"等互助养老服务方式,农村幸福院、颐养之家等村级互助养老设施已经建成10.8万个。在国家社会保障能力相对不足、政府难以承担全部照护任务的时期,在绝大多数农村老年人缺乏购买专业化养老服务的能力和意愿的背景下,以互助形式养老适应了中国特色社会主义的发展阶段和发展水平,为中国积极应对老龄化严峻现实提供了可行性方案,为农村老年人解决养老问题提供了全新选择。

(2)我国农村养老模式的发展趋势 在经济落后的农村,短时期无法实现社会养老的情况下,重视和扶持农村社区养老,可缓解养老所面临的困境。为此,可以从3个方面加强农村社区养老机制的建设。①加快建立农村的养老服务体系,农村养老服务必须包括老年医疗服务、老年生活照料服务、不能自理老人的长期护理服务等内容,养老服务机构则包括社区托老机构、敬老院、老年护理院、老年康复中心等。有条件的农村社区,可探索建设社区老年日间照料服务设施,向留守老人及其他有需要的老年人提供日间照料、短期托养、配餐等服务,以满足老年人多样化的服务需求。②充分发挥政府、社区、家庭和个人的力量,尽可能为老年人提供养老支持。③关注农村老年人的心理问题,社区应加强居民娱乐设施建设,发展居民喜闻乐见的老年文化,多组织老人参与集体活动和各项娱乐活动,以充实老人的精神生活,努力让农村老人"老有所乐"。④完善农村社区养老保障体系。应强化政府的责任,加大资金投入,建立养老保障基金运营机构,并实施规范化管理。对于贫困农村居民,除了政府给予补偿,还可以充分发挥社会力量,如开展"慈善养老"的公益活动,发挥社会慈善机构的积极作用。

3. 农村失能老人远程照护　农村完全失能人口数量超 800 万人,农村失能老人照护问题凸显。目前,农村养老服务体系尚不健全,农村家庭多采用居家养老方式,随着"421"型家庭结构的形成,传统的养老模式已无法满足农村失能老人的照护需求,亟须探索新的照护方式,提高农村失能老人的居家照护质量。远程照护是指通过"互联网+"利用各种终端感应器、监测设备等智能化产品,对失能老年人进行安全监测、健康检查、康复护理等全方位照护。该模式可打破时空限制,节约经济成本,辅助医疗,提升居家照护质量。自 2017 年我国"十三五"规划正式提出"互联网+"养老工程,提倡建立"虚拟养老院"以来,各类 APP、智能终端、远程照护信息系统等相继投入使用。为了更好地为农村失能老人提供全方位的健康照护,提高其生活质量,医务工作者一方面应加强远程照护模式的宣传推广,以便使更多的农村失能老人及照护者接受远程照护;另一方面应充分考虑农村失能老人及照护者的需求,加大对内容更加丰富且操作更加简单、有效的远程照护系统的研发。

4. 农村空巢老人心理健康的影响因素及应对策略　有研究表明农村老龄化程度明显高于城市及城镇水平,而空巢家庭户占到有老年人家庭的 22.83%。农村地区基础设施建设、医疗水平、保险制度等方面存在不足,且农村老年人对基层卫生服务利用情况较差。有研究表明农村空巢老年人心理健康问题突出。

农村空巢老人心理健康的主要影响因素包括:①生理健康因素,农村空巢老年人常年从事重体力劳动,随着年龄的增长,身体各个系统和器官功能逐渐衰弱,老年人易成为慢性病患者的主要群体,慢性病会引发心理健康问题。②社会支持和社会适应因素,老年人的社会支持主要来自家庭,亲人的分离、子女情感上的疏忽、自身生活自理能力的丧失等因素都会给老年人心理上造成阴影,很容易产生失落和孤独感。③年龄因素,随增龄身体健康状况不断下降,或者由于对家庭负担加大而导致和谐的家庭失去平衡,自责、孤寂、焦虑和抑郁等心理问题会出现。④性别因素,女性农村老年人心理健康状况较男性农村老年人差。⑤受教育程度因素,农村空巢老年人文化水平普遍偏低,认知功能有一定的障碍,自我保健意识较差,易导致心理问题的发生。⑥经济收入因素,农村地区经济水平低,老年人收入来源少,不佳的经济状况难以保证老年人得到良好的医疗和物质条件,这种状况容易给老年人心理带来较大的压力。

农村空巢老人心理健康的应对策略:①老年人应自我调适,克服空巢心理。培养兴趣、广交朋友、丰富生活,冲淡空巢心理。②晚辈要敬老养老,赡养老年人是子女的义务。家庭的作用非常重要且不可替代。家庭及儿女对老年人的亲密度降低易减少老年人自觉幸福度。③提高社会支持水平。加强农村地区老年服务中心、家政服务、志愿者活动等的建设,保证空巢老年人正常的生活需求。加快农村地区养老机构的设立,为生活不能自理的空巢老人提供服务。④关注心理健康知识教育,做好老年人常见慢性病及养生保健等知识的健康教育,让其认识到健康的生活方式的重要性,做到早预防、早发现、早治疗。⑤转变认知观念,村干部、乡镇卫生院等相关部门要做好老年人思想工作,使其改变观念,能够接受国家和政府的帮助,接受养老机构养老。⑥增加社会适应能力,相关部门要提供再学习、再就业的机会来充实老年人的生活,更有利于建立和谐的人际交往圈,进一步强化社会能力。⑦多层面关怀体系的建立,解决空巢老年人心理健康问题,除依靠老人自身或家庭之外,还需要相应的社会服务和政策支持。结合老人自身、家庭成员、社区、社会的多层次建立空巢老人关怀体系是必需的。

(四)农村慢性病患者管理的热点问题

1. 我国目前慢性病管理相关政策　在我国日益严峻的慢性病发病形势和国外先进经验的启发下,《国民经济和社会发展"十三五"规划纲要》和《"健康中国 2030"规划纲要》均提出了"实施慢性病综合防控战略"的任务要求,并明确了"降低重大慢性病过早死亡率"的发展目标。为此,按照党中央、国务院统一部署,根据我国慢性病流行和防治状况,国家卫生计生委员会同相关部门编制《中国防治慢性病中长期规划(2017—2025)》。《中国防治慢性病中长期规划(2017—2025)》主要内容包括:①制定具体量化的目标,到 2025 年慢性病危险因素得到有效控制,实现全人群全生命周期健康管理,力争 30～70 岁人群因心脑血管疾病、癌症、慢性呼吸系统疾病和糖尿病导致的过早死亡率较 2015 年降低 20%。②从治疗到预防,关口前移,从以"治病为中心"向"以健康为中心"转变,提升生活质量,基本原则是坚持预防为主。强调慢性病的二级预防,以血压、血糖、血脂、体质量、肺功能、大便隐血等指标监测为重点,推进居民健康体检,促进慢性病早期发现,逐步开展慢性病高危人群的患病风险评估和干预指导。③外因和内因双管齐下,疏通慢性病防治的"任督二脉"。外因是从医务人员和社会资源的角度,下大力气防治慢性病。优先将慢性病患者纳入家庭医生签约服务范围,积极推进高血压、糖尿病、心脑血管疾病、肿瘤、慢性呼吸系统疾病等患者的分级诊疗。从社会保障层面,医保政策向慢性病的筛查防治方向倾斜,引导防治重心下沉和兜底困难人群。鼓励社会力量开展慢性病防治服务,促进慢性病全程防治管理服务与居家、社区、机构养老紧密结合,推动互联网创新成果应用,探索慢性病健康管理服务新模式,实现早就诊、早诊断、早治疗,并结合精准医学及基因筛查等开展综合治疗探索。

2. 国内外经典慢性病管理模式以及对我国农村地区慢性病管理的启示

(1)国内外经典慢性病管理模式

1)国外经典慢性病管理模式　①慢性病照护模式(chronic care model,CCM):CCM 是一种基于证据系统的综合慢性病管理模式,通过对各种慢性病相关证据进行综合,最终形成改善健康和管理疾病的指南。该模式由 WAGNER 等于 1998 年提出,并且在罗伯特伍德约翰逊基金会的支持下在美国推广。CCM 能够帮助卫生服务提供者为慢性病患者提供更好的护理服务,CCM 主要由 6 个模块构成:卫生保健机构、社区资源、自我管理、服务提供系统、决策支持和临床信息系统。其工作模式为:在社区中建立一个积极、全面的医疗护理专家团队,利用社区资源,由专科医生、护士、全科医生等协调配合,共享患者信息,积极与患者沟通交流,使患者能够更好地对慢性病进行管理。②创新型慢性病照护框架(innovative care for chronic conditions framework,ICCC):ICCC 是在 CCM 的基础上形成的,考虑经济欠发达国家和地区的卫生资源有限,WHO 在 2002 年提出了 ICCC。ICCC 主要从宏观、中观、微观 3 个层面为患者提供全方位的服务,宏观层面是政策环境、资金支持、法律保障、资源整合等,中观层面是医疗卫生服务机构和社区,微观层面是慢性病患者及其家属,3 个层面之间相互衔接,构成一个完整的慢性病服务模式。该模式包括 8 项基本要素:转变支持模式、管理政治环境、建设综合卫生保健、"以健康为中心"制定部门政策、有效配置卫生保健人员、注重以患者和家庭为中心、给予患者支持、强调预防。ICCC 综合考虑了中低收入国家和地区的卫生资源和人群健康水平,因此在多个国家和地区(如澳大利亚、南非、摩洛哥、卢旺达、俄罗斯和西班牙等)得到了广泛应用。③慢性病自我管理计划模式(chronic disease self-management program,CDSMP):CDSMP 是一项基于社区的自我管理教育计划,旨在帮助患者获得信心(自我效能)和技能,以帮助患者更好地管理慢性病。CDSMP 被认为是最受欢迎的自我管理计划之一,该模式对管理糖尿病、慢性阻塞性肺疾病等常见慢性病有很好的效果,在很多国家得到了广泛应用。英国基于 CDSMP 改编了专家患者计划,卫生部门已经为该计划投入了 1800 万英镑,并为 10 万患者提供了该计划的服务内容。在澳大利亚农村地区,CDSMP 和其他患者计划整合形成了"共享医疗保健计划","共享医疗保健计划"可帮助慢性病患者进行有效的自我管理。美国已在大型医疗保健系统中实施 CDSMP,并每年向几千人提供该服务。加拿大多数省和地区为实施 CDSMP 的社区提供资金。

　　2)国内慢性病管理模式　①慢性病自我管理模式:慢性病自我管理模式是指慢性病患者及高危人群了解自身健康情况后,根据医疗服务提供者的指导,通过学习相关信息、知识和技能,改善自身在生活习惯、服药和行为等方面存在的危险因素,从而控制疾病的进展,达到预防疾病、减少并发症的目的。该模式比较简单,应用起来也比较方便。慢性病需要长期性、持续性的干预治疗,同时还与个人的生活行为方式有关,加之医疗卫生工作者提供医疗服务的时间是有限的,这就需要患者积极参与自身慢性病的管理。自我管理可以提高患者的生活质量,增强自身责任感,改善自身健康,减少就医次数,节约医疗资源等。②社区全科慢性病健康管理模式(家庭医生签约服务模式):社区全科慢性病健康管理模式是指以社区为单位,以全科医生为核心,社区护士、营养师等人员共同参与,对社区居民健康状况进行全面监测、分析和评估的管理方式。家庭医生签约服务模式就是社区全科慢性病健康管理模式的一种经典模式,该模式是指以全科医生为核心,以家庭医生为主,通过签约的方式和居民之间建立一种长期、稳定的契约关系,为居民提供便捷、安全、有效、连续的基本医疗服务,并且为居民制定专门的疾病预防、治疗、康复计划。该模式立足于社区,以基本公共卫生服务项目为依托,能够及时为患者提供卫生服务,分流大医院的慢性病患者,推进分级诊疗制度建设,合理利用卫生资源,同时还可以有效降低慢性病并发症的发生。③厦门"三师共管"慢性病管理模式:"三师共管"慢性病管理模式是分级诊疗制度改革探索的产物,为我国其他省市开展慢性病管理提供了很好的借鉴。"三师共管"慢性病管理模式是由三级医院专科医生、基层医疗卫生机构全科医生和健康管理师组成团队,针对高血压和糖尿病患者提供全周期、连续性的诊疗和行为干预。专科医生负责患者病情诊断,制定个性化治疗方案,并指导基层全科医生工作;基层全科医生负责执行专科医生的治疗方案,监测患者病情,做好患者随访;健康管理师负责协助专科医生和全科医生的工作,组织患者开展健康教育,对患者生活行为方式进行干预。这种慢性病管理模式打通了不同层级医疗机构之间合作沟通的通道,以促进患者健康为目的,引导优质医疗资源的下沉,可使慢性病患者获得连续性医疗服务,实现慢性病干预的"关口前移"。

(2)国内外经典慢性病管理模式对我国农村地区慢性病管理的启示

1)加强农村地区卫生相关人才队伍建设,全面推广家庭医生签约服务模式 国内外经典的慢性病管理模型都有一个共同的特点——多学科医疗团队。多学科医疗专家团队以全科医生为核心,以社区为单位,以其他多种医疗健康管理人员为成员,包括护士、营养师、卫生保健员、药剂师、社区志愿者等。在我国,家庭医生团队就是一种多学科医疗团队。一些关于家庭医生签约服务效果的研究发现,签约地区居民的基层就诊行为和依从性有所改变,不同人群的健康结果得到很大程度改善,签约家庭医生服务可节约医疗费用、提高患者满意度。尽管家庭医生签约服务能够带来很多益处,但是各种因素的限制导致了家庭医生签约率不高。一项研究表明,我国家庭医生签约率为46.2%,农村地区为35.7%。若要全面推广家庭医生签约服务,则需要补充大量的卫生相关人才队伍。首先是全科医生,家庭医生团队的主体是全科医生,全科医生的质量和数量很大程度决定着家庭医生服务的质量和效果。但目前我国全科人才队伍严重短缺,尤其是农村地区,尽管部分地区开展了基层医生转岗培训、定向招生培养全科医生等措施来弥补缺口,但根据现有的培养规模和速度,远远跟不上居民对家庭医生签约服务的需求。其次是其他卫生技术人员,作为一个医疗团队,不仅需要全科医生,其他卫生技术人员也不可或缺,未来可通过加强与医学院校合作,定向培养所需卫生技术人员,制定激励措施吸引卫生技术人员到基层就业,创造良好的工作环境,提升卫生技术人员职业吸引力。

2)建立慢性病管理多部门协同合作机制,出台相关配套政策 慢性病管理工作单纯依靠某一部门或者机构是不可能完成的,慢性病的防治工作涉及卫生人才、食品、环境治理、精神卫生和烟草等问题,所涉及的部门较多。构建横向和纵向部门和机构之间协同合作框架,需要遵循职责清晰、利益平衡、上下联动、信息共享的原则,形成慢性病防控制度支撑体系。例如医保部门需要改变基层慢性病报销结算方式,以引导患者基层就诊,减少患者自费比例;财政部门需要增加用于慢性病管理的资金投入,用于购买相关医疗器械和物资;民政部门需要引导社会团体和慈善机构参与慢性病管理工作,做好"因病致贫"的困难家庭的帮扶救助;文化体育部门要按照规划建立健康步道、健身广场、运动康复场所、老年人活动中心,做好体医融合工作,助力慢性病的预防和控制……有效的合作模式离不开激励和监督问责机制,激励机制能够有效提高各部门参与的积极性,监督问责机制可以保证布置给各部门的工作任务得到落实。张艳春等认为多部门的合作需要不同利益相关部门充分参与,并利用健康影响评价和健康视角项目等治理工具,形成有效监督和制约部门行动的机制。

3)加强政府责任意识,推进公共卫生委员会建设 从宏观层面,各级政府要加强慢性病防控意识,将慢性病管理指标纳入区(县)、乡镇政府及村委会的考核中,加强各级政府对慢性病管理的重视。各级政府应成立慢性病防治领导小组,由分管卫生的行政部门负责人担任小组组长,形成定期会议制度,明确在慢性病管理中的职责分工。因为乡镇、村两级的医疗卫生机构由卫生部门垂直管理,乡镇政府虽有属地管理职责,但是受卫生体制垂直管理的影响,乡镇政府对乡村两级医疗卫生机构的属地管理职能并未有效实现。政府参与能够充分履行属地管理职能,弥合卫生体制和行政体制之间的裂痕,使得各级政府和村委会发挥组织协调的优势,卫生机构发挥医疗专业优势,两者相互配合,提升慢性病管理效果。村委会是基层群众自治组织,我国宪法规定村民委员会可根据需要设立公共卫生委员会。北京市在2018年成立了村(居)委会公共卫生委员会,负责慢性病在内的公共卫生工作。在新型冠状病毒肺炎病毒疫情防控期间,村(居)委会联合公共卫生委员会成立了疫情防控工作小组,承担了大量的疫情防控任务,包括入户排查外来人口、村/路口人员车辆出入管控、定期重点场所消毒、防控知识宣传等。可见公共卫生委员会在公共卫生方面的工作潜力巨大,可将新型冠状病毒肺炎疫情防控期间基层防控工作的经验和方法运用到慢性病管理工作当中。

4)增强慢性病患者自我管理意识 每个居民都是自身健康的第一责任人,居民只有树立正确的健康观念,养成良好的生活习惯,才能真正实现慢性病的预防和控制。有研究表明,健康素养影响患者慢性病管理的结局,健康素养高的人拥有更好的健康状况,而健康素养低的人,疾病的自我管理能力差,常常需要依赖医务人员,很少主动采取措施来控制自身疾病的发展。因此,要想提高慢性病患者疾病自我管理水平,首先要加强健康教育,制订合理的健康教育计划,充分利用村里的宣传栏、广播、宣传手册等手段传播健康知识,研究影响患者自我管理水平/效率的因素,有针对性地采取措施。农村地区居民文化程度相对较低,对于文字内容的健康教育材料理解能力较差,应该结合农村地区的特点充分利用同伴教育来达到传授慢性病管理知识和技能的目的,患者之间相互交流经验,病情控制良好的患者还可起到示范作用,增强患者自我管理的意识。

3. 老龄化背景下农村慢性病管理面临的问题和挑战 ①慢性病防控意识不足。②慢性病管理依从性差。③老龄化特点叠加,对管理服务要求更高。④医防融合协调机制不健全。⑤基层防控资源不足。⑥慢性病治疗与医保的衔接有待加强。⑦慢性病防治连续性服务网络不健全。

4. 我国慢性病管理的发展趋势 ①加强宣教和预防,提升居民健康素养。②优先落实"分级诊疗及签约机制",强化慢性病健康管理。③提高慢性病患者的医疗保障水平。④发挥互联网健康管理优势,提高服务可及性。⑤推动从医保向健保转变。

5. 信息化全程助力慢性病签约管理的实践与启示

(1)信息化助力慢性病签约管理的各个环节 准备环节:①建设信息平台和数据中心。②加强以电子健康档案为核心的信息共享。③做好物联网准备。多地打通慢性病签约管理各主体之间的物联网通道,为物联网数据实时传输和利用做好准备。签约环节:①"医生端"直接建档签约,医疗卫生机构信息系统内置家庭医生签约等功能,在慢性病患者就诊时开展签约。②智慧签约,智慧识别并向慢性病患者推送适宜的签约服务包。③在线点单签约,部分地区慢性病患者可以在线选择项目签约。④远程签约,慢性病患者可以通过远程设备签约家庭医生。诊疗环节:①线上预约。②人工智能辅助诊疗。③远程诊疗。用药环节:①在线预约送药,慢性病患者可在线预约药品购买及配送服务。②智慧售药,社区卫生服务中心药品服务延伸至便民智慧售药机。监测预警环节:①慢性病重点区域预警。②慢性病高危风险预警。③慢性病重点人群预警。④慢性病签约患者健康评估与预警。⑤物联网健康数据异常值预警。随访环节:①开发慢性病智慧随访工具包。②随访提醒。健康教育环节:①建设健康知识科普平台。②发布健康教育视频。③精准推送健康教育信息。转诊环节:①在线预约医院服务,慢性病签约患者可以在线预约上级医院服务。②建立线上转诊通道。履约管理环节:①履约记录及监督。②工作量考核。

(2)信息化助力慢性病签约管理的成效　①提高了慢性病签约患者的参与度和依从性。利用手机 APP,可精准开展健康教育、物联网设备使用、电子健康档案查阅等,克服了传统慢性病健康管理中患者参与度不高、依从性不强的症结,引导慢性病患者配合家庭医生开展健康管理活动,同时进行自我健康管理,主动用药、积极治疗,并养成有利于健康的生活行为方式。②提升了家庭医生团队的慢性病管理能力。通过基于大数据的慢性病风险预警、人工智能和远程诊疗规范慢性病鉴别诊断、实时将患者诊疗和用药记录归集至电子健康档案、智能工具包助力随访服务、提供便捷的线上药品服务等,家庭医生团队的慢性病管理能力得以提升。③改善了家庭医生签约服务的过程效率。一方面,通过在线预约诊疗、智能双向转诊,改善了慢性病签约患者利用健康管理服务的效率;另一方面,通过健康数据共享、信息互联互通以及智能化绩效考核,改善了家庭医生团队提供健康管理服务的效率。④增进了慢性病签约患者对家庭医生的信任。因应用信息化手段而产生的高质量、高频率医患互动,增进了慢性病签约患者对家庭医生的信任,提高了患者满意度,和谐了医患关系。

(3)信息化助力慢性病签约管理的问题　①慢性病相关的信息共享和互联互通尚不完全。区域卫生健康信息平台建设进程差强人意,存在信息共享和互联互通难题,导致慢性病签约患者的健康档案无法在医疗卫生机构之间共享,影响家庭医生全面掌握患者健康信息。②医保不支持引入信息化手段的药品购买行为。慢性病签约患者需要长期服药,特别对行动不便的老年人,借助信息化手段实现便捷的药品购买、配送和支付,很有必要。但当前出于医疗安全和基金承受能力等因素,医保不支持引入信息化手段的药品购买行为。③慢性病数据挖掘利用尚不完备。当前,大数据高水平应用技术和工具支撑不足,智能评估、风险预警等仅在少数地区开展,家庭医生缺乏慢性病数据分析能力,难以借此科学规划慢性病签约人群的就诊路径。④信息安全和医疗责任分担问题仍引担忧。引入信息化手段的慢性病签约管理,增加了健康平台运营机构、远端监管部门、物联网设备供应商、远程诊疗服务提供机构、药品销售和配送机构等主体,既增加了患者信息泄露风险,也增加了医疗责任争议风险。

总而言之,在慢性病签约管理的准备、签约、诊疗、用药、监测预警、随访、健康教育、转诊和履约管理等各个环节,信息化均发挥了有效的助力作用。信息化提升了家庭医生团队的慢性病综合干预能力,改善了慢性病签约患者的获得感。因此,需持续推进慢性病相关信息互通共享和数据分析使用,发挥信息化在构建医患互信、全专互动、三医联动等关系中的支撑作用,健全信息安全和医疗责任分担机制,从而进一步助力慢性病签约管理。

三、农村家庭医生签约服务制度

为转变服务模式,促进基本公卫服务项目在农村的落实,以提高农村居民的健康水平。2013年,国家卫生健康委员会发布了《关于开展乡村医生签约服务试点的指导意见》,在农村地区探索开展签约服务试点工作。签约服务是由乡村医生或由乡镇卫生院业务骨干(含全科医生),社区护士,公共卫生医生,以及其他社区卫生服务人员组成团队,与农村居民签订一定期限的服务协议,建立相对稳定的契约服务关系,提供约定的基本医疗与保健服务,并按规定收取服务费。服务费由医保基金、基本公共卫生服务经费和签约居民分担。目前,全国各地均以不同的形式组建了家庭医生服务团队。

（一）签约服务的具体内容

1.基本医疗服务　全科医生团队要为签约农村居民提供一般常见病、多发病的诊疗服务。

2.基本公共卫生服务　基本公共卫生服务实行包户负责制。要以签约对象需求为导向,以农村居民健康档案为基础,以65岁以上老年人、0~6岁儿童、孕产妇、慢性病患者和重性精神疾病患者等为重点服务对象,按照《国家基本公共卫生服务规范》和各地相关规定做好基本公共卫生服务。

3.重点人群跟踪服务　对留守儿童、空巢老人以及有需求的重点人群,要提供上门健康咨询和指导服务。

4.规范转诊　如遇有疑难、急重症或受条件限制,需要转上级医疗机构诊疗的患者,要及时提供转诊服务,并履行转诊手续。

5.个性化服务　要结合农村当地的实际,开展以健康管理为主要内容的其他个性化服务。并根据农村居民的意见,及时调整服务方式,提高服务质量和群众满意度。

（二）签约服务的工作原则

1.充分告知　通过广泛宣传,使辖区内的所有居民了解社区卫生服务机构的地点,家庭医生服务团队的联系方式和服务内容。

2.全面覆盖　家庭医生式服务模式为辖区内所有居民提供,确保服务的公平与可及。

3.突出重点　首先应以老年人、婴幼儿、孕产妇、慢性病患者、重性精神疾病患者、残疾人等重点人群为工作重点。优先签约、优先提供服务。

4.自愿签约　在坚持居民自愿的前提下,与居民签订《社区卫生服务机构家庭医生式服务协议书》,按照约定内容开展服务。

5.规范服务　严格按照《国家基本公共卫生服务规范(2011年版)》、各项专业技术服务规范、诊疗常规、护理常规的要求,结合自身服务能力,以及农村居民的需求及偏好,制定服务标准和规范,确保服务质量。

6.强化考核　将签约服务工作实施情况、签约情况、提供的服务内容和质量等纳入监督、考核内容,考核结果与家庭医生团队的绩效挂钩,鼓励优绩优酬。原则上,农村居民以户为单位与家庭医生团队签约,每个团队负责600户家庭(约2000人),最多不超过800户(约2500人),服务协议一年一签。

(三)签约服务流程

1.宣传 家庭医生服务团队通过多种渠道与辖区家庭取得联系,宣传和解释家庭医生式服务,充分告知并引导农村居民签订协议。

2.签约 按照自愿原则,与愿意接受服务的农村居民签订服务协议书,并存放于家庭健康档案中,共同履行协议条款。居民可根据自身健康需求,在家庭医生建议下,选择具体所需的服务项目。

3.服务 按照协议约定,团队成员落实各项服务承诺,并将各类服务详细内容记入居民健康档案。

4.评价 团队成员为居民提供服务后,应及时评价,根据居民反馈意见,对服务内容和服务质量进行不断改进及提高。

(四)部分地区农村家庭医生签约服务存在的主要问题及发展对策

1.农村家庭医生签约服务存在的主要问题 ①基层卫生人力资源匮乏,服务能力不足。签约团队的组建尚处于起步阶段,部分地区虽有上级医院医生参与,但以技术指导为主,服务活动参与程度不够,不能提高签约服务对居民的吸引力。②服务内容与公共卫生服务交叉,服务包设计不科学。尽管调研地区均开展了家庭医生服务工作,但提供的服务与公共卫生服务重合度较大,没有真正实现对签约居民的健康管理。部分区/县制定了签约服务包,服务包设计内容没有基于需求调查,也没有考虑基层服务能力,执行过程中容易出现拒绝签约和签约后无法提供服务的情况。③考核激励机制缺失,村医工作积极性不高。由于缺乏财政专项补助支持,家庭医生绩效考核与激励机制尚未建立,没有适当的考核办法对家庭医生进行考核,可能导致工作完成度不高或造假;没有激励机制,家庭医生没有工作动力,工作积极性不高。④设备及基本药物配备不足,中医药服务能力参差不齐。乡镇卫生院诊疗设备少、利用率低;基药配备不足,经常缺药、少药,尤其是慢性病的治疗用药不在基本药物目录内,严重阻碍了分级诊疗的落实。此外,各乡镇卫生院在设备配置、开展中医适宜技术及中医药服务能力上参差不齐,部分乡镇中医诊疗服务难以开展。⑤信息化建设滞后。当前县乡信息系统尚未实现对接,机构之间信息无法实现互通,存在信息孤岛现象,面向居民的医疗信息交互平台尚未建立。

2.农村家庭医生签约服务存在的发展对策 ①多举措培养基层卫生队伍,提升基层服务能力。在全科医生数量不足、基层医生能力有限的情况下,建议从定向生培养、上级医生参与、民营医院加入、技能精准培训4个方面提高家庭医生数量和质量。②明确签约服务内涵,科学设计个性化服务包。要明确家庭医生签约服务内涵,家庭医生团队为居民提供基本医疗、基本公共卫生和约定的健康管理服务,并充分发挥中医药在基本医疗和预防保健方面的重要作用,满足多元化健康需求。请第三方机构对居民医疗或健康服务需求开展调查,同时对基层医疗卫生机构自身能力进行评估,据此科学设计个性化服务包。③建立考核激励机制,提高家庭医生工作积极性。建立以签约对象数量与构成、服务质量、健康管理效果、居民满意度、医药费用控制、签约居民基层就诊比例等为核心的签约服务评价考核指标体系,定期对家庭医生团队开展评价考核。加大财政投入,建立签约服务激励机制,鼓励家庭医生通过提供优质签约服务提高收入水平;完善家庭医生职业发展路径,在职称晋升、在职培训、评奖推优等方面重点倾斜。通过有效的绩效考核和激励措施,提高家庭医生工作积极性。④配备完善医疗设备,扩大基层用药范围。医疗设备的配置影响基层服务能力,没有完善的设备配置,容易导致居民的不信任。必须加大财政投入,由国家和当地政府制定明确的基层医疗卫生机构建设标准,并配备完善的医疗设备。此外,相关部门要扩大基层医疗卫生机构的用药范围,尤其是慢性病用药,保证基层医院与上级医院用药同步,同时扩大医保对基层用药的报销比例和报销范围,引导居民基层首诊,促进分级诊疗真正落实。⑤建设区域信息共享平台和县域医疗共同体。加强区域信息化平台建设和基层医疗卫生机构信息管理系统建设,全面收集居民健康信息、就诊信息,在保护伦理隐私和网络安全的前提下,在医疗系统内部向医生群体开放患者健康及诊疗信息。探索建立县域医疗共同体(医共体),构建以慢性病为核心的全科—专科联合门诊。结合县域内付费方式改革,实行"按人头总额预付,超支不补,结余留用",年度收支结余由县、乡、村三级医疗机构分享,超支部分由三级机构共同分摊,推动医疗资源下沉,促进基层首诊的落实。

参考文献

[1]何国平,赵秋利.社区护理理论与实践[M].2版.北京:人民卫生出版社,2018.

[2]李进,张海燕,杨佳.国内外经典慢性病管理模式对我国农村地区慢性病管理的启示[J].中国全科医学,2022,25(16):1935-1941.

[3]宋大平,成晓.信息化全程助力慢性病签约管理的实践与启示[J].卫生经济研究,2022,39(4):67-70.

[4]冉光仙.新型农村社区无边界价值观管理论析[J].西南民族大学学报(人文社会科学版),2022,43(3):183-189.

[5]周晓容,邓靖,彭美华.农村地区家庭医生签约服务现状及对策研究[J].卫生经济研究,2018(4):52-55.

[6]赵润泽,余海洋,韩旭.古巴社区卫生服务介绍及对我国的启示[J].中国全科医学,2022,25(4):387-392.

[7]金昱彤.乡村振兴背景下的农村社会工作:流动性冲击与家为核心的发展路径[J].探索,2022(3):143-153.

[8]戴斌荣,陆芳,付淑英.立足健康中国关注农村留守儿童心理健康:农村留守儿童心理发展特点研究[J].中国特殊教育,2022(3):3-8.

[9]怀其昆.农村社区网格化管理问题研究[D].济南:山东大学,2021.

[10]张雅.中国农村互助养老问题研究[D].长春:吉林大学,2021.

[11]杜灿灿,张艳,高月,等.农村失能老人远程照护方案实施效果观察[J].护理研究,2021,35(8):1378-1383.

[12]牟燕,刘岩,吴敏,等.乡镇卫生院人才队伍建设存在的问题及对策研究[J].中国卫生事业管理,2020,37(2):114-117.

[13]张敏.我国乡镇卫生院注册护士配置现况分析[J].中国卫生统计,2020,37(1):114-115.

[14]黄静,杨湘红,刘爱,等.农村地区妇女"两癌筛查"项目实施中的问题与对策[J].中国全科医学,2020,23(13):1680-1686.

[15]郎杰燕.中国农村医疗保险制度变迁研究[D].太原:山西大学,2019.

[16]王芳.烟台莱山区农村社区医疗卫生服务质量提升策略研究[D].烟台:烟台大学,2018.

[17]杨平,黄照权,石武祥,等.农村空巢老人心理健康影响因素的研究进展[J].中国老年学杂志,2018,38(14):3553-3555.

[18]付莉莉,陈声宇.基层医疗机构护士工作任务的调查研究[J].中华护理杂志,2018,53(4):473-476.

[19]苗茂云,张向锋,刘云,等.乡镇卫生院护理人员继续教育内容需求调查[J].护理研究,2018,32(16):2593-2596.

第十一章

社区突发公共卫生事件的预防与护理

学习目标

知识目标

1. 掌握：常见传染病疫情、中毒及意外伤害的应急处理及预防。

2. 熟悉：社区突发公共卫生事件的分级和特征、社区护士在突发公共卫生事件中的作用、社区突发公共卫生事件的报告和应急处理程序。

3. 了解：社区突发公共卫生事件的现状与趋势。

能力目标

1. 运用相关知识开展社区突发公共卫生事件的实践工作。

2. 运用相关知识开展社区突发公共卫生事件的护理科研工作。

思政目标

1. 建立防范和治理公共卫生事件的大局意识。

2. 树立维护国家和全球健康的责任感和担当意识。

伴随经济快速发展、世界经济一体化进程加快、全球气候变暖等诸多因素，世界各地的自然灾害、事故灾难和社区公共卫生事件的发生呈现频次高、规模大、影响广泛、损失严重等特点。我国地形地貌复杂、气候多变、人口众多、人口密度大幅上升、地区间发展不平衡，均是导致社区突发公共卫生事件频发的因素。社区突发公共卫生事件的紧急性和不可预测性也直接关系到公众的生命健康、经济的稳步增长和社会的繁荣。因此，学习社区突发公共卫生事件的预防和控制知识，对有效防控社区突发公共卫生事件、建设和谐社会（社区）意义深远。

第一节 概 述

近年来新型冠状病毒肺炎在全球暴发,对全球人民的健康、经济发展和社会稳定造成了很大影响,是当今全球关注的热点问题。突发公共卫生事件(public emergency health events)是指突然发生,造成或者可能造成社会公众健康严重损害的重大传染病疫情、群体性原因不明性疾病、重大食物和职业中毒以及其他严重影响公众健康的事件。突发公共卫生事件使社区人群的健康、生命和财产受到严重的威胁,因此政府和社区医疗卫生服务机构需要联合协作,才能最大限度降低社区居民的损失。社区突发公共卫生事件的防护和管理是社区卫生服务中重要的组成部分。

一、社区突发公共卫生事件的基础知识

(一)社区突发公共卫生事件的分级和特征

1. 社区突发公共卫生事件的分级 根据突发公共卫生事件的性质、严重程度、可控性和影响范围等因素,将其分为四级,划分标准如下。

(1)特别重大突发公共卫生事件(Ⅰ级) ①肺鼠疫、肺炭疽在大、中城市发生并有扩散趋势或肺鼠疫、肺炭疽疫情波及2个以上省份,并有进一步扩散的趋势。②发生严重急性呼吸综合征、人感染高致病性禽流感病例,并有扩散的趋势。③涉及多省的群体性不明原因疾病,并有扩散的趋势。④新发传染病或我国尚未发现的传染病发生或传入,并有扩散的趋势,或我国已消灭的传染病重新流行。⑤发生烈性细菌株、病毒株、致病因子等丢失事件。⑥周边以及与我国通航的国家和地区发生特大传染病疫情,并出现输入性病例,严重危及我国公共卫生安全。⑦国务院卫生行政部门认定的其他特别重大突发公共卫生事件。

(2)重大突发公共卫生事件(Ⅱ级) ①在1个县(市、区)行政区域内,一个平均潜伏期内(6 d)发生5例以上肺鼠疫、肺炭疽病例或相关联的疫情波及2个以上的县(市、区)。②发生严重急性呼吸综合征、人感染高致病性禽流感疑似病例。③腺鼠疫发生流行,在1个地级以上市行政区域内,一个平均潜伏期内多点连续发病20例以上,或流行范围波及2个以上地级以上的市。④霍乱在1个市(地)行政区内流行,1周内发病30例以上,或波及2个地级以上的市,并有扩散趋势。⑤乙类、丙类传染病疫情波及2个以上县(市、区),1周内发病水平超过前5年同期平均发病水平2倍以上。⑥我国尚未发现的传染病发生或传入,尚未造成扩散。⑦发生群体性不明原因疾病,扩散到县(市、区)以外的地区。⑧发生重大医源性感染事件。⑨预防接种或群体预防性用药出现人员死亡。⑩一次食物中毒人数超过100人并出现死亡病例,或出现10例以上死亡病例。⑪一次发生急性职业中毒50人以上(含50例),或死亡5人以上。⑫境内外隐匿运输、邮寄烈性

生物病原体、生物毒素造成我国境内人员感染或死亡的。⑬省级以上人民政府卫生行政部门认定的其他重大突发公共卫生事件。

（3）较大突发公共卫生事件（Ⅲ级）　①发生肺鼠疫、肺炭疽病例，一个平均潜伏期内病例数未超过5例，流行范围在一个县（市、区）行政区域以内。②腺鼠疫发生流行，在一个县（市、区）行政区域内，一个平均潜伏期内连续发病10例以上，或波及2个以上县（市）。③霍乱在一个县（市、区）行政区域内发生，1周内发病10～29例或波及2个以上县（市、区），或地级以上城市的市区首次发生。④一周内在一个县（市、区）行政区域内，乙、丙类传染病发病水平超过前5年同期平均水平1倍以上。⑤在一个县（市、区）行政区域内发现群体性不明原因疾病。⑥一次食物中毒人数超过100人，或出现死亡病例。⑦预防接种或群体性预防性服药出现群体心因性反应或不良反应。⑧一次发生急性职业中毒10～49人，或死亡4人以下。⑨市（地）级以上人民政府卫生行政部门认定的其他较大突发公共卫生事件。

（4）一般突发公共卫生事件（Ⅳ级）　①腺鼠疫在一个县（市）行政区域内发生，一个平均潜伏期内病例数未超过10例。②霍乱在一个县（市）行政区域内发生，1周内发病9例以下（含9例）。③一次食物中毒人数30～99人，未出现死亡病例。④一次发生急性职业中毒9人（含9例）以下，未出现死亡病例。⑤县级以上人民政府卫生行政部门认定的其他一般突发公共卫生事件。

2. 社区突发公共卫生事件的特征　社区突发公共卫生事件的特征包括：突发性和意外性、群体性和公共性、广泛性和严重性、复杂性和综合性、国际性和透明性、可控性和责任性。社区突发公共卫生事件发生突然，较难预测，要坚持科学防控、积极应对、尽快控制的原则，把损失降到最小。2019年12月新型冠状病毒肺炎暴发，疫情发生之初，因为其突发性和意外性，加上人们对它缺乏认识，在社区出现了较大范围的传播，对居民生命安全造成了广泛且严重的影响。新型冠状病毒的变异快、传染性强，给疫情防控带来了很大的挑战。为了提高疫情防控效率，全球各国及时、准确地公开疫情信息，共享相关科学研究成果，积极采取综合措施，有效地控制了新型冠状病毒肺炎疫情。

（二）社区突发公共卫生事件的分类

社区突发公共卫生事件有多种分类方法，目前常按事件的发生原因进行分类。

1. 重大传染病疫情　重大传染病疫情（major infectious disease）指由各种病原体引起的能在人与人、动物与动物或人与动物之间相互传播的一类疾病，如疟疾、鼠疫等。其特点是在短时间内发生、传播迅速、波及范围广，出现大量的病人或死亡病例。

2. 群体性不明原因疾病　该类疾病是指在一定时间内（通常2周内）某个相对集中的区域（如同一个医疗机构、自然村、社区、建筑工地、学校等）同时或相继出现3例及以上有相同临床表现、经县级及以上医院专家会诊但不能诊断或解释病因、有重症或死亡病例发生的疾病。其特点是：临床表现相似、发病人群聚集、流行病学关联、健康损害严重。这类疾病可能是传染病（包括新发传染病）、中毒或其他未知因素引起的疾病。

3. 食品安全　食品安全是指食品无毒、无害，符合应有的营养要求，对人体健康不造成任何急性、亚急性或者慢性危害。食品安全问题主要集中在以下几方面：微生物性危害、化学性危害、生物毒素危害、食品掺假和基因工程等危害。近年来,因食品原料污染造成致病性微生物、农药残留、重金属等出现的食品安全问题时有发生;牧业中抗生素和基因工程技术的应用也成为全球食品安全的热点问题。

4.职业危害　职业危害是指从业人员在劳动过程中接触有害物品和各种不安全因素而出现的有损于健康的因素,包括化学性、物理性、生物性因素等,如矿业工人职业防护不当导致矽肺。

5.新发传染疾病　1997年,世界卫生组织明确定义了新发传染病。新发传染病是指造成区域性或国际性公共卫生问题的新识别的和以往未知的传染病。而美国疾病控制与预防中心提出,新发传染病是指新的、刚出现的或呈现抗药性的传染病,其在人群中的发生在过去20年中不断增加或者在将来发病有增加的可能性。美国政府和世界卫生组织的定义虽然在表述上不尽相同,但是具体到疾病时,在分类上也基本达成共识。我国医学界普遍接受世界卫生组织的定义。新发传染性疾病对人类健康构成的潜在危险十分严重,处理的难度及复杂程度进一步加大。

6.群体性预防接种反应和群体性药物反应　群体性预防接种反应和群体性药物反应指在实施疾病防控时,出现疫苗接种人群或预防性服药人群的异常反应。随着医药科技的发展及药品、疫苗安全评价系统的完善,此类问题越来越少见。

7.重大环境污染事故　重大环境污染事故指在化学品的生产、运输、储存、使用和废弃处置过程中出现泄漏,造成空气、水源和土壤等周围环境的污染,严重危害或影响社区公众健康的事件。

8.核事故和放射事故　核事故和放射事故指由于放射性物质或其他放射源造成或可能造成公众健康严重损害的突发事件。如2011年日本福岛发生地震引发的核电站爆炸,造成放射性物质外泄。

9.自然灾害　自然灾害是由不可抗拒的自然因素,由人为破坏而形成的环境失衡,如地震、台风、洪水、山体滑坡等。自然灾害易引起种种社会问题、公共卫生问题,导致传染病的发生和流行。

(三)社区护士在突发公共卫生事件中的作用

当前,全球突发公共卫生事件发生频率和危害程度日益增加,社区护士在社区突发公共卫生事件的预防、应对和急救中起重要作用,主要体现在以下几个方面。

1.良好的应急、协调和现场掌控　社区出现的突发公共卫生事件种类多、范围广、情况急,社区护士和其他医务工作者一起处理急症、与社区居民沟通、并与其他社会团体协作迅速建立院前-院内急救一体化体系。

2.妥善处理突发事件　包括:及时报告、现场救援、消除社区居民的恐惧和焦虑心理、帮助恢复社区居民日常生活等。

3.健康教育和安全防范意识宣教　社区护士充分了解社区环境和社区人群特点,可以运用专业知识,对社区居民进行疾病防治、安全知识的教育和指导,提高公众的基本急救技能,从而积极预防和减少社区突发公共卫生事件的发生。

二、社区突发公共卫生事件的相关政策

为了快速、高效应对社区突发公共卫生事件,国家先后颁布了《全国破坏性地震医疗救护卫生防疫防病应急预案(试行)》(2000 年)、《应对流感大流行准备计划与应急预案(试行)》(2005 年)、《国家突发公共事件总体应急预案》(2006 年)、《国家突发重大动物疫情应急预案》(2006 年)、《非职业性一氧化碳中毒事件应急预案》(2006 年)、《高温中暑事件卫生应急预案》(2007 年)、《国家鼠疫控制应急预案》(2007 年)和《国家自然灾害救助应急预案》(2011 年)等,要求相关机构做好地震等自然灾害、流感等传染病、鼠疫等动物疫情、非职业性一氧化碳中毒、高温中暑等突发公共卫生事件的各项工作,保证灾后及时救治和现场处理,最大限度减少对公众健康造成的危害,维护社会稳定和经济发展。

三、社区突发公共卫生事件的现状与趋势

目前,全球公共卫生形势依然严峻,主要表现为 2 个方面:①曾被控制的传染病又卷土重来(如结核病、霍乱、疟疾等),仍然威胁人类健康和生命安全。②新发传染病相继出现全球流行,如新型冠状病毒肺炎、埃博拉病毒感染、严重急性呼吸综合征。以上两种因素共同作用,对人类健康、经济发展、社会稳定造成严重威胁。

引起社区突发公共卫生事件频发的因素很多,主要包括:①抗生素广泛应用导致耐药株和变异株,引起传统传染病的再度暴发和流行;②自然和生态环境的恶化,如砍伐森林、企业污染物排放等人类活动,引起新发传染病的产生和传播;③全球性气候变暖、海平面上升使一些病原微生物异常生长和繁殖,造成一些传染病发生;④人类生活方式和社会行为改变,促进了传染病的传播;⑤经济全球化使人类和物资在全球范围内广泛流动,加速传染病的传播,扩大传染病的影响力和破坏力。突发公共卫生事件不仅造成了人员伤亡,而且严重影响经济的发展和社会稳定,受到人们的普遍关注。社区在预防和控制突发公共卫生事件中发挥至关重要的作用。面对当前突发公共卫生事件频发的现状,全球各国行政机构和各级医疗卫生单位要通力合作,科学防控,保障人类生命安全。

我国社区应对突发公共卫生事件的能力和水平逐年提高,社区医护工作者在突发公共卫生事件防控中发挥重要作用。然而不容忽视的是,社区应对突发公共卫生事件工作仍然存在一些问题,如社区工作者配置不足、参与主体单一、社会参与不足、社区护士短缺、应急管理水平不均衡。此外,目前我国农村和欠发达城市的社区居民对各类突发公共卫生事件的认知度、自防、自救和互救的知识水平有待进一步提高。

第二节　社区突发公共卫生事件的预防、报告和应急处理程序

社区突发公共卫生事件直接影响公众健康、社会经济发展和社会安定，是社会关注的热点。社区突发公共卫生事件的预防与管理应贯彻统一领导、分级负责、快速有效、减少损失、科学管理、加强合作的政策精神，以高效应对。

一、社区突发公共卫生事件的预防

社区突发公共卫生事件的特点是发生急、损害大，政府相关部门和医疗卫生机构在应急反应体系中应发挥关键性作用，主要包括以下几个方面。

1. 评估社区不安全因素　评估社区环境卫生、安全隐患及易感人群，确定可能存在的危险因素，采取科学的措施，预防公共卫生事件的发生。

2. 制订应急预案　各级人民政府相关部门根据社区突发公共卫生事件的相关政策，负责突发公共卫生事件的领导和指挥，做好应急处理的有关工作。

3. 增强防范意识和应对能力　各有关部门和单位要通力合作，广泛组织，动员公众参与应急处理。对公众开展应急知识教育，落实各项防范措施，提高应对效率。

4. 加强相关知识、技能的培训及应急演练　对专业技术人员开展处理突发公共卫生事件能力的培训和演练，建设优质的应急队伍。

5. 做好物资储备　根据突发事件应急预案的要求，社区护士积极准备应急设施、设备、救治药品和医疗器械等，以备不时之需。

二、社区突发公共卫生事件的报告和应急处理程序

（一）社区突发公共卫生事件的报告

任何单位和个人都有权力和义务向国务院卫生行政部门和各级地方人民政府报告突发公共卫生事件及其隐患，也有权举报不履行或者不按规定履行突发公共卫生事件应急处理职责的单位及个人。

1. 报告范围、时限和标准　依照国务院卫生行政主管部门制订的突发公共卫生事件应急报告规范，各地有关部门建立紧急事件报告系统，将紧急情况报告的途径，如电话、邮箱、公众号、网址等公布于众，加大社区宣传力度，做到人人皆知。传染病的报告范围和标准见表11-1。

表 11-1　突发公共卫生事件的报告范围和标准

报告范围	报告标准
甲类传染病和乙类传染病中按甲类传染病管理的疾病报告时限(城市 2 h 内,农村 6 h 内)	
鼠疫(甲类)	发现 1 例及以上鼠疫病例
霍乱(甲类)	发现 1 例及以上霍乱病例
脊髓灰质炎	发现 1 例及以上脊髓灰质炎病例
传染性非典型肺炎	发现 1 例及以上严重急性呼吸综合征病例或疑似病例
人感染高致病性禽流感	发现 1 例及以上人感染高致病性禽流感病例
炭疽	发生 1 例及以上肺炭疽病例;或 1 周内,同一学校、幼儿园、自然村寨、社区、建筑工地等集体单位发生 3 例及以上皮肤炭疽或肠炭疽病例;或 1 例及以上职业性炭疽病例
乙类传染病报告时限(城市 6 h 内,农村 12 h 内)	
甲肝/戊肝	1 周内,同一学校、幼儿园、自然村寨、社区、建筑工地等集体单位发生 5 例及以上甲肝/戊肝病例
输血性乙肝、丙肝、HIV	医疗机构、采供血机构发生 3 例及以上输血性乙肝、丙肝病例或疑似病例或 HIV 感染病例
伤寒(副伤寒)	1 周内,同一学校、幼儿园、自然村寨、社区、建筑工地等集体单位发生 5 例及以上伤寒(副伤寒)病例,或出现 2 例及以上死亡
细菌性和阿米巴性痢疾	3 d 内,同一学校、幼儿园、自然村寨、社区、建筑工地等集体单位发生 10 例及以上细菌性和阿米巴性痢疾病例,或出现 2 例及以上死亡病例
麻疹	1 周内,同一学校、幼儿园、自然村寨、社区、建筑工地等集体单位发生 10 例及以上麻疹病例
流行性脑膜炎	3 d 内,同一学校、幼儿园、自然村寨、社区、建筑工地等集体单位发生 3 例及以上流脑病例,或者有 2 例及以上死亡
猩红热	1 周内,同一学校、幼儿园等集体单位,发生 10 例及以上猩红热病例
流行性乙型脑炎	1 周内,同一乡镇、街道等发生 5 例及以上乙脑病例,或者死亡 1 例及以上
流行性出血热	1 周内,同一自然村寨、社区、建筑工地、学校等集体单位发生 5 例(高发地区 10 例)及以上流行性出血热病例,或者死亡 1 例及以上
钩端螺旋体病	1 周内,同一自然村寨、建筑工地等集体单位发生 5 例及以上钩端螺旋体病例,或者死亡 1 例及以上
疟疾	以行政村为单位,1 个月内,发现 5 例(高发地区 10 例)及以上当地感染的病例;或在近 3 年内无当地感染病例报告的乡镇,以行政村为单位,1 个月内发现 5 例及以上当地感染的病例;在恶性疟疾流行地区,以乡(镇)为单位,1 个月内发现 2 例及以上恶性疟疾死亡病例;在非恶性疟疾流行地区,出现输入性恶性疟疾继发感染病例

续表 11-1

报告范围	报告标准
登革热	1 周内,一个县(市、区)发生 5 例及以上登革热病例;或首次发现登革热病例
血吸虫病	在未控制地区,以行政村为单位,2 周内发生急性血吸虫病例 10 例及以上,或在同一感染地点 1 周内连续发生急性血吸虫病例 5 例及以上;在传播控制地区,以行政村为单位,2 周内发生急性血吸虫病例 5 例及以上,或在同一感染地点 1 周内连续发生急性血吸虫病例 3 例及以上;在传播阻断地区或非流行区,发现当地感染的患者、病牛或感染性钉螺
丙类传染病报告时限(24 h 内)	
流行性感冒	一周内,同一学校、幼儿园或其他集体单位发生 30 例及以上流感样病例,或 5 例及以上因流感样症状住院病例,或发生 1 例及以上流感样病例死亡
流行性腮腺炎	1 周内,同一学校、幼儿园等集体单位发生 10 例及以上流行性腮腺炎病例
水痘	1 周内,同一学校、幼儿园等集体单位,发生 10 例及以上水痘病例
风疹	1 周内,同一学校、幼儿园、自然村寨、社区等集体单位发生 10 例及以上风疹
感染性腹泻(除霍乱、痢疾、伤寒和副伤寒以外)	1 周内,同一学校、幼儿园、自然村寨、社区、建筑工地等集体单位发生 20 例及以上感染性腹泻病例或死亡 1 例及以上
新发或再发传染病	发现本县(区)从未发生过的传染病或发生本县近 5 年从未报告的或国家宣布已消灭的传染病
不明原因肺炎	发现不明原因肺炎病例
食物中毒	一次食物中毒人数 30 人及以上或死亡 1 人及以上;学校、幼儿园、建筑工地等集体单位发生食物中毒,一次中毒人数 5 人及以上或死亡 1 人及以上;地区性或全国性重要活动期间发生食物中毒,一次中毒人数 5 人及以上或死亡 1 人及以上
职业中毒	发生急性职业中毒 10 人及以上或者死亡 1 人及以上
其他中毒	出现食物中毒、职业中毒以外的急性中毒病例 3 例及以上的事件
环境因素事件	发生环境因素改变所致的急性病例 3 例及以上
意外辐射照射事件	出现意外辐射照射人员 1 例及以上
传染病菌、毒种丢失	发生鼠疫、炭疽、严重急性呼吸综合征、艾滋病、霍乱、脊髓灰质炎等菌毒种丢失事件
预防接种和预防服药群体性不良反应	
群体性预防接种反应	一个预防接种单位一次预防接种活动中出现群体性疑似异常反应;或发生死亡
群体预防性服药反应	一个预防服药点一次预防服药活动中出现不良反应(或心因性反应) 10 例及以上;或死亡 1 例及以上

续表 11-1

报告范围	报告标准
医源性感染事件	医源性、实验室和医院感染暴发
群体性不明原因疾病	2 周内,一个医疗机构或同一自然村寨、社区、建筑工地、学校等集体单位发生有相同临床症状的不明原因疾病 3 例及以上
各级人民政府卫生行政部门认定的其他突发公共卫生事件	

2. 报告内容　应遵循及时报告、快速审核和立即处置的原则,上报包括突发公共事件发生、发展和控制过程;信息分为初次报告、进程报告、结案报告(表 11-2)。

表 11-2　突发公共卫生事件的报告内容

项目	内容
初次报告	报告内容包括事件名称、发生时间、发生地点、涉及的地域范围、发病人数、死亡人数、主要的临床症状、可能原因、已采取的措施、报告单位、报告人员及通讯方式等
进程报告	报告事件的发展与变化、处置进程、事件的诊断和原因或可能因素、势态评估、控制措施等内容。同时,对初次报告的《突发公共卫生事件相关信息报告卡》进行补充和修正。突发公共卫生事件要按照零报、日报制度进行报告
结案报告	事件结束后,应进行结案信息报告。达到《国家突发公共卫生事件应急预案》分级标准的突发公共卫生事件结束后,由相应级别卫生行政部门组织评估,在确认事件终止后 2 周内,对事件的发生和处理情况进行总结,分析其原因和影响因素,并提出今后对类似事件的防范和处置建议

3. 报告方式和程序　获得突发公共卫生事件相关信息的社区卫生服务站和责任报告人,应在 2 h 内向属地疾病预防控制中心报告。具备网络直报条件的机构,进行突发公共卫生事件相关信息的网络直报;不具备网络直报条件的,按相关要求通过电话、传真等方式依据报告程序进行报告(图 11-1)。

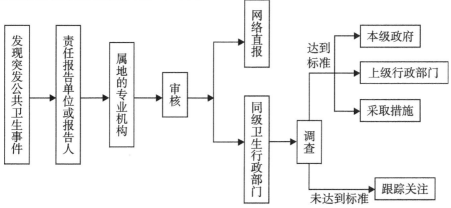

图 11-1　突发公共卫生事件报告程序

(二)社区突发公共卫生事件的应急处理程序

1. 启动应急预案,设立应急处理指挥部　我国在应对突发公共卫生事件方面,成立以政府为主导、其他具有公共管理职能的部门为主体的应急处理指挥部。在新型冠状病毒肺炎的应急处理中,我国各地政府因地制宜,成立包括以下工作专项的应急处理指挥部:疫情防控组、医疗救治组、后勤保障组、交通运输组、市场监管组、宣传舆情组、工作督查组、综合工作协调组等,各工作小组在应急指挥部的协调指挥下协作行动,全面承担起抗疫重任。

2. 应急报告与信息发布　按照《突发公共卫生事件应急条例》,国务院制订了突发公共卫生事件应急报告规范,建立重大、紧急疫情报告系统。具体要求:发现突发公共卫生事件后,应以最快方式报告,任何单位和个人都有权利和义务通过电话报告疫情。

3. 进行监测　突发性公共卫生事件因其不确定性,须投入大量人力、物力和财力设立监测点,进行常规监测。如果疾病监测点短时间内出现相同或相似症状的患者,提示有疾病暴发或中毒等事件发生的可能,要采取措施加以控制。各地政府相关部门、卫生防御机构和社区卫生服务中心需广泛开展突发性公共卫生事件的宣传,商店、街道、交警及社区所有公民都是直接参与者和突发事件的报告者,都应掌握报告途径,以确保尽快开展救援和应急处理工作。

4. 控制扩散蔓延　突发公共卫生事件的扩散蔓延分为早期的区位式扩散和中后期的关联式扩散与循环式扩散。我国政府和医疗卫生相关部门根据不同的扩散轨迹,提出针对性的应急控制方式。对于早期的区位式扩散:①针对人与人之间的传播采取空间隔断控制,如对新型冠状病毒肺炎患者和无症状感染者采取集中隔离、居家隔离措施;另外,必要时还辅以社会层面的交通运输管制等措施。②针对人畜交互式扩散采取双向隔断控制,动物和人都采取隔离措施,比如对禽流感的控制采取隔离扑杀病禽和隔离感染人群来阻断疫情传播。中后期的关联式扩散与循环式扩散,主要指随着突发公共卫生事件的蔓延,事件的社会影响力和危害性增大,引发其他类型的社会危机事件,对社会经济和秩序造成进一步的破坏。各国政府在应对中后期的关联式扩散与循环式扩散方面,因国情不同采取的政策和措施存在较大的差异。我国政府在针对疫情后期的关联式扩散与循环式扩散,出台了各项政策将损失降到最低,比如对于中小企业给予税收减免和返还,针对零售业、餐饮业、旅游业、交通运输行业,均给予不同程度的行业补贴。

5. 寻求援助与合作　突发公共卫生事件发生时,要及时上报国家和世界卫生组织,寻求援助,力求尽早控制事件的发展,最大程度地减少损失。在应对突发公共卫生事件方面,国际援助和合作的类型涉及多个领域,如交通运输、经济贸易、外交政治、医疗援助等,对于疫情的防控和应对起至关重要的作用。在新型冠状病毒肺炎疫情防控方面,我国政府积极组织国内医疗和科研团队参与国际医疗援助,对全球疫情的控制做出了巨大贡献。

6. 后续工作　主要包括以下方面:①社区突发公共卫生事件平息后,迅速恢复和重建卫生设施,尽早提供正常的卫生医疗服务。②做好受害人群康复工作,包括躯体和心理两个方面。③各级医疗卫生单位、科研单位和高等院校联合进行科学研究,明确事件的原因和造成的损失,制定有效的防控方案,为今后的工作提供科学依据和适宜技术。

人民至上 生命至上

中国抗疫,彰显大国担当

面对突如其来的新型冠状病毒肺炎疫情,习近平总书记从一开始就明确指出,把人民群众生命安全和身体健康放在第一位,明确要求扩大疫情防控国际合作,体现负责任大国的担当。在抗击疫情的严峻斗争中,中国始终坚持人民至上、生命至上的理念,充分发挥制度优势,举全国之力抗击疫情。中国疫情防控取得了举世瞩目的成就,为世界各国疫情防控做出了重要贡献,得到国际社会的认可。

第三节 社区突发公共卫生事件的应急处理

一、传染病疫情的应急处理和预防

(一)新型冠状病毒肺炎

1. 概述 新型冠状病毒肺炎是一种新发急性传染性疾病,主要由新型冠状病毒感染引起。2020 年 2 月 11 日,世界卫生组织将新型冠状病毒感染的肺炎命名为"COVID-19"新型冠状病毒肺炎(corona virus disease 2019,COVID-19),简称"新冠肺炎"。患者主要表现为发热、咳痰、乏力;也有部分患者以鼻塞、流涕、咽痛、嗅觉和味觉减退或丧失、结膜炎、肌肉疼痛以及腹泻为主要表现;多数患者预后良好,部分严重病例可出现急性呼吸窘迫综合征或脓毒症休克,甚至死亡。除此以外,还有部分患者无相关临床表现,且肺部无新冠肺炎影像学特征,但病原学检测呈阳性,称为无症状感染者,目前无症状感染者以奥密克戎株感染多见。传播特点:①人群普遍易感;②主要传染源是新型冠状病毒感染者,需要注意的是潜伏期就具有传染性,无症状感染者同样具有传染性;③主要的传播途径是经呼吸道飞沫和密切接触传播,接触病毒污染的物品也可造成感染,在相对封闭的环境中,也可通过气溶胶传播。

2. 治疗与预防

(1)治疗 ①一般治疗:卧床休息,保证充足能量及蛋白质摄入,补充维生素、微量元素等;注意水、电解质平衡,维持内环境稳定;密切监测生命体征、血氧饱和度等。②俯卧位治疗:具有重症高危因素、病情进展较快的普通型、重型和危重型患者,应给予规范的俯卧位治疗。③病情监测:监测生命体征、血常规、尿常规、C反应蛋白、生化指标(肝酶、心肌酶、肾功能等)、凝血功能、动脉血气分析、胸部影像等。④药物治疗:包括抗病毒治疗、抗菌治疗、免疫治疗、抗凝治疗、中医治疗等。

(2)预防　新型冠状病毒疫苗可预防COVID-19。除接种疫苗外,还需要做好个人防护,包括:①不去人群聚集处、多饮水、注意休息;②外出注意佩戴医用外科口罩或N95口罩;③不接触、购买和食用野生动物,避免在未加防护的情况下接触野生动物和家禽家畜;④注意手卫生,勤洗手,流水洗手;⑤打喷嚏或咳嗽时用纸巾遮住口、鼻;⑥室内保持清洁、通风;⑦出现呼吸道症状时及时到发热门诊就医;⑧近期去过高风险地区或与确诊、疑似病例有接触史者,主动进行新型冠状病毒核酸检测。

(二)传染性非典型肺炎

1.概述　传染性非典型肺炎是由SARS冠状病毒(SARS-CoV)引起的急性呼吸系统疾病,世界卫生组织将其命名为重症急性呼吸综合征(severe acute respiratory syndrome,SARS)。2003年在我国有较大范围的流行,主要传播方式为近距离飞沫传播或接触患者呼吸道分泌物传播。临床上以发热、头痛、肌肉酸痛、乏力、干咳、少痰为主要特征,严重者出现气促或呼吸窘迫,可并发休克、心律失常或心功能不全、肾功能损害、肝功能损害、弥散性血管内凝血(disseminated intravascular coagulation,DIC)、败血症、消化道出血等。

2.治疗与预防

(1)治疗　基本治疗原则是合理应用抗病毒药物,重症者酌情使用糖皮质激素。其他方面的治疗包括:①一般治疗与病情监测:卧床休息,维持水电解质平衡,避免用力和剧烈咳嗽。早期给予持续鼻导管吸氧并监测血氧饱和度。定期复查血常规、尿常规、电解质、肝肾功能、心肌酶谱和胸片等。②对症治疗:对发热、咳痰、肌痛、腹泻分别进行退热、止咳、镇痛及补液治疗。③重症患者:应用免疫增强剂,并进行机械通气治疗,加强呼吸道管理和病人的基础护理。④继发感染者针对性选用适当的抗菌药物。⑤心、肝、肾等器官功能损害者,应采取相应的治疗。⑥心理治疗:做好沟通,引导病人树立战胜疾病的信心。

(2)预防　主要包括:①培养良好的个人卫生习惯:做好手卫生,不与他人共用毛巾。②保持通风:公共场所和家庭均需要经常通风换气。③加强消毒和防护:对地面、墙壁、电梯、卫生间、房间等表面定期消毒。④早发现、早就诊、早隔离、早治疗:一旦与患者密切接触的人中出现发热、头痛、干咳等呼道症状,应尽早就医。

(三)人感染高致病性禽流感

1.概述　人感染高致病性禽流感(human infection by highly pathogenic avian influenza)是由甲型流行性感冒(流感)病毒引起的一种人、禽、畜共患的急性传染病,以流感样症状、结膜炎、肺炎甚至败血症休克为主要临床表现,严重者可致死,病死率较高。其传播特点是:主要经呼吸道传播;潜伏期短、传染性强、传播迅速;只能通过禽类传染给人,不能通过人传染给人。

2. 治疗与预防

（1）治疗　基本治疗原则是合理应用抗病毒药物。其他方面的治疗包括：①隔离治疗：对疑似病例、临床确诊病例进行隔离治疗；②对症及支持治疗：应用解热药和止咳祛痰药，多饮水，加强营养等。③重症治疗：对严重呼吸衰竭的患者进行机械通气治疗，加强呼吸道管理和患者的基础护理。

（2）预防　主要是管理传染源、切断传播途径、加强禽类疾病的监测、注意饮食卫生、早发现、早报告。我国《传染病防治法》规定，人感染高致病性禽流感是乙类传染病，可采取甲类传染病的预防、控制措施；社区医护人员是责任报告人，发现病例或疑似病例后需及时上报当地所属区县疾病预防控制机构。

（四）流行性腮腺炎

1. 概述　流行性腮腺炎（epilemic pamtitis,mumps），简称流腮，好发于儿童和青少年，主要由腮腺炎病毒引起，属于呼吸道疾病。其主要症状为：发热、畏寒、头痛、咽痛、食欲不佳、恶心、呕吐、全身疼痛等，可并发脑膜炎、心肌炎、肝炎、肾炎、关节炎等。其传播特点是：通过唾液中飞沫传播；孕妇感染可通过胎盘传染胎儿而导致胎儿畸形、死亡；人群普遍易感，但易感性随年龄的增加而下降；男性多于女性；病后可有持久免疫力。

2. 治疗与预防

（1）治疗　①一般治疗和护理：卧床休息，注意口腔清洁，流质饮食或软食。②对症治疗：散风解表，清热解毒。③重症并发脑膜脑炎、严重睾丸炎、心肌炎时，可短期使用糖皮质激素；并发脑膜脑炎者可按乙型脑炎的方法治疗和护理。

（2）预防　提高防护意识、保持室内空气流通、注意个人卫生、适当锻炼增强抵抗力。

（五）感染性腹泻

1. 概述　感染性腹泻主要由细菌、病毒等感染引起，主要表现为稀便、水样便、黏液便、脓血便，大便每日≥3 次，可伴腹痛、呕吐、发热及全身不适等，严重者甚至并发休克和死亡。传播特点：粪-口传播途径，传播媒介主要是水、食物、昆虫等，生活接触也可引起传播。

2. 治疗与预防

（1）治疗　①一般对症治疗：积极补液、改善中毒症状及纠正水电解质失衡。②病原治疗：针对引起腹泻的病原体，给予相应的病原治疗。

（2）预防　加强卫生知识宣传、切断传播途径、隔离传染源、增强个人体质。

（六）鼠疫

1. 概述　鼠疫（plague），也称黑死病，是鼠疫耶尔森菌（Yersinia pestis）借鼠蚤传播为主的烈性传染病，广泛流行于野生啮齿类动物间的一种自然疫源性疾病，临床主要表现为高热、淋巴结肿痛、出血倾向、肺部炎症等。鼠疫传染性强，如果不治疗，病死率高达30%～60%。根据发病部位不同将鼠疫分为腺鼠疫、肺鼠疫、败血型鼠疫、皮肤型鼠疫、肠鼠疫、眼鼠疫、脑膜炎型鼠疫、扁桃体鼠疫等 8 种，其中最常见的是腺鼠疫、肺鼠疫、败血症型鼠疫。发病特点:发病急剧、进展迅速、疼痛显著、病死率高。传播特点:动物和人间鼠疫的传播主要以鼠蚤为媒介;人群对鼠疫普遍易感,无性别、年龄差异;病后可获持久免疫力。

2.治疗与预防

(1)治疗　①一般治疗:病人应进行严格隔离,并做好卫生处理(更衣、灭蚤及消毒)。患者所居住的病区、室内定期进行消毒,病人排泄物和分泌物进行彻底消毒。工作人员在护理和诊治患者时应穿隔离服并戴防护眼镜。②饮食与补液:急性期流质饮食,并给予葡萄糖、生理盐水静脉滴注。③病原治疗:早期、联合、足量应用敏感的抗菌药物。④对症治疗:烦躁不安或疼痛者用镇静剂或止痛剂。⑤中毒症状严重者,可适当应用糖皮质激素。⑥其他治疗:对腺鼠疫淋巴结肿,可用湿热敷或红外线照射;结膜炎可用0.25%氯霉素滴眼。

(2)预防　通过管理患者、消灭动物传染源、切断传播途径等措施控制传染源,通过预防接种和个人卫生防护保护易感者。

舍身钻研　扬我国威

"鼠疫斗士"伍连德

伍连德(1879—1960年)祖籍广州府新宁县(今广东台山市),中国卫生防疫、检疫事业的创始人,中国现代医学、微生物学、流行病学、医学教育和医学史等领域的先驱,中华医学会首任会长,为我国医学事业发展做出了巨大贡献。110年前的哈尔滨笼罩在未知传染病肆虐的恐惧中,日俄试图借疫情防控不力干涉东北主权;防疫之战,成了外交之战。伍连德到哈尔滨后冒着被传染的危险,秘密解剖了一具遗体,从死者身体发现了鼠疫杆菌,并认定这次疫情不是腺鼠疫,而是肺鼠疫,可以通过飞沫人传人,因此采用隔离来阻断病毒传播。他提出了疫区隔离分类施治、交通隔离、火化尸体阻断传染源等措施,立见成效,为世界留下了宝贵的防疫遗产。他还设计了第一只现代防护口罩,即"伍氏口罩"。这种口罩在双层纱布间内置一块吸水药棉,以防止飞沫传播,其成本低廉,使用方便。因为伍连德对全球抗击鼠疫做出了举世瞩目的贡献,1911年万国鼠疫研究会在奉天(今沈阳)召开,这次会议是中国历史上首次举办的国际性学术会议,提升了我国在全球科学界的地位,并间接增强了我国的政治影响力。

(七)霍乱

1.概述　霍乱(cholera)是霍乱弧菌感染引起的急性肠道传染病,由不洁的海鲜食品等引起,夏季高发,数小时内造成腹泻、脱水,甚至死亡,具有发病急、传播快、波及面广等特点。传播特点:霍乱患者或带菌者是传染源;通过饮用未煮沸的水、进食生的或未煮熟的食物,或者通过污染的砧板、餐具等交叉传染;接触霍乱患者、带菌者排泄物等途径传播;多发于沿江和沿海地区。

2.治疗与预防

（1）治疗　①隔离治疗:严密隔离患者,隔离至症状消失后6 d、粪便弧菌连续3次阴性,方可解除隔离。病人用物及排泄物需严格消毒,病区工作人员须严格遵守消毒隔离制度,以防交叉感染。②休息:重型患者绝对卧床休息至症状好转。③饮食:剧烈泻吐暂停饮食,待呕吐停止、腹泻缓解,可流质饮食。④补充液体:轻型患者可口服补液,重型患者需静脉补液,待症状好转后改为口服补液。⑤标本采集:患者入院后立即采集呕吐物、粪便标本,送常规检查及细菌培养。⑥密切观察病情:实时测生命体征,准确记录出入量。⑦对症治疗:频繁呕吐者可给予阿托品;剧烈腹泻者可酌情使用糖皮质激素;肌肉痉挛时可静脉缓慢滴注10%葡萄糖酸钙;循环衰竭者,在大量补液并纠正酸中毒后血压仍不回升时,可用升压药物;尿毒症者应严格控制液体入量,禁止蛋白质饮食,加强口腔及皮肤护理,必要时协助医师做透析治疗。⑨抗菌治疗:此种方式仅作为液体疗法的辅助治疗。

（2）预防　通过管理传染源、切断传播途径、保护易感人群及接种霍乱疫苗等进行预防。

（八）性传播疾病

1.概述　性传播疾病(sexually transmitted disease,STD),简称性病,是广泛且严重的一种传染病。可由病毒、细菌和寄生虫等引起;生殖器疣、生殖器疱疹由病毒引起;淋病和梅毒等由细菌引起;疥疮、滴虫病和阴虱由寄生虫引起。性病的传染途径主要有:①直接接触传染:占总感染率的95%左右。②间接接触传染:接触性病患者用过的物品,如便盆、浴池、毛巾及注射器等,这种方式易被人忽视,也是儿童性病的主要感染渠道。③母婴垂直传染:患有性病的妇女在妊娠或分娩过程中将病原体传给胎儿或新生儿,造成宫内感染及新生儿感染。常见性病的临床表现:①淋菌性尿道炎:简称"淋病",以尿道口流脓性分泌物为主要症状,伴有刺痛。②非淋菌性尿道炎:主要为支原体和衣原体感染,以尿频、尿急、尿痛、少量分泌物为主要症状,部分病人可无临床症状。③包皮龟头炎:包皮龟头上有分泌物、小水疱,自觉瘙痒。④生殖器疱疹:早期为丘疹,后形成小水疱、脓疱、浅溃疡,容易反复发作。⑤梅毒:临床表现多样,有些可呈潜伏状态,因个人体质而异。一期梅毒主要症状为硬下疳;二期梅毒除皮肤损害外,还侵犯内脏及神经系统;三期梅毒除皮肤、黏膜、骨骼出现梅毒损害外,还侵犯内脏,特别是心血管及中枢神经系统等重要器官,甚至危及生命。⑥尖锐湿疣:生殖器部位发生米粒样、鸡冠样的赘生物,容易反复发作。

2.治疗与预防

（1）治疗　①针对不同感染类型,应用抗菌、抗病毒或抗寄生虫药;②彻底治疗:急性泌尿系统感染可因治疗不当,产生耐药性菌株而转为慢性,因此必须彻底治疗。当泌尿系统感染出现症状后,维持7 d为最佳;若有尿路梗阻等诱因者,用药时间为2~6周,以防转为慢性。

（2）预防　进行健康教育和咨询是预防和控制性病的主要策略。

（九）肺结核

1. 概述　肺结核由结核分枝杆菌引起,人体感染结核分枝杆菌后不一定发病,仅于抵抗力低下时发病;主要有疲乏、失眠、盗汗、咳嗽、咳痰、咯血等,严重者出现胸痛及呼吸困难等。感染途径:结核分枝杆菌主要通过呼吸道传播,排菌的肺结核患者是主要传染源。

2. 治疗与预防

（1）治疗　目前,治愈并不困难,但因抗结核药的滥用,耐药型结核分枝杆菌的出现,该病又呈上升趋势。治疗原则是"早期、联合、适量、规律和全程",其含义分别是:①早期:及时发现、及时治疗。②联合:根据患者情况,同时应用 2 种或 2 种以上抗结核药物,防止耐药。③适量:使患者服药剂量既保证达到最佳治疗效果,又要使副作用降到最低。④规律:定期、定时、定量服药,是治疗成败的关键。⑤全程:完成抗结核治疗的全疗程,是成功的有效保证。

（2）预防　①勿随地吐痰,防止空气传播;②儿童按接种计划及时接种卡介苗,是预防结核病的有效手段;③培养良好的卫生习惯,房间经常通风换气,保持空气流通;④积极进行户外活动和体育锻炼;⑤均衡营养,注意科学饮食,保证机体营养元素的科学摄入;⑥保持积极乐观的心态,有利于提高机体的免疫力。

（十）病毒性肝炎

1. 概述　病毒性肝炎是由肝炎病毒引起的、以肝脏损害为主的全身性传染病,具有传染性强、传播途径复杂、流行面广、发病率高等特点。包括甲、乙、丙、丁、戊五型肝炎,其中甲、戊型肝炎主要由消化道传播;乙、丙、丁型肝炎主要通过血液、母婴和性接触传播。

临床表现:①急性肝炎:甲、戊肝炎多为急性黄疸型肝炎;黄疸前期表现为乏力、食欲减退、恶心、腹胀、肝区胀痛,可有腹泻或便秘,尿色逐渐加深;黄疸期表现为尿色加深、巩膜、皮肤发黄,部分患者大便颜色变浅、皮肤瘙痒;恢复期表现为黄褪、症状消失。急性无黄疸型肝炎起病缓,不出现黄疸,仅表现为消化道症状。急性肝炎患者大多在 6 个月内恢复;乙型、丙型和丁型肝炎易变为慢性,少数可发展为肝硬化。②慢性肝炎:急性肝炎病程超过 6 个月,出现乏力、食欲减退、腹胀、肝区疼痛、蜘蛛痣、肝掌、肝脾大,则为慢性肝炎。

2. 治疗与预防

（1）治疗　基本用药包括护肝药、抗病毒药和免疫调节药三大类,禁用损害肝脏的药物。①密切观察病情:注意患者的意识、尿量、皮肤、瞳孔,并记录出、入水量;对兴奋、躁动患者加床档、约束带等,必要时给予镇静药。②预防皮肤黏膜及消化道出血:告知患者勿用手挖鼻或用牙签剔牙,用软毛牙刷刷牙;注射部位至少压迫 10 ~ 15 min。③合理休息:肝炎急性期与慢性肝炎活动期,尽量卧床休息,减少能量消耗;情况改善后,逐步增加活动,并注意劳逸结合。

（2）预防　切断传播途径为重点,抓好水源保护、饮水消毒、食品卫生、粪便管理等工作。甲型、戊型肝炎预防措施：加强饮用水管理和粪便管理，注意饮食卫生，进行甲型肝炎疫苗接种。乙型、丙型、丁型肝炎预防措施：防止血源传播、性传播、生活接触传播；接种乙型肝炎疫苗。

二、常见中毒及意外伤害的应急处理及预防

中毒和意外伤害具有病情变化快的特点，因此要求社区医护人员争分夺秒，快速做出诊断并制定治疗方案。救治过程中遵循的基本原则为：先排险后施救、先重伤后轻伤、先施救后运送、急救与呼救并重、转送与监护急救相结合。

（一）一氧化碳中毒

1. 概述　一氧化碳（carbon monoxide，CO）俗称煤气，为无色、无臭、无味的气体。一氧化碳中毒是指人体短期内吸入过量一氧化碳所造成的脑及全身组织缺氧性疾病，最终导致脑水肿和中毒性脑病。一氧化碳中毒分为轻、中、重度；轻度中毒出现头痛、头晕、四肢乏力、恶心、呕吐、心悸、感觉迟钝、表情淡漠、嗜睡、甚至意识模糊等症状；中度中毒，除上述症状加重外，还出现浅昏迷、瞳孔对光反射迟钝、呼吸和脉搏加快、多汗、颜面和口唇呈樱桃红色等表现；重度中毒，患者迅速陷入深昏迷，各种反射消失，呼吸和脉搏微弱、血压下降、四肢厥冷、大小便失禁甚至呼吸停止。

2. 治疗与预防

（1）治疗　①迅速脱离现场：立即打开门窗通风，并迅速把患者移至空气新鲜处。②保持呼吸道通畅，昏迷者取平卧位，头偏向一侧。③氧疗：中、重度中毒者，给予高流量持续吸氧及高压氧舱治疗。④转院治疗：严重者，应及时转诊上级医院治疗，途中高流量给氧，降颅压及头部物理降温。⑤病情观察：严密观察患者的生命体征，并做好心肺复苏的各项准备。

（2）预防　①确保家庭燃气管道、燃气灶、热水器、煤气罐、火炉烟囱等不漏气；②正确使用热水器或煤气，保证燃气完全燃烧；③不在门窗紧闭、开启空调的汽车内休息。

（二）有机磷农药中毒

1. 概述　有机磷农药中毒（organophosphorus pesticide），指有机磷类农药进入人体，与体内胆碱酯酶结合，抑制胆碱酯酶活性，导致乙酰胆碱聚积而引起的以毒蕈碱样症状、烟碱样症状和中枢神经系统症状为主要表现的全身性疾病，严重者可因呼吸衰竭而死亡。主要临床表现如下。①毒蕈碱样症状（M 样症状）：表现为平滑肌痉挛和腺体分泌增加，如恶心、呕吐、腹痛、腹泻、多汗、流涎、支气管痉挛、呼吸道分泌物增多、呼吸困难、瞳孔缩小、心率减慢、血压下降等，严重者出现肺水肿。②烟碱样症状（N 样症状）：表现为全身骨骼肌痉挛所致的肌束颤动、牙关紧闭、抽搐，而后继发肌力减退、呼吸肌麻痹，直至呼吸衰竭。③中枢神经系统症状：头晕、头痛、乏力、共济失调、躁动不安、意识模糊、语言障碍、昏迷、呼吸抑制等。④其他症状：可嗅到大蒜样气味（敌百虫中毒除外）。血浆胆碱酯酶活性测定是确诊有机磷农药中毒及观察疗效、判断预后的最重要指标。

2. 治疗与预防

(1)治疗 ①脱离现场:迅速将患者脱离现场,立即脱去被污染的衣服、鞋帽等。②清理污物:用大量生理盐水、清水或肥皂水(敌百虫中毒者禁用)清洗被污染的头发、皮肤、手等处。③催吐、洗胃:口服中毒者应尽早催吐及洗胃,直至洗出液清澈无农药气味为止。④保持呼吸道通畅:吸氧、应用呼吸机等。⑤肺水肿者应用阿托品、脑水肿者应用脱水剂等。

(2)预防 加强农药管理,宣传安全使用农药的知识。喷洒农药时应穿长筒靴和长袖衣、戴帽子和口罩,用毕脱去衣服并彻底清洗皮肤;禁食被农药毒死的牲畜及家禽;发现可疑患者立即送往医院救治。

(三)酒精中毒

1. 概述 急性酒精(乙醇)中毒,指饮酒所致的急性神经精神和躯体功能障碍,通常指一次性饮大量乙醇类物质后对中枢神经系统造成的损害。长期大量饮酒可导致脑部神经元变性,肝脏、心脏、内分泌腺损害,营养不良,酶和维生素缺乏等。临床表现分为4种类型:①兴奋型:血乙醇浓度>0.5 g/L,颜面潮红或苍白、头昏、乏力、自控力丧失、欣快、语言增多、易感情用事。②共济失调型:血乙醇浓度>1.5 g/L,表情动作不协调、步态笨拙、语无伦次、眼球震颤、躁动、复视等。③昏迷型:血乙醇浓度>2.5 g/L,表现为昏睡、颜面苍白、体温降低、皮肤湿冷。④严重型:严重者出现深昏迷甚至可因呼吸衰竭而死亡。

2. 治疗与预防

(1)治疗 ①一般处理:迅速催吐,然后用1%碳酸氢钠溶液洗胃;保持呼吸道通畅,建立静脉通道,高流量吸氧,保持血氧饱和度95%以上。②对症处理:昏迷或昏睡者,肌内注射苯甲酸钠咖啡因;呼吸衰竭者,肌内注射可拉明或洛贝林;脑水肿者,给予脱水剂,并限制入液量;必要时透析治疗,迅速降低血中酒精浓度。

(2)预防 开展反对酗酒的宣传教育,保持健康生活方式。

(四)挤压伤

1. 概述 挤压伤(crush syndrome)指四肢或躯干肌肉丰富的部位受到重物挤压,造成肌肉组织缺血坏死,严重时出现肌红蛋白尿、代谢性酸中毒、高钾血症和氮质血症等,并以急性肾功能衰竭为表现的临床综合征。临床表现:①局部表现:伤肢肿胀,局部有软组织压痕、挫伤和软组织肿胀;临床需特别注意"5P"征象,即疼痛(pain)、感觉异常(paresthesia)、麻痹(paralysis)、无脉(pulselessness)、苍白(pallor)。②全身表现:应激性体温升高、食欲减退、乏力、尿少等;重者可有创伤性休克、器官功能不全(如急性呼吸窘迫综合征、急性肾衰竭、应激性溃疡),甚至多系统、多器官衰竭。

2. 治疗与预防

(1)治疗 ①祛除挤压:尽快解除事故现场的压迫,伤肢立即制动。②及时救治:检查生命体征及有无开放性外伤并进行初步处理,尽可能早地将患者转运至最近的医疗机构。③处理伤口:对开放性伤口进行止血,但禁忌加压包扎和使用止血带进行止血。

④保护伤部:使伤肢尽量暴露在空气中,或用冷水或冰块冷敷受伤部位。⑤观察病情:严密观察生命体征变化,积极防治休克,及时送医院救治。注意观察尿液是否呈茶褐色或红棕色。⑥截肢处理:对于伤肢无血液循环或严重血运障碍者、全身中毒症状严重并危及生命者或伤肢并发特异性感染(如气性坏疽)者,需截肢处理。⑦透析治疗:对挤压综合征者,一旦有肾功能衰竭的证据应及时进行透析治疗。

(2)预防　做好组织和宣教工作,增强民众对创伤的预防观念,加强灾害等安全教育;普及创伤的防护知识。

(五)烫伤和烧伤

1.概述

儿童、老年人、孕妇及偏瘫者是发生烫伤、烧伤的高危人群。多由开水、热粥、热汤、热油、热汽等引起,火焰、电力、化学烧伤也时有发生。烫伤和烧伤分为三度:①Ⅰ度伤:局部红斑、疼痛,1周内可以痊愈,不留瘢痕。②浅Ⅱ度伤:局部剧烈疼痛,有水疱,基底红肿,经治疗且无感染者,2周内可痊愈,一般不留瘢痕。③深Ⅱ度伤:局部感觉迟钝,水疱可有可无,基底苍白,可见红色斑点和水肿,如治疗得当,1个月左右可痊愈,常留有瘢痕。④Ⅲ度烧伤:可损伤皮肤、肌肉、骨骼,局部呈蜡白、焦黄色或炭化,感觉消失。焦痂一般2个月左右脱落,形成鲜嫩的肉芽组织创面。严重烧(烫)伤者除局部创面外,还可能发生休克。

2.治疗与预防

(1)治疗　①迅速消除致病原因。②保护创面。③保持呼吸道通畅,必要时建立人工气道。④预防休克:较大面积的烧(烫)伤,尽早补充液体。

(2)预防　普及防火、灭火及自救、互救常识,积极预防烧(烫)伤事件的发生。

参考文献

[1]何国平,赵秋利.社区护理理论与实践[M].2版.北京:人民卫生出版社,2018.

[2]再那吾东·玉山,涂文校,孟玲,等.2022年4月中国大陆需关注的突发公共卫生事件风险评估[J].疾病监测,2022,37(4):427-429.

[3]陈云良.新发传染病单独归类规制研究[J].法律科学(西北政法大学学报),2021,39(6):3-18.

[4]邓双.应对突发公共卫生事件的社区治理研究[D].长春:吉林财经大学,2021.

[5]王红玲.新冠肺炎疫情中遂宁突发公共卫生事件应急管理问题研究[D].成都:电子科技大学,2021.

[6]沈一兵.重大突发公共卫生事件的扩散轨迹与应急控制[J].甘肃社会科学,2021(2):182-189.

[7]杨宽.全球性突发公共卫生事件国际医疗援助法律规制的完善:以世界卫生组织为视角[J].北京理工大学学报,2021,23(5):142-151.

[8]胡正飞.突发公共卫生事件地方政府应急管理研究:以肥东县新冠肺炎疫情防控为例

[D].蚌埠:安徽财经大学,2020.

[9]侯爽靓,陈树文.治理效能视角下对疫情灾害防治中社区治理的研究[J].领导科学论坛,2020(19):24-36.

[10]WONG SIN KIONG. The manchurian plague and the international plague conference:revisiting wu Lien-teh[J]. Chinese Annals of History of Science and Technology,2020,4(2):035-072.